Liebe an der Schmerzgrenze

Stephanie Maria & Tim Bussen

Liebe an der Schmerzgrenze

Die Leichtigkeit des Leidens – 16 Gespräche über den Reiz des Sadomasochismus

EXPLIZIT

Schwarzkopf & Schwarzkopf

Vorwort

Die Vorurteile und Klischees über BDSM sind so zahlreich wie seine Spielarten. BDSMer sind krank, verroht, brutal, rücksichtslos, unterwürfig, pervers. Ihre Beziehungen basieren auf Macht und Gewalt; Liebe und Zärtlichkeit haben in ihrem Leben keinen Platz. Oder sie wollen irgendein Kindheitstrauma kompensieren und lassen sich heimlich in einem Dominastudio ihre sehnlichsten Wünsche erfüllen. Und natürlich sind es immer die hochbezahlten Manager, die solche Dienste in Anspruch nehmen, damit sie endlich mal Verantwortung abgeben können. Das, zugegeben überspitzt formuliert, sind gängige Klischees, die wir immer wieder hörten, wenn die Sprache auf SM kam. Selbst in der Szene sind Vorurteile oder angebliche Regeln, was »echter« SM ist und was nicht, weit verbreitet. Aber sind die Menschen, die diese etwas andere Art von Liebe und Erotik leben, wirklich so?

Natürlich nicht! Sieht man genauer hin, dann wird sehr schnell klar, dass all diese Klischees viel zu eng gefasst sind. Wie überall im Leben gibt es auch hier nicht nur Schwarz und Weiß, sondern eben auch die Zwischentöne, die Graustufen. Tausende Menschen, die auf Tausenden verschiedenen Wegen ihre sexuelle Identität suchen, bedeuten auch Tausende einzigartige Geschichten. Und diese Suche ist, so unserer Eindruck, nie zu Ende. Eigentlich alle Menschen, die wir für dieses Buch interviewt haben, begreifen ihre Sexualität als eine Reise, die für sie immer noch Neues und Lustvolles zum Entdecken bereit hält. Besonders das war es, was uns so fasziniert hat und schließlich die Idee zu diesem Buch in uns reifen ließ – wie verschieden die

Menschen aus dieser Szene und ihre Vorstellungen von BDSM doch sind.

Auch wenn wir im Freundeskreis von der Arbeit an diesem Buch sprachen, erzählten uns immer wieder Menschen von ihren eigenen sexuellen Fantasien und Wünschen. Vor allem den Frauen fiel es meist überhaupt nicht schwer, offen über ihre Bedürfnisse zu sprechen. Viele würden ihre Sexualität zwar nicht zwangsläufig mit BDSM in Zusammenhang bringen, aber ihre Fantasien gehen doch sehr oft in eine devote oder auch dominante Richtung.

Das zeigt einmal mehr, dass die Grenzen fließend sind. Denn wer kann schon sagen, wo die »normale« sexuelle Spielerei endet und wo Sadomasochismus anfängt, beziehungsweise wo er aufhört? Haben wir nicht alle schon mal von einem Rollenspiel in welcher Form auch immer geträumt? Wer hat seinen Partner nicht schon mal mit einem Schal ans Bett gefesselt? Seiner Frau die Augen verbunden, ihr im Rausch der Lust einen Klaps auf den Po gegeben oder einen Satz gesagt wie: »Mach mit mir, was du willst!«? Ist das schon pervers? Wo ist die Grenze? Und was sagen überhaupt sexuelle Wünsche und Neigungen über einen Menschen aus? Genug anscheinend, dass sich immer noch viele Menschen verstecken müssen, zum Beispiel weil sie Konsequenzen im Job fürchten, wie etwa die Wissenschaftlerin, mit der wir sprachen, die Angst davor hat, man könnte ihre Neigung im Fall eines beruflichen Konfliktes gegen sie verwenden.

Diesen und anderen Fragen wollten wir in unserem Buch nachgehen. Weil uns größtmögliche Authentizität dabei sehr wichtig war, haben wir uns entschlossen, diejenigen, die es wirklich betrifft, hier selbst zu Wort kommen zu lassen. Um bei unserer Suche möglichst viele Menschen zu erreichen, entschlossen wir uns, eine Online-Anzeige in einem Szene-Portal aufzugeben. Wir waren überrascht, wie viele Menschen bereit waren, uns ihre ganz persönliche Geschichte zu erzählen. In nur wenigen Monaten hatten wir bereits so viele Interviews geführt, dass es uns mitunter sehr schwer fiel zu entscheiden, welche Gespräche schließlich Aufnahme in unser Buch finden sollten.

Um in einer privaten Atmosphäre ungestört miteinander reden zu können, luden wir die meisten unserer Gesprächspartner zu uns nach Hause ein. Bei mehr oder weniger allen Interviews war anfangs eine gewisse Unsicherheit zu spüren, was vor allem daher rührte, dass diese Gespräche eben auch eine ernsthafte Auseinandersetzung unserer Interviewpartner mit sich selbst waren, Momente, in denen viele zum ersten Mal Dinge aussprachen, die sie bis dahin mehr oder weniger einfach gelebt hatten, ohne groß darüber nachzudenken.

Uns sind größtenteils sehr intelligente, reflektierte Menschen begegnet, die kein Problem mit ihrer speziellen Neigung haben. Da ist zum Beispiel Mia, die ganz klar unterscheidet zwischen BDSM und Sex, denn für sie gehören diese beiden Dinge nicht zusammen. Pluto möchte, dass ihn seine Partnerin auch in allen Dingen des täglichen Lebens zuerst fragt, bevor sie etwas tut. Corinna finanziert sich ihr Studium als Callgirl, doch das Ausleben ihrer devoten Neigung möchte sie für sich als etwas Privates bewahren, unabhängig von ihrem Job. Alexander gibt gerne den unumschränkten Herrscher, um wenige Augenblicke später zuzugeben, dass er doch ganz und gar davon abhängig ist, wie weit ihm seine »Sklavin« dies zugesteht. Und da ist Aya, die mit dem Vorurteil, sexuell devoten Frauen mangele es generell an Selbstbewusstsein, ein für alle Mal aufräumt, denn sie ist sich ihrer selbst und ihrer Bedürfnisse bewusst und fordert deren Erfüllung auch von ihrem Partner ein. Diese und viele andere Menschen – Frauen, Männer, Paare – kommen hier zu Wort.

Wir wollen mit unserem Buch niemanden missionieren. Und wir möchten nicht das Bild vermitteln, BDSM sei der einzige Weg, eine erfüllte Sexualität zu leben. Aber wir möchten um

Verständnis werben, denn für einige ist eben genau dieser Weg ihr Weg. Und wenn uns manches mitunter bizarr oder pervers erscheint, so darf man doch nicht vergessen, dass es immer noch um einvernehmlich miteinander handelnde Menschen geht, die erst mal unsere Toleranz verdienen. Im Laufe der Zeit haben wir festgestellt, dass sich durch die intensiven Gespräche auch unsere eigene, nicht ganz naive Sicht auf diese Dinge verändert hat. Letztendlich stellte sich heraus, dass die Geschichten der Frauen und Männer, die bereit waren, sich uns gegenüber zu öffnen, so waren wie sie selbst: interessant, aufregend, normal, vielleicht pervers, manchmal auch einfach nur niedlich. Aber ganz bestimmt nicht krank.

Berlin, im Frühjahr 2011
Stephanie Maria und Tim Bussen

Wir danken allen unseren Interviewpartnern,
ohne deren Offenheit dieses Buch
nicht zustande gekommen wäre.

»Ich liebe es, mich benutzt, unterdrückt und genommen zu fühlen«

Aya, 29, Doktorandin

Bei einem Abendessen mit Freunden erzählten wir von unserem Buchprojekt. Aya war sofort Feuer und Flamme und wollte uns gern von ihren Erfahrungen erzählen. Ein paar Wochen später treffen wir uns in ihrer Altbauwohnung im Prenzlauer Berg. Frisch von ihrem Partner getrennt, ist das Redebedürfnis groß, ebenso wie ein gewisses Defizit an Schlaf, was ihre Schönheit aber kein bisschen schmälert. Nach einem Teller selbstgemachter Hühnersuppe und dem ersten Glas Wein fängt Aya lebhaft an zu erzählen, während ihr kleiner Sohn immer wieder zwischen unseren Beinen herumkrabbelt, da er nicht wirklich davon überzeugt ist, schon schlafen zu müssen.

Kannst du sagen, wann du das erste Mal gemerkt hast, dass deine Neigungen sich von denen anderer unterscheiden?

Ich kann ganz klar sagen, dass es sehr früh begonnen hat. Die erste Erfahrung, an die ich mich erinnern kann, ist so etwa auf mein viertes Lebensjahr zu datieren. Da gab es eine Situation auf dem Spielplatz. Ich saß im Sandkasten und wollte unbedingt, dass ein anderes Kind mir meine Unterhose mit Sand füllt. Das sah ziemlich blöd aus, ein bisschen so, als würde ich eine Windel tragen – was ich in dem Alter natürlich nicht mehr gemacht habe. Aber dieses Gefühl, dass etwas mich einschränkte und am

Laufen hinderte, gefiel mir. In diesem Moment habe ich Lust an der Erniedrigung empfunden, daran erinnere ich mich ganz deutlich. Vielleicht würde ich mich heute nicht so detailliert an diese Gefühle erinnern, wenn meine Mutter mich danach nicht so ausgeschimpft hätte. Es war mir unangenehm, dass sie derart heftig auf ein wenig Sand in der Unterhose reagierte, denn sie war sonst nicht so streng. Ihr Verhalten gab mir das Gefühl, etwas wirklich Beschämendes getan zu haben. Dadurch wurde meine Lust an der Erniedrigung natürlich auch zu einem unausgesprochenen Verbot oder Tabu, und somit vielleicht für mich noch interessanter. Ich erinnere mich ansonsten noch daran, dass ich im Alter von acht oder neun Jahren begann, mich selbst zu befriedigen. Nur rein erniedrigende Fantasien erregten mich. Dabei dachte ich immer an Hänsel und Gretel. Vor allem die Vorstellung des Eingesperrt-Seins hat mich erregt. Ich habe mir aber auch vorgestellt, wie ich auf allen vieren knien und einen geraden Rücken machen muss, von dem dann gegessen wird. Ja, das war meine erste bewusst antörnende Fantasie. Mit elf Jahren hatte ich dann das erste Mal auch so etwas wie Vergewaltigungsfantasien. Ich stellte mir immer vor, wie ich in der Bahnhofsunterführung von gesichtslosen Jungs oder Männern überwältigt und benutzt werde.

Hatte dein erstes reales sexuelles Erlebnis auch etwas mit Dominanz zu tun?

Überhaupt nicht, ganz im Gegenteil. Ich habe zwar schon früh davon geträumt, bereits mit 13 waren meine Fantasien ganz eindeutig. Aber beim ersten Mal war dann alles anders. Ich war damals 15 und er 19. Er war schon etwas erfahrener, das dachte ich zumindest. Als es so weit war, hat er dann einfach zu mir gesagt: »Du musst nach oben, du musst es machen.« Das hatte aber nichts Dominantes, sondern eher etwas Devotes. Er wollte, dass ich alles in die Hand nehme. Aber unerfahren, wie ich war, wusste ich überhaupt nicht, was ich machen sollte. Außerdem hatte ich von einer Art überwältigender Entjungferung durch einen starken, wilden Mann geträumt. Davon hatte dieses erste Mal so gar nichts und es hat mir überhaupt nichts gegeben. Wir hatten dann auch noch öfter Sex, ich war einfach so verliebt in ihn, aber es blieb immer eher unbefriedigend für mich. Viele Jahre später hatten wir noch mal eine Affäre miteinander. Ich war gespannt und voller Hoffnung, dass der Sex durch meine und seine reichere Erfahrung sicher viel besser sein würde, doch es hatte sich rein gar nichts geändert. Im Gegenteil, seine devote Neigung hatte sich über die Jahre hinweg wohl auch manifestiert. Zweimal devot führt leider nicht zu spannendem Sex.

Wann hattest du das erste Mal wirklich erfüllenden Sex?

Als ich 17 war. Mein nächster Freund, mit dem ich ungefähr anderthalb Jahre zusammen war, hat dann schon so richtig mit Bondage angefangen. Die Fesseln waren manchmal so stark, dass ich danach schöne Striemen hatte. Er hat mich sogar mal angepinkelt. Generell war er eindeutig dominant und wusste ziemlich genau, was er wollte; dabei war er auch erst 19. Kurz nachdem wir uns getrennt hatten, hat er mich noch mal zu sich bestellt. Als ich zu ihm ging, war ich davon überzeugt, dass er nur wieder über unsere Beziehung reden wollte. Aber er sagte: »Nein, ich will nicht reden. Du bist nur aus einem einzigen Grund hier.« Das törnte mich wahnsinnig an, vielleicht auch deshalb, weil er mich in diesem Augenblick mit seiner dominanten Art einfach überrascht hat. Er hat mich überwältigt. Das war, glaube ich, der beste Sex, den ich bis zu diesem Zeitpunkt erlebt hatte. Es war wirklich ein sehr intensives Erlebnis. Ich habe das Gefühl genossen, dass es ihm hauptsächlich darum ging, mich noch einmal für alle seine Fantasien zu benutzen, um mich dann ziehen zu lassen.

War er immer der klar dominante Pol in der Beziehung?

Nein, in der Beziehungsführung gab es auch Momente, in denen er devot war. Das hat mir aber auch gefallen – und das ist auch immer noch so. Ich möchte keinen Mann haben, der mich tagein, tagaus dominiert. So bin ich nicht. 24/7, das bin ich nicht. Ich muss auch selbstbestimmte Momente in einer Beziehung haben, sonst fühle ich mich schlecht. Und im Alltag muss ich ganz klar mitbestimmen können. Auf Dauer würde ich mich in meiner Persönlichkeitsentfaltung einfach eingeschränkt fühlen, wenn ich permanent unterdrückt würde. Ich kann schon zulassen, dass mein Partner Entscheidungen allein trifft, auch über meinen Kopf hinweg. Aber nicht bei existenziellen Dingen. Dann möchte ich gehört werden und mich definitiv auch mal durchsetzen können. Ich glaube, im Alltag bin ich sogar ziemlich dominant. Deshalb brauche ich einen Mann an meiner Seite, der sehr stark und sehr klar sein kann. Er darf sich nie von meiner Selbstsicherheit dominiert fühlen. Er muss immer noch stärker sein und sehen, wann ich ihn brauche. Er sollte klar wissen, was er will, und er muss wissen, was ich will. Es ist eine feingliedrige, grenzwertige Angelegenheit: Einerseits fordere ich von meinem Partner Raum, um meine geistige Dominanz ausleben zu können. Andererseits wünsche ich mir aber auch von ihm, dass er – ein wenig – die Grenzen dieses Raumes bestimmt. Und das sollen bewegliche, nicht starre Grenzen sein. Mir ist es sehr wichtig, dass man sich gegenseitig respektiert. Perfekt wäre es natürlich, wenn er macht, was er will, und das gleichzeitig das ist, was ich will. Jedenfalls möchte ich im alltäglichen Leben eine gleichgewichtige, starke Beziehung führen. Nur im Bett möchte ich die Devote sein.

Möchtest du nur devot sein, oder genießt du auch Schmerzen?

Ich würde mich nicht so sehr als masochistische Frau bezeichnen. Schmerz ist für mich nicht immer gleich geil. Nur im Zusammenhang mit dem gedanklichen Spiel der Unterdrückung kann körperliches Leid für mich ein spannendes Erlebnis sein. Ich habe zwar auch die Erfahrung gemacht, reinen Schmerz genießen zu können. Aber das passiert sehr selten, und es muss immer sehr vorsichtig angegangen werden. Eigentlich ist Schmerz für mich nur als Mittel zur Erniedrigung von Bedeutung, als Strafe zum Beispiel kann er spannend sein. Aber plötzlich von einem starken Schmerz überfraut zu werden, das hat mich schon immer abgetörnt. Er muss langsam gesteigert und ganz bewusst eingesetzt werden, damit ich ihn genießen kann. Am besten ist es, wenn der dominante Partner ganz nah an meinem Körper ist und dabei immer wieder mit mir spricht.

Denkst du, dass man in einer BDSM-Beziehung mehr miteinander kommuniziert als in einer normalen Beziehung?

Man kommuniziert vielleicht nicht mehr, aber auf keinen Fall weniger. Ich halte es für eine Grundvoraussetzung, besonders in einer BDSM-Beziehung, dass man über seine Lust und seine Gefühle spricht und dass man immer wachsam ist. Für mich jedenfalls kann es anders nicht funktionieren. Ich möchte immer gehört und gesehen werden. Bei BDSM kann es schließlich schnell passieren, dass eine Grenze überschritten wird. Dem sollte man bestenfalls vorbeugen, denn es kann irreparable Schäden hinterlassen. Man sollte zu jedem Zeitpunkt offen sein, und zwar beide Partner, der dominante und der devote. Nur so, mit ganz viel bewusster Sensibilität und offener Kommunikation, können Grenzen dann auch langsam verschoben werden. Dafür muss man sehr klarsichtig und feinfühlig sein.

Grenzen zu erweitern, immer wieder neu auszuloten, das ist etwas, was mich auch im Alltag reizt und antreibt. Für mich hat das etwas mit Freiheit und Selbstbestimmung, mit Mut und Risiko zu tun. In diesen Momenten lebe ich intensiv, das gefällt mir, nach Intensität strebe ich. Aber es geht mir auch nicht um permanente Grenzverschiebung. Man muss auch irgendwo ankommen können und sich über das einig sein, was man gut findet und was einem immer wieder ein befriedigendes Gefühl gibt.

Hast du Tabus?

Das abschließend zu beantworten ist schwierig, weil ich noch nicht genug Erfahrungen gemacht habe. Ich kann zwar sagen, dass ich in meinem Sexualleben keine Exkremente haben will, genauso wenig wie ich Lust auf eine gebrochene Nase habe. Aber es ist schwer, die Grenzen klar festzustecken. Blaue Flecken mag ich zum Beispiel, sie sind so eine Art Zeichen dafür, dass ich benutzt wurde. Sie sind wie ein Mal, das zeigt, dass ich ihm meinen Schmerz geschenkt habe und dass ich es ausgehalten habe.

Auf der geistigen Ebene kann ich klarer sagen, was mir nicht gefällt: Ich finde es nicht gut, in der Öffentlichkeit erniedrigt zu werden. Da kommt einfach wieder mein dominanter, selbstbewusster Charakter ins Spiel. Wenn man aber in der Öffentlichkeit eine intime Nische findet, reizt mich das Spiel mit dem Risiko schon. Zum Beispiel im Theater in der letzten Reihe zu sitzen und zum Blowjob gezwungen zu werden ist etwas, das ich durchaus sehr genießen kann.

Fällt es dir schwer, deine persönliche Neigung mit dem Bild einer modernen Frau in Einklang zu bringen?

Nein, damit habe ich überhaupt kein Problem, diesbezüglich bin ich komplett mit mir im Reinen. Ich finde es sogar eher natürlich, dass Frauen devot sind. Das Urbild einer Frau ist für mich eine sehr weibliche, vollbusige, in der Küche stehende, kochende Frau, die sich im Bett einfach nur ficken lässt. Dieses Bild finde ich wirklich einfach nur wunderschön. Dabei fällt mir wieder auf, dass ich manchmal einen leichten Penisneid habe. Vielleicht, ja wahrscheinlich, ist es gerade diese Doppelidentifikation, die meine devote Lust einfach rund, unwidersprüchlich und angenehm für mich macht. Auf der einen Seite das Urbild der Frau, die ich gern wäre, und auf der anderen Seite der archaische Mann mit dem Schwanz, den ich gern hätte. Ich strebe innerlich nach diesem komplementären Duo, kann mich mit beiden Seiten identifizieren: mit dem dominanten penetrierenden Mann und mit der devoten penetrierten Frau. Da steht mir also weder ein Männerhass im Weg noch der Penisneid. Immerhin ist dieser Neid lediglich ein Indiz dafür, dass ich die Identifikation mit Männern lebe. Ich habe nur dann ein Problem mit meiner devoten Lust, wenn ich auf Männer treffe, die damit nicht umgehen können. Oder wenn Menschen mich fragen, ob ich denn keinen »normalen Sex« mehr haben könne. Dann muss ich ehrlich sagen: Nein, ganz »normaler Sex« – was immer das genau ist – reicht mir nicht. Ich mache mir mindestens irgendeine BDSM-Fantasie dazu. Wenn ich Sex habe, der nichts mit BDSM zu tun hat, ist mein Innenleben komplett von dem getrennt, was ich in diesem Moment körperlich erlebe. Manchmal tue ich auch einfach so, als ob mir der Sex ein bisschen wehtäte. Wenn ich dann »aua« und »au« sage, merke ich, dass die Männer das oft auch geil finden. Aber auf Dauer kann ich mir nicht vorstellen, mit einem Mann zusammen zu sein, der nicht dominant ist. Es kommt immer irgendwann der Moment, in dem ich das unbedingt brauche und von meinem Partner mehr oder weniger erwarte. Das explizit einzufordern ist natürlich immer schwierig, wenn man devot ist. Realisiere ich dann irgendwann, dass sich der Mann nicht mehr in einen Dom verwandeln wird, renne ich meist angsterfüllt in das Ende der Beziehung. Oder ich finde mich auf einmal in irgendwelchen Internetforen wieder und denke: Oh Gott, jetzt sitzt du schon wieder hier und suchst einen dominanten Typen. Obwohl ich noch nie wirklich jemanden über das Internet gefunden habe. Das waren nur Treffen, um mal wieder mit einem dominanten Mann Sex zu haben.

Hast du das auch während einer Beziehung getan?

Nein, in den Zeiten hatte ich nie eine andere Beziehung. Untreue liegt mir nicht. Manchmal stelle ich mir auch die Frage, ob ich vielleicht einfach lernen sollte, diese beiden Bedürfnisse voneinander zu trennen: Liebe und Leid. Faktisch könnte das aber dann nur so aussehen, dass ich in einer »normalen« Beziehung lebe und nebenbei meine sexuellen Bedürfnisse woanders befriedige. Das ist für mich allerdings nicht nur ein moralisches Problem, sondern auch ein philosophisches: So stelle ich mir mein Leben und meine Beziehung nicht vor. Ich strebe nach Integrität, nach intensiver Ehrlichkeit und Offenheit. Nur das macht mich glücklich. Nach meinem ersten dominanten Freund hatte ich auch lange keinen Mann mehr, der so war, wie ich es mir gewünscht hätte. Mein nächster Freund hat mir gesagt, er könne das nicht, denn wenn er dominant werde, bekomme er Angst vor sich selbst. Anscheinend kann sein Verhalten extrem krass werden. Vielleicht hatte das damit zu tun, dass er als Soldat im Kosovo traumatische Dinge erlebt hatte und deshalb unter großen Schuldgefühlen litt. Er konnte *(sie sagt das mit größtem Nachdruck)* mir gegenüber nicht dominant auftreten, ohne vor sich selbst Angst zu bekommen. Deshalb haben wir das nie auch nur annähernd gemacht. Mir kam es so vor, als wenn es zu weit gehen könnte, wenn er erst mal damit anfangen würde. So weit, dass er sein Verhalten nicht mehr vor sich selbst rechtfertigen könnte.

Wie bringst du Männern deine Neigungen nahe, wenn du sie kennenlernst?

Es kommt ganz drauf an. Aber ich sage meist schon frei heraus, dass ich eher devot bin. Dass ich es total gern mag, wenn er mit mir mehr oder weniger das macht, was er will. Wenn ich mich benutzt fühle, wenn ich mich unterdrückt fühle, wenn ich mich einfach richtig genommen fühle. Das sage ich meistens für die Anfänger. Die anderen Details erzähle ich erst, wenn sie weiter nachfragen. Aber nicht zu viel, denn ich möchte ja niemanden einschüchtern. Ich will dem Mann auch kein Drehbuch liefern, denn letztendlich soll er ja mit mir machen, was er will. Eigentlich ist das ja auch nicht so schwer zu kapieren, und, wie ich meine, auch nicht schwer umzusetzen. Ich denke eben immer, dass alle Männer tief im Innern diese dominante Lust hegen, die mein archaisches Männerbild ausmacht. In der Hoffnung, diese Seite beim Mann anzusprechen und freizulegen, erzähle ich wohl auch immer von meiner Lust und meinen Neigungen.

Sind deine Beziehungen daran gescheitert, dass die Männer nicht dominant genug waren?

Das kann ich nicht sagen. Und ehrlich gesagt ist genau diese Frage für mich gerade essenziell. Vielleicht sind die Beziehungen daran gescheitert, dass die Männer nicht nur im Bett zu wenig dominant waren, sondern auch im Alltag. Ich weiß nicht, ob sie letztendlich zu schwach waren. Einige haben mir ganz klar gesagt, dass sie sich mir unterlegen gefühlt haben. So etwas zu hören ist für eine Devote natürlich völlig abtörnend. In diesem Zusammenhang erinnere ich mich zum Beispiel an einen Abend, an dem ich mich auf einer Sklavenversteigerung in einem Club habe anbieten lassen. Ein schöner Abend. Zuerst hat mich ein Pärchen ersteigert, ein typisch verirrtes Pärchen ohne BDSM-Erfahrung, aber mit Lust auf Neues. Nett waren die ja schon, aber sie wussten überhaupt nicht, was sie mit mir anstellen sollten. Glücklicherweise haben sie sich dann dazu entschlossen, mich an einen anderen Mann weiterzugeben. Der hat mir gefallen: Er war groß, attraktiv und sehr dominant. Wir sind dann zusammen nach Hause gegangen. Am nächsten Morgen hat er mir gleich nach dem Aufwachen erst mal zehn Ohrfeigen gegeben. Das fand ich super. Ich liebe Ohrfeigen, sie sind sexy. Die große Ernüchterung kam, als wir abends zusammen essen gingen. Er sagte mir, dass er sich mir in vielerlei Hinsicht überhaupt nicht gewachsen fühle. Dann war es natürlich vorbei. Ich fand ihn einfach nicht mehr anziehend. Vor allem hat es mich aber auch unheimlich schockiert, weil ich es überhaupt nicht so empfunden habe. Allerdings ist das öfter so und später merke ich, dass doch eine Diskrepanz zwischen uns war. Ich brauche einen Mann, der grundsätzlich ein sehr ausgeprägtes Selbstbewusstsein hat und dem es deshalb egal ist, ob ich attraktiver oder offener bin als er oder nicht.

Wie sieht denn der Mann aus, der dir gewachsen ist?

Er soll mir intellektuell ebenbürtig sein, wenn nicht gar überlegen. Wichtiger ist aber noch, dass er klar weiß, was er will. Und ich muss ihn bewundern können für das, was er macht. Männer, die keine beruflichen Ziele verfolgen, langweilen mich. Ich denke, der Mann für eine lange Beziehung sollte auch nicht so verwurzelt sein, weil ich jemand bin, der gern ab und zu den Ort oder gar das Land wechselt. Passivität oder Faulheit kann ich überhaupt nicht leiden! Er sollte frei und unabhängig sein, aber auch kinderlieb und familienorientiert. So einen Mann zu finden ist nicht einfach.

Hast du schon mal ernsthaft versucht, einen Mann über das Internet kennenzulernen?

Ja, aber damit habe ich auch keine besonders positiven Erfahrungen gemacht. Einmal hatte ich Kontakt zu einem Typen, der etwas weiter weg wohnte, den ich aber unbedingt kennenlernen wollte. Wir haben uns dann auf halber Strecke getroffen. Ich bin zu ihm ins Auto gestiegen und wir sind erst mal essen gegangen. Dann hat er mich gefragt, ob ich mit zu ihm kommen wolle, und ich habe Ja gesagt. Wir sind gefahren und gefahren. Die Dörfer wurden immer kleiner und die Abstände dazwischen immer größer. Und irgendwann fuhren wir in einen Wald! In dem Moment hatte ich so große Angst, dass es mich überhaupt nicht mehr gekickt hat. Ich bin zwar nicht panisch geworden, aber ich schwankte gedanklich immer zwischen »ach, ich vertrau jetzt einfach darauf, dass der nicht irre ist« und »vielleicht war's das und wenn ich dabei draufgehe, ist es wenigstens kein langweiliger Tod«. Ich hatte schon richtig Angst, mich mit dem Typen vertan zu haben. Und dann sind wir an seinem Hexenhäuschen mitten im Wald angekommen. Dass er mir vorher nicht gesagt hatte, dass er so weit außerhalb wohnte, war bestimmt ein bewusst eingesetztes Mittel seinerseits. Ich glaube, er hat mich während der Fahrt beobachtet und wollte mit meiner Angst spielen. Aber ab dem Moment unserer Ankunft war er total nett, zeigte mir das ganze Haus und meinen Schlafplatz, spielte mir etwas auf dem Klavier vor, und meine Angst ebbte ab. Wir haben uns dann aufs Sofa gesetzt und uns unterhalten. Generell hat er mir aber aufgrund meiner relativen BDSM-Unerfahrenheit und meiner selbstbewussten Offenheit nicht sehr viel zugetraut. Zum Beispiel wollte ich gern gefesselt einschlafen. Aber er meinte, dass das nicht das Richtige für mich sei, wenn ich es nicht gewohnt sei. Ich habe mich bemüht, ihm klarzumachen, dass ich das aber jetzt bräuchte. Schließlich hat er mich doch gefesselt und war ganz überrascht, dass ich sofort eingeschlafen bin. Immer wenn ich etwas Devotes gemacht habe, das er mir aufgetragen hatte, sagte er: »Ah, du hast also doch Potenzial.« Ich denke, ich war ihm zu selbstbewusst und geistig zu dominant. Dass eine im Alltag so starke Frau auch richtig devot sein kann, war für ihn nicht vorstellbar. Er hat mir immer erzählt, was seine Partnerin alles machen müsse. Dass mich das teilweise sehr angemacht hat, hat er gar nicht registriert. Einiges davon hätte ich wirklich gern durchgespielt.

Warst du enttäuscht?

Ja, irgendwie scheine ich immer zu stark für die Männer zu sein, die ich treffe. Ich habe in einem Internetprofil auch mal sehr detailliert beschrieben, wie ich meine Fantasien gern ausleben würde und wie devot und serviceorientiert ich bin. Daraufhin habe ich mehrere Antworten von Leuten bekommen, die davon ausgingen, dass ich ein Mann sei. Sie konnten sich nicht vorstellen, dass eine Frau so offen ist und genau auf so etwas Lust hat. Aber leider hat keiner so darauf geantwortet, wie ich es mir erhofft hatte. Deswegen ist diese Fantasie auch noch unausgelebt.

Wie sieht deine Fantasie denn aus?

Ich möchte jemandem komplett dienen. Ich möchte alles machen, was man im Haushalt machen muss. Gleichzeitig Zimmermädchen, Haushälterin, Bedienung und Hure sein. Das alles möchte ich sein. Diese Kombination aus Urfrau und Sklavin. Und dabei möchte ich auch mal schlecht behandelt werden. Aber die sexuelle Komponente darf dabei nicht vernachlässigt werden: Ich brauche viel Sex.

Hast du noch andere unausgelebte Fantasien?

Ich hatte schon immer die Fantasie, mich mal zu prostituieren. Ganz schick, bei einer großen Escortagentur. Deshalb habe ich mich auch immer wieder bei Escortagenturen vorgestellt. Ich habe auch Angebote bekommen, die ich dann aber immer abgelehnt habe. Und nach jeder Absage wollte ich mit der Agentur auch nichts mehr zu tun haben, weil ich merkte, dass ich gar nicht bereit war dafür. Es gab teilweise sehr seltsame Angebote, zum Beispiel von Männern, die mich dressieren wollten. Sie wollten, dass ich ihre Sklavin bin, und boten mir an, auf ihre Kosten fertig zu studieren und zu promovieren. Dafür sollte ich bei ihnen wohnen und komplett ihnen gehören. Eine andere Agentur bot mir an, mit einem Typen für eine Woche nach New York zu fliegen. Das war nicht unbedingt das, was ich mir als Einstiegsjob vorgestellt hatte.

Es ist also noch nicht dazu gekommen?

Doch, denn ich kam in Kontakt mit einer mir sehr sympathischen Agentur, die mir absolute Anonymität garantierte – für mich ein essenzieller Punkt. Nach einiger Zeit riefen sie mich an und sagten, sie hätten einen Kunden für mich. Er sei ein sehr netter, gepflegter, attraktiver, gebildeter, reicher Stammkunde aus Zürich, der zuvor über lange Zeit hinweg monatlich immer das gleiche Mädchen gebucht hatte, das die Agentur inzwischen aber verlassen hätte. Unser erstes Treffen sollte in Genf stattfinden. Zu der Zeit las ich ganz begeistert »Elf Minuten« von Paolo Coelho, das ja auch in Genf spielt. Ich sah das als Wink des Schicksals und bin in die Schweiz geflogen, um ihn zu treffen. Ich war den ganzen Tag so geil, weil ich dachte: Wow, da will mich einer für so viel Geld. Ich war total aufgeregt, geil und bereit – aber er wollte einfach nur reden. Sexuell war das für mich natürlich eine Enttäuschung. Dafür haben wir uns aber in dieser Nacht abseits des Bettes näher kennen- und schätzen gelernt. Er hätte mich auch weiterhin einmal im Monat getroffen und dafür bezahlt, aber das konnte ich dann moralisch nicht mit meinen

Vorstellungen vereinbaren, vor allem da es keinen sexuellen Hintergrund hatte. Die Geilheit war weg, und einfach nur Geld für meine Anwesenheit zu nehmen fand ich komisch. Mittlerweile sind wir aber gute Freunde, was ich sehr schön finde. Leider ist er in sexueller Hinsicht auch eher devot.

Und nach diesem ersten Versuch hast du das nicht mehr weiterverfolgt?

Nein, denn ich bin dann für mein Studium wieder nach London gegangen und wollte mich auch dort ein wenig in der Szene umsehen. Ich bin oft in einen Club gegangen, in dem ich mich sehr wohlfühlte und auch schnell Leute kennenlernte, darunter auch ein Pärchen, mit dem es sehr nett war. Bis zu dem Zeitpunkt, an dem die Frau eifersüchtig wurde. Es gab dort auch einen ziemlich ekligen, dicken Stammkunden. Der war wirklich total unattraktiv. Aber als er eines Abends zu mir kam und sagte: »Mach mal die Beine breit«, hat mich das irgendwie total angemacht. Ich glaube, ich fand es besonders geil, weil er mit seiner Art aufzutreten schon implizierte, dass ich es machen würde. Das Erniedrigende daran fand ich geil, und dass ich das Gefühl hatte, er könnte meine Gedanken lesen. Darauf stehe ich total: das Gefühl, dass ich noch ich bin, aber er mich trotzdem im Griff hat. Und dieser fette, eklige Mann ist noch immer eine Fantasie von mir.

Ich bin auch einige Male mit ihm essen gegangen, wobei ich mich dabei immer selbst gefragt habe, was ich da eigentlich mache. Wenn er mir seine Hand auf den Oberschenkel gelegt hat, war ich davon so angeekelt – aber danach habe ich es mir in Gedanken daran selbst gemacht. Wir sind auch mal Fetischkleider für mich einkaufen gegangen. Einerseits war es mir total unangenehm, mit ihm im Laden gesehen zu werden, aber andererseits hat mich gerade das angetörnt.

Die Prostitutionsfantasie habe ich auch noch immer. Aber seitdem ich ein Kind habe, habe ich in der Hinsicht noch mehr moralische Bedenken. Manchmal sollten Fantasien auch einfach Fantasien bleiben. Und wenn ich irgendwann mal in einer Beziehung lebe, in der ich in meiner ganzen Devotheit gesehen und geliebt werde, dann gibt es wahrscheinlich auch nichts mehr, was mich so drängt. Der richtige Mann, der mir dann endlich das gibt, was mir fehlt, wäre dann wohl ein echter Erlöser für mich.

»Devot bedeutet für mich: Du sagst etwas und ich folge«

Nina, 46, Unternehmerin, und Alexander, 39, Controller

Alexander hatte sich mit dem Hinweis, seine Beziehung sei etwas kompliziert, bei uns gemeldet. Auf der einen Seite lebt er noch mit seiner Ehefrau und den Kindern zusammen. Und auf der anderen Seite führt er schon seit Jahren eine Beziehung mit Nina, mit der ihn die Lust an BDSM zusammengeführt hat. Nina ihrerseits hat noch eine sehr enge Beziehung zu ihrem Exfreund, mit dem zusammen sie ein kleines Unternehmen führt. Es ist nicht ganz unkompliziert. Sie haben nicht oft Zeit füreinander, aber sie möchten uns gern für unser Buch von ihrer Beziehung und ihrer Art, BDSM zu leben, erzählen.

Wann habt ihr eure ersten Erfahrungen mit SM gemacht?

Nina: Bei mir muss es etwa 1999 gewesen sein, als ich bei einem Bekannten in Hamburg war. Er war schon in der Szene unterwegs und hat uns damals mit zu einer Privatparty genommen. Die Fantasie war bei mir vorher schon da gewesen, aber die ersten Erfahrungen habe ich dort gemacht. Das war mit einem Mann, der mich gefragt hat, ob mir gefällt, was ich sehe, und ob ich das auch mal haben möchte – er hat es mir förmlich angesehen. Es war ein sehr intensives Erlebnis, das mich nicht mehr losgelassen hat. Ich habe danach ganz offen mit meinem Partner darüber gesprochen, aber er konnte damit nicht viel anfangen, es war einfach nicht seins. Mir zuliebe hat er es auch mal versucht, aber das war nicht wirklich schön, da steckte keine Leidenschaft dahinter. Mein Bedürfnis hat er zwar schon ernst genommen und auch als Leidenschaft gesehen, nur konnte er es eben nicht bedienen. Er hat dann auch ganz offen gesagt, dass er eben nichts damit anfangen kann und dass ihm das nichts gibt. Die ganze Sache hat dann wieder eine ganze Weile geruht, bis ich, wahrscheinlich an einem einsamen Abend, gedacht habe: So, jetzt musst du mal was tun. Beim Surfen im Internet bin ich dann durch Zufall auf die Internetseite »Lustschmerz« gekommen und habe mich dort angemeldet.

Wie viel Zeit lag zwischen dieser Party und der Registrierung auf der Webseite?

Nina: Das hat einige Zeit gedauert, sieben Jahre, glaube ich. Mein Freund und ich sind zwar viel auf Partys gegangen, auch in den KitCatClub oder in Swingerclubs, aber SM war auch schon immer bei mir im Kopf. Ich habe es nur nicht ausgelebt. Und als ich endlich mein Profil im Internet freigeschaltet habe, da hat Alexander mich gleich am ersten Abend aufgegabelt.

Alexander: Ja, ich hab sie aufgegabelt, ich hab schon gelauert. *(Er lacht)*

Nina: Ich hatte kurz zuvor eine sehr intensive Beziehung mit einem jüngeren Mann, die dann auch in die SM-Schiene ging. Wir hatten uns im Chat kennengelernt und uns sehr bald getroffen. Im ersten Moment dachte ich: Das könnte mein Sohn sein. Ich bin dann erst mal in Urlaub gefahren, aber er ließ nicht locker, und ja, dann ging es relativ schnell. Wir haben uns zwei, drei Monate sehr intensiv getroffen, jede Woche mindestens einmal. In Sachen SM war er ein totaler Anfänger. Ich hatte zwar auch keine Erfahrung, aber bei mir war alles schon im Kopf. Ich wollte das unbedingt, und so habe ich ihn quasi angelernt.

Aber die ganze Zeit hattest du noch den anderen Partner?

Nina: Ja, seit 17 Jahren kenne ich meinen Lebenspartner. Seit er vor acht Jahren ausgezogen ist, geht es bei uns rauf und runter und wir führen so eine On-off-Beziehung, was nicht ganz einfach ist. Aber Sex haben wir gar nicht mehr.

Ihr wohnt nicht zusammen, ihr habt keinen Sex miteinander – warum nennst ihn dann noch deinen Lebenspartner?

Nina: Wir arbeiten zusammen. Wir haben eine gemeinsame Firma, die eben mit uns beiden steht und fällt. Das ist nicht ganz einfach, denn da hängen ja auch Mitarbeiter dran. Wir fahren auch noch zusammen in Urlaub. Ob das in Zukunft weiterhin so ist, weiß ich noch nicht. Man kann es kaum in Worte fassen, was es eigentlich noch ist. Wir können nicht miteinander, aber wir können auch nicht ohne einander.

Alexander: Es ist eine Verbindung zwischen euch da, das merkt man auch als Dritter.

Nina: Wir haben auch viele gemeinsame Freunde, die von uns erwarten, dass wir gemeinsam zu ihnen kommen, zu sozialen Anlässen wie Feiern etwa. In so einem Fall muss ich dann mein Treffen mit Alexander absagen.

Alexander: Dasselbe gilt, wenn meine Kinder krank sind, dann sage ich auch ab. Das gehört eben dazu, das ist der Deal. Oder der »Preis«, wie wir sagen.

Wie war es bei dir, Alexander, wie bist du zum SM gekommen?

Alexander: Das liegt schon sehr lange zurück. In allen meinen Beziehungen war SM ein Element, auch schon in den ganz frühen. Das erste Mal, dass ich eine Regung bei einer SM-Handlung verspürt habe, war, als ich Playmobilfiguren gefesselt habe – dabei war ich richtig erregt. Das war vor 1979, ich war also jünger als neun. Und meine erste richtige Freundin habe ich mal mit einem Bademantelgürtel gefesselt, da muss ich etwa 16 gewesen sein. Das zieht sich seitdem als festes Element durch alle Beziehungen. Es ist mal ausgeprägter und mal weniger ausgeprägt, aber es ist immer präsent. Manchmal waren es richtige Spielbeziehungen, mit allem Drum und Dran. Aber manchmal war es einfach auch nur so, dass es zum Sex dazugehörte, SM-Handlungen zu erleben, ohne sie zu inszenieren. Ich hatte eigentlich noch nie eine reine Kuschelbeziehung. Auch meine Ehe war zu Anfang zumindest eine SM-Beziehung. Mit Haken an der Decke und allem, was dazugehört. Aber die SM-Komponente ist irgendwann immer kleiner geworden, und seit die beiden Kinder da sind, ist sie gar nicht mehr existent. Das hat sich in mehreren Stufen vollzogen: Zuerst hatten wir noch ab und zu Sex, daraus ist irgendwann unsere erste Tochter entstanden. Dann kam eine lange Phase ohne Sex. Und dann hatten wir verabredeten Sex, zum Kinderkriegen. Jetzt haben wir gar keine gemeinsame Sexualität mehr. Wir haben getrennte Betten, was bedeutet, dass ich seit drei Jahren, seit meine erste Tochter auf der Welt ist, auf einer Campingmatte im Flur schlafe, denn in unserer kleinen Wohnung gibt es keine zwei Schlafzimmer.

Und trotzdem habt ihr noch ein zweites Kind bekommen?

Alexander: Unsere zweite Tochter ist eine Woche, bevor ich Nina kennengelernt habe, entstanden. Das war so eine Art Übersprunghandlung bei mir. Ich definiere das für mich so: Man lebt in zwei Welten – man hat eine Verantwortung für die Menschen um einen herum, aber man hat auch sich selbst gegenüber eine Verantwortung. Und ich habe gemerkt, dass ich dieser Verantwortung mir selbst gegenüber nicht gerecht werde. Ich habe mir klargemacht, dass es nicht nur das einzige Leben meiner Frau und meiner Kinder ist, sondern es ist auch mein einziges Leben.

Das hat mich darin bestärkt, mich aus dem Konzept Familie sexuell zu lösen. Ich habe begriffen, dass mir selbst etwas fehlt. So dringend, dass ich eine Zeit lang jede Nacht Angst vorm Einschlafen hatte. Es hat mir so sehr gefehlt, dass die erste außereheliche Beziehung, eine flüchtige Beziehung mit einer alleinstehenden Frau, für mich so etwas wie ein Befreiungsschlag war. Wir haben uns ein paarmal getroffen, aber sie war auf der Suche nach einem Lebenspartner.

Es wäre für dich aber nicht infrage gekommen, deine Frau zu verlassen?

Alexander: Nein. Ich weiß nicht warum, aber es ist für mich sehr schwer vorstellbar, sie zu verlassen. Wir befinden uns schon in einer komischen Situation. Wenn man das vor Dritten reflektiert, gerät man in Rechtfertigungsnöte; wenn man es aber lebt, dann fühlt es sich natürlich an. Mich verbindet eben immer noch sehr viel mit meiner Frau, man könnte es auch Liebe nennen. Auf der anderen Seite löst Nina auch gewaltige Gefühle in mir aus. Da frage ich mich immer: Kann man nicht polygam leben? Ich bin innerlich zerrissen.

Sprichst du eigentlich mit deiner Frau noch über Sex? Thematisiert ihr eure Sexualität noch in irgendeiner Form?

Alexander: Nein, überhaupt nicht, es ist eher wie in einer WG, wir benennen das auch ab und zu: Wir sind eine WG, eine Interessengemeinschaft. Über Sex reden wir eigentlich gar nicht mehr. Das war ein schleichender Prozess, das kam nicht von heute auf morgen. Ich hab das auch gar nicht so gespürt, es wurde einfach von selbst weniger und weniger und weniger. Und irgendwann war es nicht mehr existent. Wir haben auch nicht darüber geredet, man hatte ja das andere, das Drumherum. Die Partnerschaft war ja da, bloß der Sex war plötzlich weg. Am Anfang habe ich gar nicht wahrgenommen, dass mir etwas fehlt, erst mit der Zeit. Und irgendwann wurde es zum Verlangen. Ich habe angefangen, etwas zu vermissen, und sie nicht. So ist es dann auseinandergegangen.

Wie ist das für dich, Nina? Möchtest du, dass Alexander seine Frau verlässt?

Nina: Nein, für mich war das insofern schon perfekt, dass wir beide in festen Beziehungen leben, die relativ unlösbar sind. Ich in meiner Situation, er in seiner Situation. So können wir einander nicht gefährlich werden. Wenn einer in seiner Ehe ist und der andere allein, dann versucht man irgendwann doch, ihn da herauszulösen, wenn man ihn unbedingt haben möchte. Und das mit allen Mitteln, die man zur Verfügung hat. Das geht meist nicht gut, spätestens wenn der andere den Schritt gemacht hat, ist er unglücklich, denn er wollte es ja nicht wirklich. Zwischen Alexander und mir ist das perfekt, wir haben unsere schönen Stunden miteinander. Wir haben diesen Alltag nicht, der jede Beziehung irgendwie beschwert. Aber je länger man zusammen ist, desto intensiver nimmt man natürlich auch am Leben des anderen teil. Doch es gibt immer noch eine klare Grenze, eine gewisse Distanz zwischen uns, auch örtlich. Wir treffen uns in unserer gemeinsamen kleinen Wohnung, die genau in der Mitte zwischen unseren Wohnungen liegt. Und später geht jeder nach Hause und dann ist es auch gut.

Alexander: Zu Anfang war das wirklich wie eine Befreiung für uns. Wir hatten unser Traumland, unsere abgeschlossene kleine Welt. Die Probleme blieben draußen. Wenn die Tür zufiel, waren wir auf unserer Insel. Und das ist nach wie vor so. Wenn ich bei Nina bin, schalte ich alles erst einmal ab. Und erst wenn wir uns dann ausgespielt haben, uns gegenseitig ausgepowert haben, kommt der Alltag so ein bisschen wieder.

Eure gemeinsame Wohnung ist also für euch eine Art Insel, ein Ort, um vom Alltag losgelöst zu sein? Eigentlich könntet ihr ja auch zu Nina gehen.

Nina: Als wir uns kennengelernt haben, lebte mein Sohn noch bei mir und damit war meine Wohnung tabu. Inzwischen ist er zwar ausgezogen, ich hätte aber trotzdem immer noch ein unbehagliches Gefühl dabei. Alexander hat seine Familie, ich habe hier mein Leben, und die Wohnung ist unser gemeinsames Ding, die ist neutrales Terrain für uns beide, da dringt niemand in das Leben des anderen ein. Wenn in den normalen Alltag, den man in seiner Wohnung lebt, plötzlich jemand eindringt – und so wäre es, wenn Alexander zu mir käme –, fühlen wir uns beide nicht wohl. Weil es nicht seins ist.

Alexander: Es ist ein anderes Revier.

Wie oft trefft ihr euch?

Alexander: Das hängt ganz davon ab, wie sehr wir im Job eingespannt sind.

Nina: Wir bemühen uns, dass wir uns einmal die Woche treffen. Manchmal klappt es nicht so, dann liegen schon mal zwei oder drei Wochen dazwischen. Das hängt auch davon ab, was der andere gerade mit seinem Partner macht: Urlaub, Kinder, was eben so passiert.

Wie lebt ihr SM denn aus? Ist das für euch etwas rein Sexuelles oder möchtet ihr das Machtgefälle auch im Alltag leben?

Alexander: Das wäre noch mal eine Weiterentwicklung, die ich interessant finde …

Nina: Das muss man sehen. Jetzt treffen wir uns einmal die Woche, und da ist natürlich noch dieser Reiz da. Man lebt eine

Woche enthaltsam, und dann freut man sich aufeinander. Ob ich das tagtäglich in dieser Intensität auch wirklich haben möchte, weiß ich nicht. Es ist ja auch körperlich anstrengend. Und überhaupt – devot. Devot bedeutet für mich: Du sagst etwas, und ich folge. Das kann ich mir im Alltag nicht wirklich vorstellen, dazu bin ich viel zu vorlaut. Und im richtigen Leben auch viel zu dominant. Der rein sexuelle Aspekt steht für mich wirklich im Vordergrund. Ich habe im Leben eine große Verantwortung, muss viele Entscheidungen treffen, muss Leuten sagen, was sie zu tun und zu lassen haben. Mit Alexander kann ich mich eben wirklich fallen lassen. Obwohl es sich im Laufe der Zeit auch ein wenig geändert hat zwischen uns. Früher gab es Anweisungen per Telefon oder SMS, bevor wir uns getroffen haben. Inzwischen bin ich da ein wenig aufmüpfig geworden.

Alexander: Ja, das schleift sich so langsam ein. Der Sex ändert sich auch qualitativ. Damit meine ich nicht, dass er schlechter oder besser wird, er verändert sich einfach. Dieses sehr intensive Spiel, das schon Tage vor unserem Treffen beginnt, ist jetzt durch den Stress, den wir beide beruflich haben, etwas in den Hintergrund getreten.

Nina: Wir bereiten die Treffen nicht mehr drei Tage lang vor, sondern es läuft eher nach dem Motto: Okay, Schatz, morgen, alles klar, wann bist du da? Früher, wenn ich auch nur eine Minute zu spät im Hotel erschienen bin, dann war so richtig die Hölle los – jetzt sind wir eben irgendwann da.

Ihr habt euch vorher also im Hotel getroffen, was war da anders?

Alexander: Das war ein ganz schöner Aufwand. Ich hatte immer eine Footballtasche mit Spreizstangen, Peitschen etc. dabei, eben mit allem, was man so braucht. Und da ich kein Auto fahre, musste ich die irgendwie anders zum Hotel bringen. Ich habe meistens am Nachmittag den Check-in gemacht und bin dann noch mal ins Büro gegangen. Am Abend war dann das Zimmer schon bereit, der Sekt runtergekühlt und so weiter. Anfangs hatte das zusätzlich noch solche Kicks wie: Du trägt diese Schuhe und diesen Mantel und mehr nicht. Durch den Spion in der Zimmertür habe ich dann geprüft, ob es tatsächlich genau diese Schuhe und dieser Mantel waren. So was kann man im Hotel natürlich machen; wenn die Tür nebenan aufgeht, sieht man diese Leute nie wieder. Seitdem wir unsere Wohnung haben, hat das eine andere Qualität, denn da sind wir in dieser sozialen Gemeinschaft Haus mit drin und müssen ein bisschen Rücksicht auf die Nachbarn nehmen. Wir sind aber auch nicht besonders laut, und ich scheuche Nina auch nicht mehr nackt durchs Haus oder lasse sie noch im Fahrstuhl oder im Treppenhaus den Slip ausziehen. Im Hotel haben wir so etwas manchmal getan. Vielleicht sollten wir mal wieder ins Hotel gehen ...

Nina: Ich kam immer direkt aus dem Büro und musste mir irgendwas einfallen lassen, wie ich es hinkriege, im Hotel so aufzutauchen, wie Alexander es mir befohlen hatte. Der Flur bis zum Hotelzimmer war relativ lang, und da oder schon unten in der Tiefgarage habe ich mich schließlich noch so zurechtgemacht, wie er das mochte.

Alexander: Für alle Fälle hatte ich eine ganze Latte von Drohungen parat, aber sie hat es immer geschafft. Seit wir unsere Wohnung gemietet haben, ist diese Spielerei eingeschlafen, und ein bisschen vermissen wir sie schon.

Nina: Die Sache ist nach und nach verloren gegangen. Ich habe irgendwann gesagt: »Ich will das, ich brauche gewisse Anweisungen.« Dieses dominante Verhalten, das du früher an den Tag gelegt hast, hast du mit Rücksicht auf mich zurückgenommen und ich habe irgendwann gemerkt, dass mir doch etwas gefehlt hat und ich mir gedacht habe: Gib mir endlich mal wieder eine Anweisung, damit ich weiß, wo es langgeht. Die Zeit, der berufliche und der familiäre Stress, das hat alles seine Spuren hinterlassen, Dinge haben sich abgeschliffen. Wir haben dann für uns beide gemerkt, dass wir wieder etwas mehr Kick brauchen.

Nina, du hast erzählt, dass SM bei dir jahrelang nur im Kopf stattgefunden hat. Lebst du denn jetzt alles aus oder hast du nach wie vor viele unerfüllte Fantasien?

Nina: Im Laufe der drei Jahre, die ich jetzt mit Alexander zusammen bin, ist eine gewisse Ruhe eingekehrt. Das erste Jahr war schon sehr intensiv. Zu Anfang waren die Spannung, die Erwartung sehr groß. Er musste sich immer etwas Neues einfallen lassen, um den Spannungsbogen zu halten. Und für mich war es immer wieder was Neues, eine Erweiterung meiner eigenen Grenzen. Wir haben ganz sanft angefangen, wurden dann aber immer intensiver und immer härter. Irgendwann war der Punkt erreicht, an dem es für uns keine Steigerung mehr gab. Durch die Wohnung hat sich eine gewisse Routine eingestellt und wir sind auf dem erreichten Level geblieben. Ein sehr intensives Level, immer mal mit anderen Varianten, aber es gab irgendwann keine Steigerung mehr. Man wird vernünftig und denkt, dass noch extremer eigentlich gar nicht geht. Man stößt ja auch an körperliche Grenzen. Ich habe gemerkt, dass es reicht, dass es gut so ist, wie es jetzt ist. Und bestimmte Schwellen werde ich einfach nicht überschreiten.

Was genau sucht ihr? Ist es Schmerz, ist es Unterwerfung, was ist es?

Nina: Bei mir ist es der Schmerz. Unterwerfung ist für mich kein wirkliches Thema, dazu bin ich im Leben doch zu dominant. Wir haben das ausprobiert – Befehle empfangen und einhalten –, aber ich habe gemerkt, dass ich dazu zu aufmüpfig bin und mir das nicht wirklich etwas gibt. Alexander hat das irgendwann akzeptiert. Wir sind also mehr oder weniger nur auf das Erleben von Schmerz fixiert.

Alexander: Na ja, das würde ich nicht so sehen. Es ist zwar eher das körperliche Element, das du auskostest, aber du trägst diese Rollenkomponente schon auch in dir. Sie ist nicht immer präsent, aber kleine Spiele in der Öffentlichkeit, etwa im SM-Club oben ohne an die Bar gehen und einen Sekt holen, haben dich schon angemacht.

Nina: Im Club ist es so, als wärst du in einer kleinen, ganz intimen Familie. Das ist nicht wirklich eine Herausforderung.

Alexander: Ja, aber es hat dich angemacht.

Habt ihr eure Grenzen vorher definiert oder habt ihr sie euch »erarbeitet«?

Nina: Die Grenzen haben sich herauskristallisiert. Zum Beispiel habe ich anfangs gesagt, dass Urin gar nicht geht, und Alexander meinte: Warte mal ab, Mädel. Als wir es ausprobiert haben, habe ich festgestellt, dass ich das nicht haben muss. An einem Abend war es relativ okay, aber beim nächsten Mal dann nicht mehr. Wir haben es getestet, aber seit Alexander gemerkt hat, dass es mir nichts gibt und es mich einfach nur ungeil macht, lässt er es lieber. Denn von einem versauten Abend hat man gar nichts! Wenn er merkt, dass bestimmte Dinge bei mir einfach gar nicht gehen, dann drängt er nicht darauf. Wir haben immer nur vier oder fünf Stunden für uns, die wollen wir nicht durch solche Sachen verschwenden.

Alexander: Es ist weniger wegen der Stunden, die flöten gehen, sondern ich lebe einfach durch Ninas Lust. Es kickt mich, zu sehen, wie sie geil ist. Wenn ich merke, dass sie dabei nicht geil wird, dann fehlt etwas. Es gab schon Situationen, wo mir die Sache trotzdem noch Spaß gemacht hat und ich ein bisschen weiter gegangen bin. Das waren unsere Grenzerfahrungen zwei-, dreimal. *(Nina nickt)* Es war noch im Rahmen, noch nicht sehr verletzend, aber schon an ihrer Schmerzgrenze. Ich habe mich dieser Grenze angenähert, bin nicht darüber hinausgegangen und habe dabei auch mein eigenes Limit erkannt und für mich akzeptiert. Ich habe gemerkt, dass es ihr einfach keinen Spaß mehr gemacht hat.

Habt ihr euch eigentlich auch schon einmal getroffen, um einfach nur zusammen zu sein?

Alexander: Ja, wir haben auch schon Kuschelabende gehabt. Echte, vorher verabredete Kuschelabende.

Nina: Es gab auch schon Phasen, wo ich im Job so viele Schläge eingesteckt habe, dass ich das nicht auch noch privat am Abend brauchte. Wenn man auf Arbeit so dermaßen unter Stress steht und emotional so geprügelt wird, dann mag man nicht nach Hause kommen und da geht es dann weiter.

Könnt ihr euch einen Rollentausch dominant / devot mal vorstellen?

Nina: Wenn es nach ihm ginge, ja. Aber mir liegt das nicht!

Alexander: Nein, Nina liegt das absolut nicht. Wir haben ab und zu spaßige Sessions in die Richtung gemacht. Ich hatte neulich im Internet ein Video entdeckt, das wir nach der eigentlichen Session nachgespielt haben. Ich habe zwar keine wirkliche Sehnsucht danach, aber ein gewisser Reiz ist bei mir schon da. Dass es nicht meine echte Natur ist, merke ich aber immer ziemlich schnell. Ich habe schon einige solche Erfahrungen gemacht, aber ich war doch immer noch derjenige, der die Fäden in der Hand hielt. Bei unserem vertrauten Spiel ist es ein kleiner Reiz, aber nicht mehr.

Was ist dir wichtiger? Dass Nina ihren Orgasmus hat, oder dass du befriedigt bist?

Alexander: Einen Orgasmus zu haben ist schön, und das gehört für mich auch dazu. Aber Ninas Orgasmus ist mir wichtiger. Ich habe ein schlechteres Gefühl, wenn sie ohne Orgasmus nach Hause geht, als wenn ich ohne Orgasmus nach Hause gehe.

Nina: Mir ist es eigentlich egal – Hauptsache ich bin gekommen. Der Orgasmus ist mir sehr wichtig, das gehört für mich definitiv dazu, vorher bin ich auch nicht fertig. Erst wird meine Lust befriedigt, bevor er sich dann irgendwann auch dieses Recht herausnimmt. Aber erst, wenn es bei mir geschafft ist. Und wenn es ein paar Stunden dauert, dann dauert es eben ein paar Stunden, und erst dann gönnt er sich auch seine Befriedigung. *(Alexander nickt zustimmend)* Das kann man schon als symptomatisch für unsere Beziehung bezeichnen, alles ist mehr oder weniger darauf ausgerichtet. Sein Ziel ist einfach, mich an diesem Abend so fertigzumachen, bis ich vor Befriedigung so platt bin, dass ich nicht mehr kann. Und bevor das nicht erreicht ist, gibt er keine Ruhe.

Alexander: Es ist meist das Ende unseres Spiels. Das Ende ihrer Geilheit schließt unser Spiel ab. Nina kann auch nur spielen, solange sie geil ist. Über diesen Punkt geht es nicht hinaus, der harte SM ist dann vorbei. Und dann verschaffe ich mir meine Befriedigung, indem ich sie ficke, wie ich will und solange ich will.

Das Wesentliche ist für dich aber immer, die Lust deiner Partnerin zu sehen?

Alexander: Genau, das ist der Kick, das grundlegende Moment. Ich glaube, wir hatten auch mal Abende, wo ich nicht gekommen bin. Ich habe mich ihr so gewidmet, dass ich einfach nicht mehr konnte. Dann bin ich eben so nach Hause gegangen.

Habt ihr Tabus?

Nina: Zum Oralverkehr bringt mich normalerweise keiner. Und das akzeptiert Alexander inzwischen auch. Sobald es ernst wird, blocke ich total ab, das geht gar nicht.

Alexander: Ja, der vollendete Blowjob ist ein Tabu bei uns. Obwohl das für mich zu meiner traditionellen SM-Fantasie dazugehört, das Aufnehmen von dem, was der Herr der Frau gibt, finde ich das nicht störend. Ich habe nicht das Gefühl, es wäre unvollständig. Auch wenn ich das in anderen Beziehungen anders erlebt habe, vermisse ich das nicht. Manchmal drohe ich es zwar an, im Spiel, aber Nina kann sich sicher sein, dass ich es nicht bis zum Ende durchziehe.

Nina: Ich hatte als junges Mädchen ein sehr hässliches Erlebnis in der Richtung. Ich kann da auch nicht über meinen Schatten springen. Diese Erfahrung ist in mir drin und über die komme ich nicht hinweg.

Alexander: Nina hat sich bemüht, aber wir haben dann beide gemerkt, dass das eine echte Grenze ist. Ich habe das für mich so akzeptiert. Mir spukt zwar eine Menge mehr im Kopf herum, und ich habe auch schon brutalere Sachen gemacht – dagegen ist das eher soft, was wir miteinander machen. Aber es fehlt nichts, das ist erstaunlich. Sonst denkt man ja immer: höher, weiter, schneller, heute S-Klasse, morgen Bentley oder so. Aber solche Gedanken kenne ich gar nicht in der Beziehung mit Nina. Wir müssen uns nicht jedes Mal steigern. Mal gibt es ganz ruhige Abende und dann gibt es wildere, härtere Abende.

Nina: Das hängt auch immer davon ab, ob man einen relativ ruhigen Arbeitstag hatte oder so einen stressigen Tag, dass man seine Ruhe haben oder einfach nur mal kuscheln möchte. Und es ergibt sich aus der Situation. Man merkt, wie der andere drauf ist, Alexander merkt insbesondere sofort, wie ich drauf bin, wie ich anspreche auf bestimmte Sachen. Wenn wir anfangen, spürt

Alexander relativ schnell, wie ich reagiere. Also ob ich wirklich dabei bin, wirklich mitgehe, oder ob ich das Gefühl habe, dass das wohl heute nicht so unser Tag wird.

Alexander: Wenn ich diesen Moment des Fallenlassens bei Nina nicht spüre, dann nehme ich mich zurück. Überspitzt kann man sagen, dass das alles, die Gewalt, der Schmerz, nur das Vorspiel ist: für ganz normalen Sex, den wir miteinander haben.

Also ist Nina diejenige, die das im Prinzip alles führt?

Alexander: Ja, das kann man schon so sagen. Ich habe ihr quasi erlaubt, das so zu führen. Ich bin souverän genug, mir ist das vollkommen bewusst. Zu sagen, der ist Top und der ist Sub, ist eine ganz oberflächliche Betrachtungsweise. Unter den vielen verschiedenartigen SM-Beziehungen ist es meiner Meinung nach die absolute Seltenheit, dass sich ein komplett dominanter Mensch einen komplett devoten Menschen sucht – und die beiden sich dann auch wirklich eins zu eins ausleben und daraus Lust gewinnen.

Nina: Ich hatte mal Kontakt zu einem Paar, bei dem das ganz extrem ausgeprägt war. Er dominant, der auch das Geld mit nach Hause brachte – sie absolut submissiv, nur zu Hause, nur Hausfrau. Sie hatte weder Kind noch Beruf noch eigene Freunde und ist von irgendwoher extra zu ihm gezogen. Sie hatte ganz kurze Haare, so wie sich das gehört. Jeden Tag wartete sie, dass er nach Hause kommt und Befehle erteilt – und sie hat mir erzählt, dass sie das toll findet. Mich hat das abgestoßen, das kann auf die Dauer doch nicht schön sein.

Alexander: Aber man muss es erst mal respektieren, wenn sie sagt, es ist toll für sie.

Nina: Wir waren zusammen essen. Nur er bekam die Karte, die beiden Damen brauchten ja keine, und dann hat er sofort das Essen bestellt. Es ging nur darum, ob ich Fleisch esse oder nicht! Es war gar nicht nötig, dass ich in die Karte reinschaue, da gab es überhaupt keine Diskussion. Er hat mir erzählt, dass sie zu Hause sitzt und auf ihn wartet, das ist ganz normaler Alltag. Es wird Abendessen gemacht, sie sitzen da und irgendwann sagt er dann zu ihr: »Geh duschen.« In dem Moment weiß sie, dass es jetzt losgeht. Bei den beiden habe ich zum ersten Mal gesehen, wie jemand so extrem die Führungsrolle übernimmt. Und wie die beiden so miteinander kommuniziert haben, wie sie miteinander umgegangen sind, hat mich schon auch fasziniert. Als ich gemerkt habe, wie extrem devot sie doch ist, war mir klar, dass das nichts für mich ist. Zu Anfang unserer Beziehung hatte ich eine ähnliche devote Position, aber im Laufe der Zeit hat sich das geändert.

Alexander: Für ein, zwei Mal ist das ja eine reizvolle Spielidee. Aber wenn man zum Beispiel bei McDonald's ist und einfach nur Hunger hat, und dann einen Big Mac bestellt und einem einfällt: Ach, du willst ja auch noch was, hoppla, ich darf dich ja gar nicht fragen – das ist anstrengend! Ich möchte dir nicht alles vorschreiben müssen, was du zu tun hast. Das fängt schon mit diesem Uhrzeit-Spiel an. Viele legen Wert darauf, dass die Sub pünktlich ist. Ich kann nicht zusagen, dass ich pünktlich bin. Ein Anruf, und ich werde irgendwo hinzitiert und sitze dann zwei Stunden fest. Da kann ich sie nicht bestellen und sie anweisen: »Kette dich an.« Und bei ihr ist das genauso. Man unterliegt eben gewissen Zwängen, die ein Spielarrangement, das im Kopf vielleicht geil ist, im Alltag unmöglich machen. Es ist im Gegenteil doch so, dass mir bewusst ist, dass Nina die Hosen anhat. In 98 Prozent der Beziehungen ist es meiner Meinung nach so, dass im Grunde genommen der submissive Part die Hosen anhat.

Nina: Weil er im Endeffekt die Grenzen definiert.

Alexander: Sich einzureden, dass das andersherum ist, mag ein schönes Weltbild sein, aber es entspricht nicht der Realität. Sicher gibt es noch eine ganz kleine Gruppe von Menschen, wo es wirklich so ist, dass der submissive Partner die Grenze nicht definiert. Die gibt es, und die sind zusammen glücklich.

Wart ihr denn schon mal an einem Punkt, an dem ihr Angst voreinander hattet? Oder auch vor euch selbst?

Nina: Nein, das nicht. Meine einzige Angst war, dass es irgendwann mal langweilig wird. Dass irgendwann eine Normalität kommt, wo man sich fragt, ob man das denn jetzt wirklich noch haben muss und wozu eigentlich. Aber Angst vor dem anderen oder vor mir selbst – nein. Ich habe irgendwann gemerkt, wo meine Grenzen sind, und die möchte ich auch einfach nicht überschreiten. Weder aus Geilheit noch aus dem Gefühl heraus, ich müsste jetzt irgendwie weitergehen. Wir haben unsere Grenzen ausgelotet und festgestellt: bis hierhin und nicht weiter. Aber ich hatte nie die Angst, dass ich irgendetwas tun würde, was ich im Nachhinein bereuen müsste. So weit bin ich doch Kontrollfreak, dass ich mich nicht in irgendeine Richtung verliere. Und gleichzeitig habe ich volles Vertrauen. In Alexander.

Alexander: In unserem geschützten Kreis, in der Zweisamkeit, sind die Grenzen abgesteckt. Wir hatten zwar schon Situationen, in denen ich gemerkt habe, dass ich etwas tue, was nicht so ganz in ihrem Interesse lag. Aber nicht so, dass ich vor mir selbst erschrocken wäre. Und wenn wir jetzt mal auf Partys gehen, dann hat Nina das Gefühl, dass sie sich auf mich verlassen kann, dass ich zum Beispiel nicht auf die Idee komme, sie irgendwo anzuketten und dann zu sagen: Jetzt mal alle ran. Aber ich hatte schon mal eine kritische Situation, allerdings nicht mit Nina. Das war extrem, das Erschrecken darüber, was man, sexuell motiviert, bereit ist zu tun. Zu dieser Frau war ich sehr brutal, so wie sie es von mir verlangte. Sie hat mir Signale gesendet, tue das, tue das, tue das, und ich habe es getan und getan und getan. Und dann kam der Augenblick, in dem ich wach wurde und mich gefragt habe: Was tust du hier eigentlich? Im selben Moment kam von ihr die Rückmeldung, dass ich gerade dabei war, die Grenze wegzureißen. Im Nachhinein hat sie gesagt, sie hätte das Gefühl gehabt, ich würde sie gleich umbringen – aber es hat sie geil gemacht. Und ich habe es gemerkt und hab gedacht: Scheiße, was tun wir eigentlich, bring sie nicht um.

Sie hatte tatsächlich konkret Todesangst? Und das hat sie stimuliert?

Alexander: Ja, so hat sie es im Nachhinein gesagt. Ich weiß nicht, wie bewusst sie sich der Angst in dem Augenblick war. Ob es echte Todesangst mit Adrenalinausschüttung und Kampfbereitschaft und so was war. Sie meinte, sie hätte in dem Moment Angst gehabt, ich würde sie umbringen, aber es hat sie auch gleichzeitig gekickt. Und dann hatte sie Angst, dass sie mir gar nicht mehr sagen kann, wann sie an ihre Grenzen kommt.

Nina: Ja, wenn man auf seinem Level ist und einen Endorphinschub hat, merkt man eigentlich gar nicht mehr, wie schlimm es schon ist. Ich kenne diese Situation kaum, aber ich kann es mir lebhaft vorstellen. Irgendwann ist ein bestimmtes Level erreicht, wo man nicht mehr weiß, was da eigentlich abgeht. Wo man wirklich aufpassen muss, dass man den anderen nicht ernsthaft verletzt. Du verlierst den Bezug zur Realität. Du merkst einfach nur einen geilen Schmerz. Und merkst gar nicht mehr, wie schlimm der eigentlich ist.

Alexander: Ich habe sie geschlagen, nicht gewürgt oder etwas, was sie wirklich ernsthaft in Todesgefahr gebracht hätte. Aber es war schon ein sehr starkes Schlagen. Sie hat wahrscheinlich nicht gedacht, dass sie in dem Moment wirklich sterben würde. Sie wird gedacht haben, ich sei in einem Rausch und absolut nicht mehr Herr über mich selbst. Und ich war ja auch tatsächlich im Rausch.

Was hat dich gestoppt?

Alexander: Ich weiß es nicht. Im Nachhinein würde ich sagen, es war mein eigenes Bewusstsein. In der Situation war es wohl der Hinweis von ihr, dass ich gerade dabei bin, irgendetwas bei ihr kaputt zu machen. Ich kann nicht mehr genau differenzieren, was zuerst da war. Ich denke, ich bin mir zuerst meiner selbst bewusst geworden, dann kam die Rückmeldung von ihr. Vielleicht hat aber erst ihre Rückmeldung dazu geführt und ich rede mir das schön, ich weiß es nicht.

Hattest du schon mal moralische Bedenken? Dass man so was nicht macht, dass man keine Frauen schlägt.

Alexander: Nein, moralische Bedenken hatte ich nie, nein.

Nina: Es beruht ja immer auf Gegenseitigkeit. Alexander würde niemals jemanden gegen seinen Willen zu etwas zwingen, mit Gewalt. Wenn er ein Signal kriegt: Ich will, dass du mich schlägst, dann macht er das auch. Und dann macht er das auch mit Lust.

Alexander: Und ich freue mich, dass meine Partnerin auch Lust dabei empfindet.

Könnt ihr euch eine Sexualität ohne SM noch vorstellen?

Nina: Schwierig zu sagen, im Moment gibt es für mich keinen anderen Sex. Wie sich unsere persönlichen Lebensumstände ändern, weiß keiner, vielleicht sind wir nächstes Jahr schon nicht mehr zusammen. Ich kann mir allerdings im Moment Sex, so wie wir ihn haben, mit niemand anderem vorstellen.

Und kannst du dir mit Alexander auf Dauer Sex ohne SM vorstellen?

Nina: Nein, das geht nicht. Mit ihm – unmöglich. Wenn ich mal an einem Abend zu ihm sage, dass ich heute nur kuscheln möchte, dann bekommt er fast Depressionen. Er hat sich den ganzen Tag drauf gefreut, und wenn ich dann eigentlich nur kuscheln will, gehen bei ihm die Jalousien runter.

Alexander: Es geht, aber man muss sich vorher einnorden. Wenn sie sagt: Komm zu mir, pump mein Fahrrad auf und dann essen wir was Schönes, dann komme ich zu ihr, pumpe das Fahrrad auf und dann essen wir was Schönes. Aber wenn es heißt: Wir treffen uns und haben SM, dann bin ich darauf programmiert. So kam es zu unseren einzigen beiden kleinen Krisen: als du kamst und im Vorfeld nicht kommuniziert hattest, dass es an diesem Abend nicht geht. Ich stand da, in voller Brunft, aufgepumpt, und sie kommt rein und ich sehe es schon in ihrem Gesicht: Oh je ... Da verpufft die gesamte sexuelle Energie, die man vorher so angesammelt hat.

Habt ihr denn noch, jeder für sich, unausgelebte Wünsche im Kopf?

Alexander: Na ja, ich habe das Gefühl, dass wir alles schon einmal durchgespielt haben. Trotzdem ist es nicht so, dass man denkt: Oh, schon wieder das Ding. Wir machen selbst manchmal Späße und sagen: »Ach, wenn wir nicht so pervers wären, könnten wir auch einfach nur schön miteinander ficken.« Es ist uns schon bewusst, was wir da machen, aber es ist nicht ermüdend, sondern es ist jedes Mal wieder schön.

Nina: Er sagt immer: »Mann, ich muss schon wieder diese Scheiße machen, ich will eigentlich gar nicht, ich will doch nur ficken.«

Alexander: Aber das ist Spaß. Wir brauchen das. Also ich brauche das. Wenn wir normalen Sex haben und eine Halsfessel auch nur irgendwo ins Blickfeld kommt, dann werde ich geil wie sonst was. Ich brauche es wirklich. Und ich könnte mir Sex ohne SM nicht mehr vorstellen. Vielleicht mal ab und zu, aber längere Zeit geht es nicht ohne SM. Es muss nicht immer praktizierter SM sein, es reicht auch schon das Spiel mit gewissen Fetischen, zum Beispiel ein Halsband tragen beim Sex. Es muss nicht immer das große Kino sein, mit Schlagen, Fesseln, Peitsche, Ketten oder Wachs. Aber es muss irgendetwas mit SM-Bezug dabei sein.

Nina: Und wenn es auch nur gefesselte Hände sind.

Alexander: Oder sie festhalten. Das brauche ich schon, ohne das geht es gar nicht. Auch beim normalen Sex – sobald ich aktiv werde, werde ich grob. Manchmal auch zärtlich grob, aber es hat doch auch immer die Komponente, dass ich der dominante Part bin, der sich nimmt, was er will.

Auch nach unserem Gespräch mit Nina und Alexander ist der Kontakt bestehen geblieben, vor allem zu Alexander, der innerlich ziemlich zerrissen war. Nach einigen Kämpfen und vielem Hin und Her haben die beiden es fast ein Jahr nach unserem Gespräch endlich geschafft: Alexander hat seine Campingmatte aufgegeben und ist bei Nina eingezogen.

»Ich halte in jeder Situation 51 Prozent der Aktien«

Mia, 32, Biologin

Mia arbeitet als Wissenschaftlerin an der Universität Göttingen und ist anlässlich eines Kongresses nach Berlin gereist. Als sie am frühen Abend zu unserem Treffen erscheint, macht sie den Eindruck einer Frau, die, im besten Sinne des Wortes, selbstbewusst ist. Eine sympathische Frau, die weiß, was sie will. Mia bezeichnet sich selbst als dominante Romantikerin mit einem speziellen Hobby, was sie uns im folgenden Gespräch genauer erklärt. Während sie erzählt, huscht ihr immer wieder mal ein spitzbübisches Lächeln über die Lippen.

Wann ist dir zum ersten Mal bewusst geworden, dass du BDSM-Neigungen hast?

Ich war als Kind schon etwas eigentümlich. Das fing an, als ich acht Jahre alt war. Ich hatte einen Spielkameraden, einen Nachbarjungen, mit dem ich immer auf Bäume geklettert bin und anderen Blödsinn gemacht habe. Irgendwann bin ich abends vom Spielen am Waldrand nach Hause gekommen, aber er kam nicht wieder mit zurück. Meine Eltern haben mich gefragt, wo er denn sei, und ich habe gesagt, er ist noch im Wald. Zwei Stunden später kamen seine Eltern zu uns, um sich bei meinen Eltern über deren schreckliche Tochter zu beklagen. Denn ich hatte ihren Sohn nackt ausgezogen und mit meinem Springseil an einen Baum gefesselt, um ihn dann ganz fies mit Brennnesseln zu traktieren. Und da war klar, dass ich nicht ganz normal bin. Meine Eltern haben es mit Fassung getragen. Wie vieles andere in meinem Leben.

Und wie ging es dann weiter, hatte deine erste Beziehung schon was mit SM zu tun?

Ich hatte das Glück, dass mein erster Freund – ich war 15, er 17 – stockdevot war. Ich konnte der Sache damals noch keinen Namen geben, aber heute, wenn ich mich daran erinnere, weiß ich, dass es so war. Und als wir dann das erste Mal Sex hatten, hat sich einfach alles ganz natürlich ergeben. Irgendwann habe ich dann festgestellt, dass es noch mehr Menschen gibt, die etwas anders sind. Ich bin damals sehr viel ausgegangen, in ganz normale Läden. Aber es gab eben auch diese speziellen Festivitäten, Partys der SM-Szene, zu denen ich gern gehen wollte. Mir gefiel, wie die Leute sich anzogen, und ich mochte die Musik. Sie haben mich aber nicht reingelassen. In anderen Clubs war das kein Thema, aber da hieß es dann immer: Nein, du bist noch nicht 18, wir können dich nicht reinlassen. Zwei Tage nach meinem achtzehnten Geburtstag ging ich dann endlich auf meine erste SM-Party und dachte mir: Genau das ist es. Im Allgemeinen brauche ich zwar nicht unbedingt Rückkopplung von anderen, ich weiß, was ich will, und bin damit glücklich, aber ich fand es natürlich spannend, dass ich nicht ganz allein auf der Welt bin. So wie es schön ist, jemand anderen zu treffen, der die gleichen Dinge mag wie man selbst.

Ist es inzwischen für eine Beziehung notwendig, dass dein Partner sich dir unterwirft?

Um es mathematisch auszudrücken: Das ist zwar noch keine hinreichende, aber eine notwendige Bedingung. Dazu kommt noch, dass Sex und BDSM für mich nichts miteinander zu tun haben und ich das auch streng trenne. Nicht weil ich ein Prinzipienreiter bin oder das emotional nicht an mich ranlassen möchte, sondern weil es für mich einfach nicht funktioniert. Ich verbinde es nicht miteinander. Wenn ich Sex habe, ist der so wie bei den meisten anderen Menschen auch. Parallel dazu befriedige ich mein Bedürfnis nach BDSM. In diesen Momenten ist mein Partner für mich mein Spielzeug, die Leinwand für meine Gelüste und kein ernst zu nehmender Sexualpartner. Deshalb kann ich mir einfach nicht vorstellen, dass sich das aus einer Spielsituation hin zur Sexualität verlagert. In meinen Beziehungen ist es in allererster Linie notwendig, dass der Mann devot ist und mir vertraut. Ich möchte tun können, was ich will, und mir muss das Vertrauen entgegengebracht werden, dass ich es auch wirklich tun kann. Die ganze Spielerei erregt mich nicht sexuell. Es geht alles nur über den Kopf.

Und was empfindest du in dem Moment, in dem du mit einem Mann »spielst«?

Macht! Pure Machtausübung. Und das bereitet mir Spaß. Es macht mich glücklich.

Ist es dir wichtig, dabei ein Feedback zu bekommen?

Ich fände es fürchterlich langweilig, wenn er einfach nur dastehen würde. Geräusche machen, ein wenig bewegen und ein bisschen jammern gehört für mich dazu. Echte Masochisten, Menschen, die sich gern schlagen lassen, finde ich mittlerweile uninteressant. Da hole ich mir nur einen Tennisarm. Ich bin aktive Nichtsportlerin und das soll auch so bleiben. Der Schmerz als solcher soll mehr Strafe und Erleiden sein. Ein reines Mittel zum Zweck. Und ich möchte mir auch nicht dauernd irgendwelche

Gemeinheiten überlegen, wie ich meinem Gegenüber möglichst starke Schmerzen bereite.

Und wie wichtig ist dir, dass dein Gegenüber auch Lust verspürt?

Das ist mir vollkommen egal. Beim Kennenlernen frage ich immer nach den Tabus. Man kann sich mit der Antwort Zeit lassen, aber ich stelle diese Frage nur ein einziges Mal. Und andere Fragen stelle ich nicht. Ich frage nicht: »Was findest du toll, was macht dich an, was läuft in deinem Kopfkino ab?« Das ist vollkommen unwesentlich für mich. Ich gebe Informationen. Und wenn sich ein Mann darin wiederfindet, ist er in meiner Welt herzlich willkommen. Aber wie seine Welt aussieht, ist unwesentlich. Denn die hört an dem Tag auf zu existieren, an dem er sich in meine Hände begibt. Auch was vorher war, will ich nicht wissen. Entweder er kommt damit klar oder er lässt es bleiben. In einer Beziehung entwickelt sich natürlich auch alles weiter, man lernt sich ja auch intensiv kennen. Ich bin auch nicht eiskalt, ziehe mein Programm durch und sage: »Sieh zu, wo du bleibst.« Wenn ich an der Reaktion merke, dass es Sachen sind, die ihm gefallen, kann es sein, dass ich es noch mal mache, wenn ich einen freundlichen Tag habe.

Können deine Partner SM und Sex auch immer so voneinander trennen wie du?

Ja und nein. Wenn sich jemand buhlend um mich bemüht und er gefällt mir, bin ich erst mal offen. Dann packe ich immer gleich den Beipackzettel aus und sage ganz klar, was ich will und was ich nicht will. Entweder du kommst damit klar, oder du suchst dir eine andere. Viele sagen dann, das ist nicht meins, und ziehen fröhlich weiter auf ihrer Reise durchs Leben; und das finde ich auch völlig in Ordnung. Schließlich hat jeder seine eigenen Vorstellungen. Warum sollte ich jemanden verbiegen, wenn er keine Lust auf das hat, was ich möchte. Im Großen und Ganzen gibt es nach meiner Erfahrung aber sehr viele devote Männer, die sagen: Endlich, endlich eine Frau, die das so macht. Das habe ich mir immer gewünscht. Anscheinend gibt es da einen Markt für das Produkt mit den lustigen Nebenwirkungen: das Produkt »dominante Frau«.

Hast du auch Sex außerhalb von festen Beziehungen?

Ich bin eine ganz treue Seele und Sex wird meiner Meinung nach total überbewertet. Ich ziehe nicht um die Häuser und schleppe irgendwen mit nach Hause. Ich bin da kakteenartig und kann sehr lange ohne Wasser auskommen.

Möchtest du dir deinen Partner selbst formen?

Ja, denn ich habe leider öfter die Erfahrung gemacht, dass Männer an mich herangetreten sind wie an eine Studiodomina, mit einer langen Liste von Vorlieben und Erfahrungen im Gepäck. Das gefällt mir nicht. Ich möchte keinen Mann, der in zwanzig Jahren schon durch zig Hände gegangen ist. Der exakte Vorstellungen von dem hat, wie alles sein muss. Mir sind generell Männer lieber, die wenig Kontakt zur Szene haben, die vielleicht auch noch nicht so erfahren sind. Das ist bei Haustieren ja auch nicht anders, die kauft man ja auch, wenn sie noch klein sind. *(Sie lächelt)*

Was ist an Tagen, an denen es dir oder deinem Freund einmal nicht gut geht?

Selbstverständlich muss das die Partnerschaft auch beinhalten. Und natürlich gestehe ich meinem Partner auch schwache Tage zu. Er muss das auch nicht kommunizieren, ich spüre, wenn es ihm nicht gut geht. Denn die Menschen, mit denen ich Zeit verbringe, sind mir ja wichtig. Man darf schließlich nicht vergessen, dass auch diese spezielle Form der Beziehung, wie ich sie führe, immer auf Liebe basiert. Und ich bemerke natürlich, ob es dem Menschen, den ich liebe, schlecht geht. Es ist nicht alles nur ein lustiger, perverser Zirkus. Ich gehe davon aus, dass das sowieso klar ist. Dass man nicht nur in einer Dom/Sub-Beziehung lebt, sondern dass da auch immer die einfache Geschichte ist, von dem einfachen Mädchen und dem einfachen Jungen, die sich irgendwann treffen, sich ineinander verlieben und glücklich sind bis ans Ende ihrer Tage. Konkret in einer BDSM-relevanten Situation frage ich ihn aber nicht: »Findest du das schön?« Denn erstens merke ich das, und zweitens ist es mir wirklich ein Stück weit egal. Aber ohne die ganz normale zwischenmenschliche Beziehung geht es nicht.

Lebst du deine Dominanz in einer Beziehung auch über das BDSM-Spiel hinaus?

Die spielt schon auch in den Alltag hinein. In meinen langjährigen Beziehungen gab es immer ein eindeutiges Machtgefälle. Das bedeutet aber nicht, dass wir eine 24/7-Beziehung gelebt haben. 24/7 ist ein völlig bescheuerter Begriff, der von Menschen benutzt wird, die in meinen Augen keine Ahnung davon haben, was das wirklich bedeutet. Wenn ein konstantes Machtgefälle herrscht, braucht man dafür keinen anderen Begriff. Wenn klar ist, dass ich 51 Prozent der Aktien halte, und zwar in jeder Situation, dann muss ich das nicht irgendwie raushängen lassen. Es gibt natürlich Themenbereiche, die von meiner Befugnis ausgeschlossen sind: Familie, Gesundheit und Beruf. Das muss man schon noch allein entscheiden, das ist mir auch sehr wichtig.

Aber du fällst die alltäglichen Entscheidungen?

Im normalen Leben teilweise. Aber es muss klar sein, dass die Diskussion beendet, wenn der Mann eine abweichende Meinung von mir hat und ich Nein sage. Das betrifft, wie gesagt, nicht Gesundheit, Beruf und Familie.

Und eure Urlaubsplanung?

Ja natürlich, da bin ich ganz dominant. Man darf mit mir in den Urlaub fahren.

Entscheidest du, was gegessen wird?

Das ist bei mir wie in einer normalen Beziehung auch, da kommt man abends nach Hause und entscheidet gemeinsam, was es gibt. Es muss ja auch noch das durchschnittliche, langweilige Beziehungsleben geben. Im Restaurant kommt es auf meine Stimmung an. Ich bin eine Zeit lang mit einem Mann ausgegangen, der sehr eitel war, und es war mir eine Freude, volle drei Gänge zu bestellen und zu sagen: »Für den Herrn einen kleinen gemischten Salat ohne Dressing. Er wird langsam fett.« Ich hatte Spaß daran, er nicht. Und obwohl er es nie zugegeben hätte, fand er es letztendlich ganz toll. Aber ich würde niemanden zwingen, etwas zu essen, was er nicht leiden kann. So gemein bin ich nun auch wieder nicht. Aber die Darreichungsform des Essens kann durchaus variabel sein. Man muss nicht zwingend mit mir an einem Tisch sitzen, um sein Abendessen zu bekommen.

Das heißt, man darf auch unter dem Tisch essen?

Das entscheide ich großzügig. *(Sie lächelt diesmal ein sehr süffisantes Lächeln)*

Lebst du deine Neigungen offen aus?

Meine engsten Freunde sind drei Menschen, die in meinem Herzen wohnen, und denen habe ich irgendwann einmal gesagt, dass ich ein exotisches Hobby habe. Das haben sie akzeptiert. Aber es ist natürlich mehr als ein Hobby. Ich verabscheue zwar den Ausdruck, aber für mich ist es meine Lebenseinstellung. Es ist ein Teil meines Charakters. Den Ring der O trage ich zum Beispiel nur dann, wenn ich weiß, dass die Menschen um mich herum damit umgehen können. Aber im Beruf geht das gar nicht, weil ich da Kontakt mit einer undefinierten Menge an Menschen habe, bei denen ich nicht weiß, was sie denken. Ich bekäme auch Probleme, wenn rauskommen würde, was ich in meiner Freizeit mache. Das ist ein Zugeständnis, das ich machen muss. Ich finde es zwar ärgerlich, dass ich mich deshalb vor meinen Kollegen und Mitarbeitern oft zurücknehmen muss und nicht sagen kann, was ich am Wochenende gemacht habe. Vor allem wenn es Menschen sind, die ich gern habe. Aber das Risiko ist mir zu hoch.

Was könnten die Konsequenzen sein?

Ich könnte tatsächlich meine Arbeitsstelle verlieren. Das geht relativ schnell, da ich im öffentlichen Bereich arbeite. Ich bin vielen sowieso unbequem, deswegen gebe ich mir lieber keine Blöße. Anders wäre es, wenn ich ein Mann wäre. Dann wäre ich der Held, da bin ich mir sehr sicher. Ich habe schon häufiger festgestellt, dass meine Art, zu antworten oder Informationen zu übermitteln, sehr der von Männern gleicht. Und weil ich mich wie ein Kerl verhalte, und zwar wie einer mit schlechten Manieren, haben die meisten Frauen ein bisschen Angst vor mir. Ich sage klar, was ich denke, ich bin Naturwissenschaftlerin. Es zählen Fakten, da muss ich nicht wissen, ob jemand einen guten oder einen schlechten Tag hat. Wenn man sich fachlich austauscht, ist das nicht notwendig. Aber ich kopiere kein männliches Verhalten, ich bin einfach so. Nur nimmt bei Männern niemand daran Anstoß, bei mir schon. Aber ich werde mich nicht ändern, um pflegeleichter zu sein. Wenn jemand meint, mir in die Rippen boxen zu müssen, hat er danach verbal eben eine blutige Nase. Aber im Großen und Ganzen bin ich schon sozialkompatibel. Ich habe keinerlei Vorbehalte. Egal was Menschen beruflich machen, welcher Religion sie angehören oder aus welchem Land sie kommen.

Meinst du, dass du als Frau akzeptierter wärst, wenn du devot wärst?

Darüber habe ich mir noch nie Gedanken gemacht. Das ist für mich eine absolut unrealistische Vorstellung, darauf kann ich keine Antwort geben: weil ich mich kein Stück in eine devote Frau einfühlen kann! Ich habe zwar Freundinnen, die devot sind, aber die verstehe ich auch nicht wirklich. Genau so wie ich meine devoten Männer nicht verstehe. Aber das ist mir eigentlich auch egal. Ich habe nicht den Anspruch, andere Menschen immer verstehen zu wollen. Es war auch nie ein Thema in meinen Beziehungen, warum das jetzt alles so ist. Man war einfach froh, sich gefunden zu haben. Ein Gegenüber, das zu den eigenen Wunschvorstellungen passt.

Würde für dich auch eine ganz normale Beziehung infrage kommen?

Ich habe es einmal versucht und das ist total danebengegangen. Mir hat einfach etwas gefehlt. Ich habe auch diesem Mann bei unserem Kennenlernen mitgeteilt, dass ich anders bin als andere Frauen. Ich habe ihm gesagt, dass ich dominant bin. Das hat er nicht gleich verstanden. Dann habe ich ihm eine kurze wissenschaftliche Abhandlung über das Thema dargelegt. Er wurde immer blasser und blasser und sagte: »Ach, so eine bist du also. Darüber muss ich jetzt erst mal nachdenken.« Zwei Wochen später rief er an und sagte, dass er darüber nachgedacht hätte, und fragte, ob ich noch einmal mit ihm essen gehen würde. Ich dachte mir, dass das wohl wieder eine von diesen Klemmschwestern sein wird, die ihre Neigungen ihr Leben lang unter den Teppich gekehrt haben und jetzt vorsichtig damit rauskommen. Aber nichts dergleichen, es hat sich rausgestellt, dass er dem wirklich gar nichts abgewinnen konnte. Und trotzdem war ich mit diesem Mann dann eineinhalb Jahre liiert. Bei ihm ist mein Herz gehüpft, er war wirklich ganz toll. Wir haben es dann nie mit BDSM versucht. Auch wenn es komisch klingt, ich möchte, dass der erste Schritt vom Mann ausgeht. Er muss irgendwann die Startflagge für mich hissen. Ich muss in dem Moment wirklich das Gefühl haben, dass es von ihm gewollt ist. Und wenn man sein ganzes Leben schon mit BDSM lebt, kann man ja mal versuchen, ob es auch ohne geht. Aber es ging nicht. Nach drei Monaten war ich schon relativ schlecht gelaunt. Hinzu kommt noch, dass ich sehr viel in der SM-Szene ausgehe. Ich würde sagen, dass mehr als siebzig Prozent meines Freundeskreises auch pervers sind, mit denen gehe ich häufig auf irgendwelche Partys. Das fiel jetzt auf einmal alles weg, mein Bekanntenkreis ist irgendwie weggebröselt. Das hat mich auf Dauer nicht glücklich gemacht.

Hattest du versucht, einen »Ausgleich« neben dieser Beziehung zu haben?

Nein, obwohl ich das zwar sicher hätte machen können. Als ich extrem mies gelaunt war, meinte er, ich könne mir jemanden zum Spielen suchen. Und da ich Sex und SM voneinander trenne, wäre das auch keine Betrugssituation gewesen. Aber ich wusste, dass es emotionaler Betrug gewesen wäre. Und das wollte ich ihm und mir nicht antun. Das hat kein Mensch verdient. Egal in was für einer Beziehung. Ich finde, man hat immer das Recht darauf, hundert Prozent von dem anderen zu bekommen. Ich teile nicht.

Aber eigentlich möchtest du doch in einer Beziehung immer das letzte Wort haben. Wie habt ihr euch da arrangiert?

Das war schwierig, denn ich kannte diese ganz normalen Beziehungsdiskurse gar nicht. Das war dann manchmal schon sehr kompliziert für mich, weil ich nicht die besagten 51 Prozent der Aktien hielt. Ich musste mich wirklich sehr umstellen. Meistens ist es mir gelungen, manchmal nicht. Und ebendiese ganz alltäglichen Reibereien haben schließlich zum Ende der Beziehung geführt, sodass ich gesagt habe: »Wir haben es versucht, aber es geht nicht. Such dir ein nettes Mädchen vom Land, und dann wird alles schön.«

Du hast ja schon lange Erfahrung mit BDSM. Hast du noch unausgelebte Fantasien?

Eigentlich nicht. Es gibt natürlich schon noch allerhand schwachsinnige Ideen, die dann mit Gesundheitsschäden verbunden wären oder mit schweren psychischen Schäden. Ich mache so etwas nicht, aber ich kann ja trotzdem mal darüber nachdenken, wenn ich in einer langweiligen Vorlesung oder auf einem öden Kongress sitze. Obwohl ich mir meistens eigentlich gar nicht so viele Gedanken mache, die Dinge passieren einfach. Während des Spiels fällt mir ein, was man noch alles machen könnte, und die Situation entwickelt sich dann eben.

Es passiert also auch mal etwas Unvorhergesehenes?

Ja, und es sind auch schon mal Sachen schiefgegangen. Ich hatte einmal einen Partner mit einem ausgeprägten Latexfetisch, der meine Leidenschaft für Atemreduktion teilte. Ich hatte ihn ziemlich kompakt verschnürt, er hatte sehr viel Gummi an sich und um sich und dazu noch eine Gasmaske auf. Zu dem Zeitpunkt war alles unter Kontrolle und ich wusste auch genau, wie der Körper reagiert, was ich tun konnte und was ich lassen musste. Er hatte immer furchtbare Angst, dass irgendwelche Nachbarn mitbekommen könnten, was wir so machen. Deshalb hatte ich auf einem Tonband das Türklingeln gefolgt vom Knarzen der Wohnungstür und einem Gespräch mit der Nachbarin zusammengestellt. Das Gespräch hatte ich bereits ein paar Wochen zuvor an der Mülltonne angezettelt, es aufgenommen und mühevoll zusammengeschnitten. Während unseres Spiels habe ich das Band abgespielt und auch damit gerechnet, dass er sich erschrecken würde. Womit ich nicht gerechnet hatte, war, dass er in totale Panik verfallen und dadurch der Atemreflex aussetzen würde. Das war nicht ganz so lustig. Ich musste ihn erst einmal aus dem vielen Gummi packen und seine Atmung wieder in Gang bringen, denn es war ja keine Ohnmacht, sondern der Atemreflex hatte ausgesetzt. Gott sei Dank bin sehr gut in Erster Hilfe und habe seit zehn Jahren einen gültigen Herz-Lungen-Wiederbelebungsschein, den ich einmal im Jahr auffrische. Deswegen war es mir auch möglich, sofort das Richtige zu tun. Aber hätte ich das nicht gekonnt, wäre es schiefgegangen. Das war das Schlimmste, was mir jemals passiert ist. Ich habe mir danach sehr große Vorwürfe gemacht. Ich hatte das Leben meines Partners gefährdet. Und zwar massiv. Das war für mich keine einfache Zeit. Wir haben dann viel miteinander geredet. Sämtliche Aktivitäten in dieser Richtung waren erst mal völlig vom Tisch. Er hat mir das aber nicht übel genommen. Er hat gesagt: »Das ist eben passiert. Du konntest es nicht wissen, ich konnte es nicht wissen. Aber ich finde es bemerkenswert, dass du dir die Mühe machst und ein Gespräch mit der Nachbarin anzettelst, um so etwas zu inszenieren.« Und irgendwann, nach einem Vierteljahr, waren wir dann auch wieder so weit, dass wir sagen konnten: »Im Prinzip war es ja unheimlich geil.« Eigentlich hatte er es wahnsinnig toll gefunden. Aber Atemreduktionsspiele haben wir erst einmal für eine Weile gelassen.

Die lange Vorplanung ist wirklich bemerkenswert.

Auch wenn ich sonst eher spontan bin, für wirklich abgefahrene Sachen kann ich schon mal ein Dreivierteljahr bis ein Jahr planen – bis ich das perfekte Szenario habe. Ich liebe es, solche Szenarien zu kreieren. Die aufwendigen Sachen finde ich am interessantesten.

Erwartest du auch von deinem Partner, dass er sich mal was ausdenkt?

Auf ganz normaler Beziehungsebene schon. Das können auch völlig triviale Sachen sein. Aber in der SM-Richtung muss er sich nichts ausdenken, da hat er nicht mitzureden. Das fände ich irritierend. Das wäre übergriffig, ein latenter Anflug von Größenwahn.

Bemerken Außenstehende, was für eine Art Beziehung du führst?

Wenn ich mit meinem Partner an Orten bin, wo außer uns niemand pervers ist, würde keiner auf die Idee kommen, dass wir anders sind als andere Paare. Aber das Machtgefälle ist permanent vorhanden, es ist in beiden Köpfen immer präsent. Und das ist auch das, was die Männer, mit denen ich bisher mein Leben geteilt habe, immer ganz toll fanden. Das hat sie wirklich glücklich gemacht. Weil ich eben auch sehr klar bin. Viele devote Männer erzählen mir ganz frustriert, dass sie oft Frauen kennenlernen, die von sich behaupten, dominant zu sein. Und dann stellt sich heraus, dass die ganze BDSM-Nummer nur das Vorspiel zum bizarren Ficken ist und nicht mehr dahintersteckt. Es wird immer weniger, immer kuscheliger und irgendwann ist diese Ebene vollkommen verschwunden. Das ist für sie sehr unbefriedigend.

Würdest du die Öffentlichkeit mit in eure Spiele einbeziehen?

Nein, um Gottes willen. Ich möchte andere Leute nicht belästigen, das finde ich sehr unangebracht. Es ist zwar immer mal wieder passiert, dass jemand etwas mitbekommen hat. Wir sind mal einen Abend für eine Party komplett in Latex gekleidet aus dem Haus gegangen und haben uns beide jeweils darauf verlassen, dass der andere den Wohnungsschlüssel dabeihat. Als wir nach Hause kamen, stellten wir fest, dass niemand den Schlüssel hatte. Wir haben dann nachts um vier versucht, mit einer Kreditkarte die Tür aufzukriegen. Was natürlich die Nachbarn neugierig gemacht hat. Und wir standen dann da, ganz in Latex. Ich habe behauptet, es sei eine vorgezogene Halloweenparty gewesen. Und das haben sie auch geglaubt. Ich kann unheimlich überzeugend sein.

Gibt es für dich Tabus und Grenzen, die du nicht überschreiten würdest?

Ja selbstverständlich. Alles, was in irgendeiner Art medizinisch gefährlich wäre und zu Schäden führt, die in der Notaufnahme behandelt werden müssen, würde ich niemals machen. Und auf der psychischen Ebene bin ich sowieso vorsichtig. Obwohl ich gern mit der Psyche spiele, würde ich zum Beispiel niemals irgendwelche traumatischen Erlebnisse aus der Kindheit wieder hochholen. Aber was mir sehr gefällt, sind Aufgaben, ja, Strafaufgaben machen mir Spaß. Ich hatte mal eine Weile ein etwas merkwürdiges Verhältnis mit einem Mann, der sehr viele Rechtschreibfehler machte, zu viele. Ich habe ihn auf einer Schreibmaschine eine zweiseitige Begründung verfassen lassen, warum er etwas so getan hat, wie er es tat, und nicht so wie ich es wollte. Und ich habe ihm kein Tipp-Ex dazu gegeben. Er musste jedes Mal einen neuen Bogen nehmen, wenn er sich verschrieben hatte. Das war ziemlich amüsant. Am Anfang hat er, glaube ich, mit Absicht noch Fehler gemacht und fand die Situation wahnsinnig gut. Und er fand es auch ganz toll, dass ich mir überhaupt so einen Blödsinn ausdenke. Aber irgendwann, als er dann gemerkt hat, dass ich konsequent bin und nicht irgendwann aufhöre, wenn ich keine Lust mehr habe, sondern er das jetzt durchziehen muss und erst auf der Hälfte von Seite eins ist und hier schon seit vier Stunden sitzt, da fand er das, glaube ich, nicht mehr richtig lustig. Irgendwann war er dann ziemlich verzweifelt. Aber das Verhalten, das davor aufgetreten ist, hat sich nie mehr wiederholt. Ich kann da unheimlich geduldig sein. Auch Männer lernen dazu. Man muss nur einen Anreiz schaffen.

War er damit glücklich?

Ich weiß es nicht. Aber er ist wiedergekommen.

Wie wichtig ist es dir, einen Partner zu haben?

Ich schätze meine Gesellschaft schon sehr, ich komme auch sehr gut mit mir allein zurecht. Und ich habe ein sehr großes, stabiles soziales Umfeld. Ich bin zwar oft allein, aber nie einsam, das ist für mich ein Riesenunterschied! Klar wäre es netter, wenn man den richtigen Partner hätte, aber ich verfalle nicht in totale Depressionen, weil ich alleinstehend bin. Lieber gar keinen als irgendeinen. Entweder es passt oder es passt nicht. Wenn die Grundlagen nicht stimmen, verschwenden beide nur ihre Zeit. Ich habe viele Bekannte, die in irgendwelchen obskuren Beziehungen leben. Die sind schon lange nicht mehr wirklich glücklich, und wenn ich frage, warum trennt ihr euch eigentlich nicht, dann sagen sie, dann wären wir ja allein. Ich finde, das ist der schlechteste Grund, mit einem Menschen zusammen zu sein: weil man Angst vor dem Alleinsein hat.

»Es gibt mir einfach Befriedigung, schönen Frauen zu dienen«

Philipp, 37, Anwalt

Schon länger wollte uns Philipp zum Interview besuchen, aber eine schwere Lungenentzündung und sein sehr aktives Privatleben haben es etwas schwierig gemacht, einen Termin zu finden. Da er viel in der SM-Szene unterwegs ist, kannten ihn auch einige unserer Gesprächspartnerinnen, wodurch der Kontakt zustande kam. Philipp kommt etwas verspätet zu uns. Er wirkt etwas nervös und spielt immer wieder mit dem Weinglas in seiner Hand.

Wann ist dir zum ersten Mal aufgefallen, dass sich deine sexuellen Neigungen von denen anderer vielleicht etwas unterscheiden?

Im Grunde habe ich das bereits im Kindergarten gemerkt. Bei uns gab es Klettergerüste mit vielen Metallstangen, und ich habe mir immer vorgestellt, darin eingesperrt zu sein. Ich konnte diese Fantasien natürlich noch nicht zuordnen, aber sie waren da. Und ich habe mich auch später beim Cowboy-und-Indianer-Spielen gern an den Baum fesseln lassen, besonders von Mädchen natürlich. Und irgendwann – ich weiß nicht mehr genau, wie alt ich zu dem Zeitpunkt war – hatte ich ein Aha-Erlebnis, als es eine Titelgeschichte im »Stern« gab, die »Im Reich der Peitschenfrauen« oder so hieß. Auf dem Cover war eine Domina abgebildet und in dem Artikel war über zehn, fünfzehn Seiten beschrieben, wie es im Dominastudio so zugeht. Als ich das sah und las, wurde mir klar, dass ich auf BDSM stehe.

Und wann hast du das erste Mal realen SM erlebt?

Eine richtige Session? Das kann ich gar nicht so genau sagen, denn es sind ja oft fließende Übergänge. Ich habe zum Beispiel Fotos aus meiner Jugend gefunden, auf denen zu sehen war, wie mich die Freundinnen meiner Schwester gefesselt hatten. Für die war das aber nur Spaß, mit SM hatten sie nichts zu tun. Das erste richtige Mal fand erst später statt. Ende der neunziger Jahre habe ich das Internet für mich entdeckt. Dort gab es natürlich auch einschlägige Seiten, sodass ich merkte, dass ich mit meiner Leidenschaft nicht allein bin. Dort habe ich Kontakt zu dominanten Frauen gefunden. Ich habe so auch eine semiprofessionelle Domina kennengelernt, die etwas weiter entfernt von mir wohnte. Ich fand sie schon auf ihren Fotos sehr attraktiv, und da sie mich vom Schreiben her auch nett fand, hat sie mich zu sich eingeladen. Mit ihr hatte ich meine erste Session.

Und was passierte danach?

Ich habe jedenfalls immer versucht, die Frauen, die ich getroffen habe, ein wenig in diese Richtung zu lenken. Beispielsweise indem ich ihnen die Füße geküsst und massiert habe. Während meines Studiums war ich in Spanien, wo ich eine Affäre mit einer Dänin hatte. Irgendwann habe ich mich morgens an ihr Fußende gelegt und das fand sie total geil. Dann hat sie mich auch an das Bett gebunden und angefangen, mir in die Brustwarzen zu kneifen. Das hat auch wirklich wehgetan und ich habe laut geschrien, aber ich habe gemerkt, wie sehr sie das genossen hat.

Das war aber auch mehr eine Urlaubsaffäre. Eigentlich waren es immer eher kurzfristige Geschichten. Längere Beziehungen im klassischen Sinne hatte ich eigentlich nie.

Hättest du denn lieber eine längerfristige Beziehung?

Ja, die hätte ich natürlich schon gern. Aber mir hat mal jemand gesagt, ich sei ein »passiver Beziehungsverweigerer«. Ich verliebe mich selten wirklich richtig. Und das ist eigentlich schon die Grundvoraussetzung für mich, an der es meist hakt. Manchmal ist man am Anfang Feuer und Flamme, merkt dann aber schnell, dass es schön ist und nett, aber eben nicht das ganz Besondere, das was man vielleicht schon zwei-, dreimal im Leben gespürt hat. Bei einigen dieser Frauen sollte es auch vielleicht einfach nicht sein, aber das lag dann eher an ihnen. Es fing bei mir aber auch alles relativ spät an mit den Frauen. In der Schule noch gar nicht so richtig und während meines Studiums hat mich emotional hauptsächlich eine Frau beschäftigt, die aber nur rein freundschaftlich an mir interessiert war. Direkt nach dem Studium habe ich dann auf der EXPO2000 gearbeitet. Dort waren natürlich viele junge Leute und nach der Arbeit ist man oft zusammen losgezogen. Da passierte dann einiges. Für mich ist da der Knoten geplatzt, im Grunde habe ich dann erst angefangen, regelmäßig Sex zu haben. Aber das waren keine dominanten Frauen, auch wenn ich immer wieder mal versucht habe, das wachzukitzeln.

War das für dich befriedigend, auch wenn die SM-Komponente fehlte?

Klar, Spaß gemacht hat das auch. Bei manchen hat es auch funktioniert, es in die entsprechende Richtung zu lenken, bei den meisten aber nicht.

Wie reagieren die Frauen denn, wenn du versuchst, sie in die von dir gewünschte Richtung zu lenken?

Das ist ganz unterschiedlich. Manche finden es lustig, manche gehen ein wenig drauf ein, manche reagieren total entsetzt und machen sofort dicht. Und andere stehen zwar nicht drauf, finden es aber amüsant.

Sind dir denn auch Frauen begegnet, die es wirklich aus Leidenschaft gemacht haben?

Ja, aber damals noch nicht. Das ging eigentlich erst los, als ich nach Berlin gekommen bin. Damals bin ich irgendwann auf die Szene gestoßen und dann hatte ich bald viele entsprechende Kontakte und Dates.

Aber es hat nie längerfristig mit einer Frau funktioniert?

Der Wunsch ist zwar generell da, aber es war nie so, dass ich auch nach längerer Zeit noch den Wunsch verspürt habe, mit der Frau zusammen zu sein. Anfangs schon, man findet eine Frau toll, es macht Spaß und man ist auch gern mit ihr zusammen, nicht nur sexuell. Aber richtig zusammenleben? Dazu hat die Liebe dann doch nicht gereicht, es kommen doch irgendwann Zweifel. Es gab letztes Jahr eine, bei der es eindeutig anders war. Aber das hat leider auch nur vier Wochen gedauert, dann hat sie mich verlassen. Es hat mir wirklich das Herz gebrochen.

Denkst du, es wäre für dich leichter, Frauen näher kennenzulernen, wenn du nicht devot wärst?

Das ist so hypothetisch, dass ich es schwer beantworten kann. Wahrscheinlich wäre die Auswahl einfach größer, da der Prozentsatz an dominanten Frauen relativ klein ist. Auf der anderen Seite gibt es mittlerweile weltweit so viele Möglichkeiten, sich kennenzulernen und miteinander zu kommunizieren, dass man heute genauso viel Auswahl hat wie andere auch. Allerdings ist es nach wie vor für devote Frauen einfacher, einen dominanten Partner zu finden, als für einen devoten Mann. Ich denke, das liegt einfach daran, dass Frauen von Natur aus eher devot sind. Jemanden zu penetrieren ist, objektiv gesehen, eine dominante Handlung. Der Mann schnappt sich das Weib, schleppt es in seine Höhle und nimmt es sich. Das ist bereits ein Machtgefälle, und es ist schon in der Natur oder der menschlichen Sozialgeschichte so angelegt, dass die Frau der devotere Teil ist, wenn man es eher »normal« macht. Es ist ja auch so, dass die Frauen in den meisten Kulturen noch eine untergeordnete Rolle innehaben. Es liegt mir fern, das zu bewerten, aber wenn man es ganz nüchtern betrachtet, ist es so.

Wie stellst du dir denn eine ideale Beziehung vor? Soll BDSM dann nur sexuell eine Rolle spielen?

Nein, auf keinen Fall. Ich möchte zwar nicht 24/7 mit einem Halsband am Boden kriechen, aber ich will das definitiv auch nicht nur für einen begrenzten, abgeschlossenen Zeitraum spielen. So nach dem Motto: Jetzt fangen wir an, jetzt bin ich für zwei Stunden die Herrin und du der Sklave, und danach sind wir wieder ein gleichberechtigtes Pärchen.

Du möchtest ein permanentes Machtgefälle spüren?

Ja, wobei das aber nicht bedeutet, dass man sich nicht auf Augenhöhe unterhalten kann. Ich glaube, ich habe auch einen Vorteil gegenüber anderen dadurch, dass ich das kann. Viele devote Männer haben Schwierigkeiten damit, sich mit einer Frau auf Augenhöhe zu unterhalten, während sie vor ihr knien. Ich kann das ganz gut und will das auch so. Das heißt nicht, dass man die ganze Zeit nur spielt. Aber es soll schon so sein, dass, wenn man zusammen auf dem Sofa sitzt und Fernsehen schaut, sie diejenige ist, die die Fernbedienung in der Hand hält. Um das mal ein wenig bildhaft zu beschreiben.

Sie hat immer das letzte Wort und darf alles entscheiden?

Ja, aber es gibt auch Grenzen. Und ich habe auch noch andere Lebensbereiche, die ich mit großer Leidenschaft pflege. Zum Beispiel ein Hobby, in dem ich sehr aktiv bin, und auch meinen Beruf übe ich sehr gern aus und bin da stark eingespannt. Ich habe zwar auch Fantasien, in denen ich nur noch ihr kleiner Sklave bin, die aber in der Realität nicht mit den anderen Dingen, die ich gern tue, zu vereinbaren wären. Eine Frau sollte stillschweigend wissen, wo die Grenzen sind. Es ist so, als ob man mit einem Boot auf einen See rausfährt und sich vorstellt, man wäre auf dem Meer. Solange derjenige, der das Boot lenkt, nicht zu nah ans Ufer kommt, man das Ufer gar nicht sehen kann, so lange kann man sich mühelos vorstellen, dass man wirklich auf dem Meer ist und nicht auf einem See.

Heißt das, dass deine dominante Partnerin dir die Illusion kompletter Dominanz vermitteln soll und gleichzeitig weiß, dass dir Beruf und Hobby so wichtig sind, dass sie dir da deinen Freiraum lässt?

Sie soll mich auch nicht den ganzen Tag dominieren, das ist ja auch ermüdend. Aber sie soll stark sein und es soll nicht nur ein abgegrenzter Spielbereich sein. Es soll schon ein Machtgefälle bestehen, das sich auch im Alltag zeigt, aber trotzdem soll jeder seinen Freiraum haben.

Du möchtest aber auch die ganz alltäglichen Dinge mit deiner Partnerin machen, zum Beispiel ins Kino gehen?

Ja, selbstverständlich.

Und wer sucht den Film aus?

Sie natürlich. Aber ich denke, ich kann mich darauf verlassen, dass sie meine Meinung auch anhört und sich eventuell auch überzeugen lässt.

Deine Partnerin soll ja möglichst stark sein. Darf sie dir gegenüber auch mal Schwäche zeigen?

Natürlich darf sie auch mal Schwäche zeigen, das tut ja jeder. Aber ich mag reflektierte Menschen, die sich selbst nichts vormachen – das ist leider nicht so weit verbreitet. Menschen, die selbst reflektiert sind, sind auch nicht so leicht aus der Bahn zu werfen, sie haben eine gewisse Gelassenheit in jeder Situation. Wohingegen jemand, der von sich nur ein Bild aufbaut, das man leicht zum Einstürzen bringen kann, natürlich auch sehr leicht aus der Bahn zu werfen ist. Ich mag es, wenn eine Frau in diesem Sinne selbstbewusst ist.

Hast du aktuell irgendeine Art von Beziehung, in der dein Bedürfnis nach Unterwerfung befriedigt wird?

Seit Neuestem bin ich der Putzsklave von zwei jungen Studentinnen. Die eine kenne ich aus der Szene, aber ihre Mitbewohnerin hat mit SM gar nichts zu tun. Dabei trage ich ein Lederröckchen, ähnlich einem Lendenschurz, wie die alten Römer es hatten.

Und wie fühlst du dich dabei? Ist das erregend für dich?

Ich habe dabei nicht die ganze Zeit eine Erektion, es ist mehr eine innere Erregung. Bevor ich das erste Mal zu den beiden kam, war ich auch total nervös und aufgeregt, weil es irgendwie schon eine absurde Situation ist. Ich gehe zu zwei jungen, hübschen Studentinnen und sage: »Hallo, ich bin euer Putzsklave.« Es weiß ja auch keiner vorher, was passieren wird, das kickt einen schon. Es ist gar nicht so vordergründig sexuell. Sie haben auch vorher gesagt, dass sie mich auf keinen Fall schlagen würden. Aber ich gebe ihnen auch keinen Anlass zur Strafe, dieses in sich geschlossene Spiel erfüllt mich auch so. Ich muss nicht nach dem Putzen zum Orgasmus gepeitscht werden. Es gibt mir einfach Befriedigung, schönen Frauen zu dienen. Es ist aufregend für mich und gibt mir einen gewissen Nervenkitzel. Denn man muss sich überwinden und es ist eine nicht so alltägliche Situation. Ich habe das zwar schon öfter gemacht, aber das waren nie Frauen, mit denen ich auch »normale« Beziehungen hatte. Das wäre wahrscheinlich auch schwierig, weil man sich doch schon auf einer anderen Ebene trifft. So was kann man wahrscheinlich leichter mit Menschen umsetzen, denen man nicht so nahe ist.

Kannst du erklären, was du genau empfindest in den Situationen, wenn du dominiert und benutzt wirst?

Das kann ich schwer beschreiben. Wenn die Session richtig gut ist, dann ist es wahrscheinlich am ehesten mit einem Drogenrausch zu vergleichen. Das ist es ja auch irgendwie durch den unglaublichen Endorphinschub, den man dabei hat. Und man verliert die Wahrnehmung, die man sonst immer hat, ein wenig, man kommt in so eine Art Fluss rein und denkt eigentlich an gar nichts mehr.

Hast du denn größtenteils deine Fantasien bereits ausgelebt oder spukt dir noch viel im Kopf herum, das du gern mal erleben würdest? Hast du vielleicht auch Fantasien, die du gar nicht realisieren möchtest?

Den Gedanken, für immer ihr Sklave zu sein, finde ich zwar sehr romantisch und toll, aber das will ich ja nicht wirklich. Wie gesagt gibt es auch noch andere Sachen in meinem Leben, deshalb wäre das gar nicht umsetzbar. Auch die Vorstellung, eingesperrt zu sein, finde ich sehr spannend. Das ist es auch noch in dem Moment, in dem man weggesperrt wird, aber dann wird es relativ schnell echt langweilig. Ich habe gemerkt, dass die meisten Menschen sich das auch gar nicht richtig trauen. Selbst wenn ich mal jemanden mehr oder weniger dahin geschubst habe, dachten die spätestens nach zwanzig Minuten, dass das nicht mehr geht. Ich habe das schon ein paarmal gemacht, und es hat mich auch sehr angemacht, aber die Grenzen waren bei meinem Gegenüber meistens schneller erreicht als bei mir.

Was genau gefällt dir an der Vorstellung, eingesperrt zu sein?

Dass sie woanders ist, an mich denkt und genau weiß, was ich gerade mache – und dass ihr das gefällt. Man hat diese Machtsituation dann auch auf die Entfernung. Aber oft kommt das, wie gesagt, auch nicht vor. Einmal war ich mit einer Freundin in einem Club, wo es ein mit Latex ausgelegtes Loch gab mit einer schweren Holzklappe drüber und Vorrichtungen, um jemanden festzumachen. Es war eine Art Verließ, zwei Meter unter dem Fußboden. Dort hat sie mich reingesteckt und gesagt, dass sie jetzt erst mal mit Freunden an die Bar geht. Sie war dann eine Weile weg und ich war ganz allein. Das hat mich schon sehr gekickt. Und sie ebenfalls, wie sie mir später erzählte. Ein anderes Mal war ich für eine Woche bei zwei Mädels in ihrer WG in Westdeutschland, die gerade begannen, ihre dominante Seite zu entdecken. Ich war in der Zeit quasi ihr Sklave. An einem Abend sind sie auch mal allein auf eine Party gegangen und haben mich so lange im Badezimmer angekettet. Es hat bestimmt sechs, sieben Stunden gedauert, bis sie angetrunken zurückkamen und sich weiter mit mir vergnügt haben. Dort war ich die ganze Woche, habe abwechselnd mal bei der einen, mal bei der anderen geschlafen und habe für die beiden gekocht, geputzt und, außer zum Einkaufen, auch nie die Wohnung verlassen. Abends haben wir zusammen gegessen und die Frauen haben mit mir gespielt.

Wie war das für dich, dort eingesperrt zu sein?

Anfangs denkt man erst mal ziemlich intensiv an denjenigen, der einen in dieser Situation zurückgelassen hat. Man versucht, eine halbwegs bequeme Stellung zu finden. Ich war nackt, mit den Händen auf dem Rücken und einem Halsband an der Heizung festgebunden. So dass ich gerade noch bis zur Toilette gehen konnte. Auf der einen Seite langweilt man sich nach einer gewissen Zeit und auf der anderen Seite ist man auch irgendwie dauergeil. Besonders durch dieses Ausgeliefertsein.

Hattest du in der Situation keine Angst, dass irgendwas passieren könnte?

Nein, Angst hatte ich eigentlich nicht. Klar kommen mal kurz Gedanken wie: Was mache ich bloß, wenn die Wohnung abbrennt?! Aber wie wahrscheinlich ist denn das? Außerdem denke ich, dass man sich in einer solchen Notsituation auch noch irgendwie befreien könnte. Ich war tatsächlich schon mal in einer ähnlichen Situation, das war eine echt peinliche Geschichte. Ich hatte eine relativ junge Frau über das Internet kennengelernt und für ein Wochenende zu mir eingeladen. Wir haben erst gemeinsam gegessen und dann haben wir zusammen gespielt. Sie hat mir ein abschließbares Halsband umgelegt, mir die Hände auf dem Rücken gefesselt und mich mit einer Kette an einem Möbelstück festgemacht. Dann habe ich nackt, mit dem Kopf nach unten gebeugt, auf dem Fußboden gehockt und sie hat sich dann meinen Hausschlüssel genommen und gesagt, dass sie joggen geht. Das hat mich auch erst ziemlich angemacht, aber als dann eine ganze Weile vergangen war, ohne dass sie zurückkam, habe ich mir doch langsam Sorgen gemacht.

Irgendwann klopfte es heftig an der Tür und eine tiefe Stimme rief: »Hallo! Hallo, können Sie mich hören?!« Ich konnte mir überhaupt nicht vorstellen, wer das sein könnte. Dann habe ich mich losgerissen. Ich habe die Kette durchgerissen und mich von den Handfesseln befreit. Wenn man in Panik ist, entwickelt man ungeahnte Kräfte. Jedenfalls bollerte es weiter an der Tür. Und ich habe währenddessen verzweifelt irgendwas gesucht, um meinen nackten Körper wenigstens ein bisschen zu bedecken. Als ich die Tür öffnete, standen vor mir vier Männer und hielten mir ihre Polizeiausweise unter die Nase. Die Frau stand ganz kleinlaut hinter den Polizisten und sagte, dass sie die Schlüssel verloren hätte. Sie wusste sich nicht anders zu helfen, als die Polizei zu rufen. Und die wollte sich dann natürlich auch davon überzeugen, dass alles in Ordnung ist, schauten sich in der Wohnung um und fragten, ob ich so was öfter machen würde. Sie gingen aber auch bald wieder schmunzelnd und wünschten noch viel Spaß.

Danach war ich aber auch echt bedient und sauer. Meine ganzen Schlüssel waren ja auch weg. Aber sie hat sich das ganze Wochenende sehr bemüht, es wiedergutzumachen … *(Er lacht)*

Wie viel Zeit und Raum nimmt BDSM in deinem Leben ein?

Das kann ich schwer trennen, weil der größte Teil meines sozialen Umfeldes aus Menschen besteht, die auch mit dem Thema zu tun haben. Auf SM-Partys gehe ich zum Beispiel manchmal einfach nur, um Freunde zu treffen. Aber mein Leben ist schon ziemlich danach ausgerichtet, allein dadurch, dass viele meiner Freunde aus der SM-Szene sind und ich auch viel rumreise, um mich mit Spielpartnerinnen zu treffen.

Ist es dir wichtig, dass es immer extremer wird?

Nein, es geht mir nicht um »höher, schneller, weiter«. Aber ich gehe heute natürlich weiter, als ich es früher getan hätte, und ich probiere immer wieder gern neue Sachen aus, weil es aufregend für mich ist. Aber das ist eine ganz normale Entwicklung für mich und nicht eine permanente Suche nach dem nächsten Extrem.

Weiß deine Familie auch von deinen Neigungen?

Ja, ich habe es mal angedeutet. Sie wissen aber nicht das ganze Ausmaß. Meine Mutter hatte sich schon immer ein wenig Sorgen gemacht, weil ich nie mit einer Frau ankam. Da ich recht spät anfing, mich für Mädchen zu interessieren, dachte sie zuerst, ich sei schwul, und meinte, dass ich ihr das ruhig sagen könne. Ich sagte dann zu ihr: »Nein, Mutti, es ist viel schlimmer.« *(Er lacht)* Ich habe ihr erzählt, dass ich auf Fetischpartys gehe, und ihr auch mein Profil in der »Sklavenzentrale« gezeigt. Doch so richtig was darunter vorstellen kann sie sich, glaube ich, nicht. Aber meine Freunde wissen das eigentlich alle.

Wäre es dir lieber, du hättest diese sexuelle Veranlagung nicht?

Nein, denn es ist ja keine Krankheit. Ich sehe es eher als eine Art Gabe. Es ist eine besondere Fähigkeit, zu empfinden oder Sexualität zu haben, die einen schon über den normalen Durchschnitt erhebt. Weil man einfach viel mehr Möglichkeiten hat und viel tiefer gehen kann als jemand, der diese Gabe nicht hat.

Ich empfinde es schon als etwas Besonderes, etwas zu haben, was andere nicht haben. Ich denke, dass ich dadurch ein intensiveres Sexual- und Gefühlsleben haben kann.

»Rape! Rape! Rape!«

Ariella, 20, Studentin

Ariella ist mit ihren zwanzig Jahren die jüngste unserer Gesprächspartnerinnen. Philipp hatte uns von ihr und ihren stark ausgeprägten Fantasien erzählt, über die sie gern sprechen wolle. Sie besucht uns zu Hause, an einem dieser ersten richtig kalten Herbsttage, an denen es viel zu früh dunkel wird. Während Ariella in den heißen Tee bläst und Kuchen isst, fallen ihr immer wieder ihre langen roten Locken ins Gesicht. Mit einem sympathischen süddeutschen Einschlag in der Stimme erklärt sie uns, dass sie sich gern an unserem Buch beteiligen möchte, um dem Thema SM ein Stück weit die Tabus zu nehmen.

Wann ist dir zum ersten Mal bewusst geworden, dass du in sexueller Hinsicht ein wenig anders bist als andere?

Das habe ich bereits in meiner Kindheit gemerkt. Noch bevor ich zehn Jahre alt war, habe ich mich selbst befriedigt. Das glaubt mir immer keiner, es war aber wirklich so. Ich habe auch als Kind mit anderen Mädchen immer schon solche Spielchen gespielt, bei denen es um Macht und Unterwerfung ging. Die Rollenverteilung war so, dass eine die Böse war und die andere die Gefangene in Ketten. Oder eine von uns spielte Männer, die einem an den Hintern packen. Das war schon sexuell, obwohl wir noch gar keine Sexualität hatten. Allerdings habe ich auch bereits früh meine ersten sexuellen Erfahrungen gemacht. Da war ich zwölf oder 13. Und mit 14 Jahren hatte ich meine ersten sadomasochistischen Erlebnisse.

Wie kam es dazu?

Ich war ein bisschen in der Gothic-Szene unterwegs. Da habe ich einen Mann und ein Mädchen kennengelernt, die ich ganz gut fand. Sie haben mich gefragt, ob ich nicht Lust auf einen Dreier hätte. Mit 14 fand ich das natürlich total aufregend und bin dann einfach mit den beiden nach Hause gefahren. Sie hat mich noch vorgewarnt: »Du musst aufpassen, er ist ziemlich sadistisch.« Ich hatte keine Ahnung, was das bedeutet. Als sie es mir dann erklärt hat, fand ich es total spannend und hatte überhaupt keine Angst. Dann ging es ziemlich zur Sache, mit Fesseln, Knebeln, Wachsspielchen und so weiter. Er hat gemerkt, dass mir das alles sehr gefällt. Wir sind dann auch ein Paar geworden. In den zwei, drei Jahren, die wir zusammen waren, hat er mich langsam an SM herangeführt. Er hatte noch kein Spielzeug oder so, dafür war er selbst noch zu jung. Aber er hat mir alles gezeigt, zum Beispiel die »Sklavenzentrale«. Aber so richtig losgegangen ist es eigentlich erst, als ich 18 war. Vorher hatte ich gar nicht die Möglichkeit, Leute kennenzulernen, denn in der Stadt, aus der ich komme, gibt es keine SM-Szene. Ich habe im Internet einige Leute kennengelernt und mich mit denen getroffen. Das waren aber alles nur so pseudo-dominante Männer, die versucht haben, über diese Schiene Frauen kennenzulernen – denen musste ich dann meistens eher noch was beibringen, nicht umgekehrt.

Und damit hast du dich zufriedengegeben?

Ich hatte und habe sehr stark ausgeprägte Vergewaltigungsfantasien. Vielleicht war das der innerliche Kick, der mich bewegt hat. Deshalb finde ich es auch immer wieder sehr reizvoll, wildfremde Männer zu treffen. Allein die Fremdheit hat mir schon gereicht. Man kann auch sehr viel nur über den Kopf machen. Wenn die Männer einfach nur Sex wollten, dachte ich: Wow, ich bin hier in einer fremden Wohnung, bei einem Typen, den ich gar nicht kenne – an diesem Gedanken habe ich mich selbst aufgegeilt. Das funktioniert für mich ganz gut. Ich habe mir schon oft beim Blümchensex vorgestellt, dass ich jetzt eigentlich gar nicht will. Und auf einmal war es dann supergut. Ich kann mich da so weit reinsteigern, dass ich es schaffe, Angst zu bekommen. Und dieses Gefühl macht mich total an.

Was bedeutet Angst für dich?

Angst ist mein Motiv, würde ich sagen. Es ist der Grund, warum ich das mache und überhaupt geil werde. Das ist die Triebfeder. Und wenn ich wirklich Angst verspüre, ist es etwas ganz Besonderes und auch besonders toll. In dem Moment, in dem mir irgendwas an den Hals gehalten wird und ich nicht weiß, was es ist, und fast schon Todesangst spüre, werde ich total geil. Es ist ja meistens kein Messer oder so, weil es zu gefährlich wäre. Allerdings macht mich das selbst auch ein bisschen nachdenklich. Denn ich frage mich schon, warum man unbedingt Todesangst haben will, ob das irgendeine psychische Störung ist. Ich denke, dass jeder SMer mal einen Gedanken daran verschwendet, ob er nicht ein wenig krank ist.

Und aus welchem Grund verhältst du dich deiner Meinung nach so?

Warum ich das alles mache, kann ich immer noch nicht sagen. Ich denke aber oft darüber nach. Ich dachte auch schon öfter, dass mit mir was nicht stimmt. Ich könnte nicht damit leben, wenn ich wüsste, dass mir mal was Schlimmes passiert ist und ich jetzt versuche, das damit zu kompensieren. Wenn ich das immer in mir tragen würde, hätte ich damit ein Problem und würde das behandeln lassen wollen. Aber letztendlich denke ich, ich schade damit weder mir noch anderen Leuten, mir tut es gut und ich komme damit klar. Ich persönlich habe kein Problem mit meiner Neigung. Ich habe keine Probleme damit, dass ich so bin, und ich werde diese Neigung wahrscheinlich auch nie mehr loswerden – und das finde ich auch gut, denn ich empfinde das als Bereicherung. Aber trotzdem würde ich gern wissen, ob etwas passiert ist, was diese speziellen Bedürfnisse ausgelöst hat. Denn ich kenne viele Frauen in der Szene, bei denen es definitiv in der frühen Kindheit Gewalt oder sexuelle Übergriffe in der Familie gab. Ganz oft erzählen sie mir auch, dass sie in der Jugend von anderen gemobbt, ausgeschlossen und gedemütigt wurden. Und das kompensieren sie entweder, indem sie sich in die dominante Richtung entwickeln und zurückschlagen, oder es schwenkt um und sie gewinnen ihre Lust aus der Demütigung. Jeder erzählt mir etwas anderes. Aber es gibt sehr viele, die einen Grund benennen können für ihre SM-Neigung. Ich würde gern mal hören, dass es einfach nur jemandem Spaß macht und Lust bereitet und sie es nicht aus Kompensation tun.

Hat denn dein persönliches Umfeld ein Problem mit deiner Neigung?

Ja, teilweise schon. Einige fragen ständig, warum ich das mache, und versuchen, mich zu beeinflussen. Zum Beispiel meine Familie, die denkt, ich hätte einen Vaterkomplex, nur weil ich mal was mit einem älteren Mann hatte. Aber mittlerweile haben sie es eigentlich auch akzeptiert. Ich habe es meinen Eltern schon früh erzählt, da ich nicht wollte, dass sie es mal zufällig mitbekommen und dann aus allen Wolken fallen.

Und wie haben sie reagiert?

Zuerst ist meine Mutter ausgeflippt. Ich war ja auch noch ein Teenager. Mittlerweile macht sie manchmal schon Witze darüber. Aber ich habe sie auch nicht ganz detailliert darüber aufgeklärt, was ich alles mache. Nur dass ich mich in dieser Szene bewege und ich einen Latexfetisch habe. Meine Freunde wissen das alle, denn ich habe keine Lust mehr, mich immer zu verstecken. Früher habe ich meine Neigung immer verbergen müssen, ich hatte immer Angst, dass mich jemand sieht oder Fotos von mir im Internet findet. Deswegen bin ich nach Berlin gezogen. Ich mag die Anonymität. Hier kann ich auch mal in einem spezielleren Outfit rumlaufen, ohne gleich auf Ablehnung zu stoßen.

Kannst du dir noch eine Beziehung ohne BDSM vorstellen?

Das käme für mich nicht infrage. Ich kann mir zwar auch mal Sex ohne BDSM-Bezug vorstellen, aber auch nur wenn es sein muss. Und komplett darauf verzichten könnte ich nicht. Es nimmt ja auch den größten Teil meiner Freizeit in Anspruch. Außerdem komme ich durch meine SM-Abenteuer mehr rum und habe schon viele Städte gesehen. Durch die Szene lernt man viele Leute kennen, geht auf Partys und besucht sich auch.

Wissen die Männer, die du triffst, von deiner Vorliebe, Angst zu spüren?

Ja, man spricht ja meistens schon vorher über seine Vorlieben. Ich sage eigentlich immer ganz klar, dass ich das brauche und dass ich bezwungen werden will.

Ist dir Vertrauen trotzdem wichtig?

Überhaupt nicht. Ich finde es schon toll, das mit meinem festen Partner, dem ich vertraue, zu machen. Aber eigentlich finde ich es geiler, wenn ich mein Gegenüber gar nicht einschätzen kann.

Und wo findest du diese fremden Männer?

Über die Szene. Man ist sich also vor einem Spiel schon mal begegnet. Es wäre allerdings perfekt, wenn ich den Mann überhaupt nicht kennen würde, aber das geht ja nicht. Mich kickt es, von einem Mann angefasst zu werden, der mich vorher nie angefasst hat, diese ganz besondere Art und Weise. Aber ich mache das nicht zu oft, denn dann geht auch der Reiz verloren. Irgendwann fühlt man sich nicht mehr gut und es wird mir einfach zu viel. Dann will ich in Ruhe gelassen werden und ziehe mich erst mal zurück. Mit 16 habe ich das anders gemacht, da hatte ich extrem viele Affären und One-Night-Stands, weil ich total Bock darauf hatte, Neues kennenzulernen. Das war auch in Ordnung zu dem Zeitpunkt, das war die Zeit zum Hörnerabstoßen. Vielleicht etwas früher als bei anderen und auf eine andere Art und Weise, aber ich habe das gebraucht. Auch um mir darüber klar zu werden, warum ich das mache und was ich überhaupt will.

Triffst du die Männer, die du im Internet kennenlernst, öfter oder sind das einmalige Begegnungen?

Kommt drauf an, wie gut die sind. *(Sie grinst)* Manchmal geht es ja auch nur ums reine Ficken. Ich finde Menschen einfach faszinierend, und wenn zwei Menschen aufeinander reagieren, ist das noch faszinierender. Dann lass ich es einfach laufen. Ich gehe ganz ohne Erwartungen zu solchen Treffen und jedes Mal, wenn ich wieder vor einer fremden Haustür stehe oder vor einem Café, denke ich mir: Warum mache ich das eigentlich? Denn jedes Mal habe ich Angst, dass ich wieder vor einem Idioten sitze, der mir seine langweilige Lebensgeschichte erzählt. Das passiert leider auch oft.

Du hast also eher davor Angst, dass dich jemand langweilen könnte, als dass dir jemand Gewalt antut?

Ich habe überhaupt keine Angst vor Gewalt. Gar nicht.

Willst du damit sagen, dass man dich gar nicht vergewaltigen könnte?

Ich glaube nicht. Wenn man auf mich runterschaut, würde es natürlich so aussehen, aber ich will das ja so. Doch wenn das ein ekliger, abstoßender Typ ist, dann will ich das auch nicht. Es macht mir auch immer etwas Angst, das zu sagen, weil ich denke: Oh Gott, hoffentlich werde ich dafür nicht früher oder später bestraft. Ich habe, wenn ich nachts durch den Park fahre, natürlich auch Angst. Wie jede andere Frau auch. Aber ich treffe mich ja auch nicht, ohne vorher Fotos auszutauschen. Natürlich könnte er mich auch belügen, aber ich gehe ja nicht mit verbundenen Augen zu ihm in die Wohnung. Überhaupt treffe ich die Männer meistens erst mal an einem neutralen Ort und lege mich nicht gleich gefesselt auf den Fußboden seiner Wohnung.

So weit würdest du dann doch nicht gehen?

Ich würde das machen, aber dann müsste ich mir vorher, über Webcam oder so, hundertprozentige Sicherheit verschafft haben, dass er der richtige Typ ist.

Aber wenn dir sowieso egal ist, wer der Typ ist, und du die Augen verbunden hast, warum ist dir das dann noch wichtig?

Irgendwann kommt die Augenbinde ja auch runter und ich lege schon Wert auf das Äußere. Er muss zwar kein Schönling sein, aber er muss irgendwas haben, was mich begeistert. Obwohl es auch schon vorgekommen ist, dass ich was mit jemandem hatte, der mir äußerlich nicht so zugesagt hat. Aber der hatte es einfach drauf, mich zu zwingen.

Gehst du mit deiner Vergewaltigungsfantasie auch offen um?

Nein, ich spreche hier mit euch offen darüber. Es war mir sehr wichtig, gerade über dieses Thema mit euch zu reden, das ja wirklich ein Tabuthema ist. Aber ich werde mich hüten, das einem Stino zu erzählen. Und auch in der SM-Szene passe ich sehr auf, vor allem Frauen gegenüber. Männer finden das ja meistens toll, aber ich möchte keine Frau vor den Kopf stoßen, die vielleicht schon mal vergewaltigt wurde. Aber das ist nun mal mein Kopfkino.

Würdest du dich mit einem komplett Fremden verabreden, um diese Fantasie umzusetzen?

Das Angebot habe ich ungefähr zwanzigmal bekommen, aber das mache ich nicht, das wäre ja vollkommen verrückt. Aber wenn ich mich selbst befriedige, sind das schon meine Fantasien. Ich schaue mir auch Filme an, bei denen ich das Gefühl habe, dass es real ist und nicht gespielt. Weil es für mich kein Rollenspiel ist. Das sind auch eher Spielfilme als Pornos. Es geht mir ja dabei nicht um bestimmte Outfits oder Großaufnahmen von Geschlechtsteilen.

Siehst du dir denn Pornos an?

Nur Filme, in denen es um Vergewaltigungen geht. Andere SM-Filme mit dem ganzen Spielzeug und den Andreaskreuzen finde ich ganz schrecklich. Das brauche ich alles gar nicht. Ich finde Schmerzen zwar auch gut und man nimmt mal Klammern und Seile, aber eigentlich geht es mir mehr um das Spiel um Dominanz und Unterwerfung. Und darum, festgehalten und überwältigt zu werden. Der Mann sollte mir auch körperlich deutlich überlegen sein, denn ich möchte mich dabei noch wehren. Allerdings kann ich das meistens nicht, weil ich Angst habe, dass die Männer erschreckt reagieren und fragen, ob ich das jetzt wirklich nicht will. Und das wäre total abtörnend. Und ein vorher verabredetes Codewort kommt für mich nicht infrage, weil es dann wieder was von einem Rollenspiel hätte. Es soll sich für mich richtig echt anfühlen. Diese Fantasie hat mir auch noch kein Mann erfüllen können. Denn in der Realität haben die meisten ein Problem damit, so rücksichtslos zu sein, wie ich es gern hätte. Es ist wirklich ein ganz schwieriges Thema. Ich glaube nicht, dass es jemals mit einem Fremden richtig klappt und dass es mir dann wirklich gefällt. Und eigentlich habe ich auch Angst, dass es mich danach fertigmachen würde, denn man weiß ja, wie schrecklich Vergewaltigungen für Frauen sind. Deswegen versuche ich das spielerisch auszuleben, aber ich würde mich niemals in einer dunklen Ecke von jemandem überrumpeln lassen. Und da ist noch was, worüber ich mir viele Gedanken mache. Und zwar geht es in meinen Vergewaltigungsfantasien gar nicht so sehr darum, körperlich überwältigt, festgehalten und geschlagen zu werden. Ich möchte eigentlich gar nicht, dass gegen meinen Willen was anderes gemacht wird. Sondern es geht mir eigentlich nur um das Ficken. Überwältigt und gegen meinen Willen gefickt zu werden. Es geht wirklich nur um das Rein und Raus. Wenn ich gegen meinen Willen gefistet werden würde, fände ich das zum Beispiel nicht so gut, wie wenn ich gefickt werden würde. Ich möchte auch nicht anal vergewaltigt werden. Ich sollte wohl einen Wunschzettel für meinen Vergewaltiger schreiben. *(Sie grinst)*

Lebst du diese Fantasien nur mit Männern aus?

Ja, denn mit Frauen habe ich eher negative Erfahrungen gemacht. Die haben das auch probiert, aber sie sind einfach körperlich zu schwach. Wenn sie wirklich dominant sind, geht es einigermaßen, aber sobald ich mich wehren kann, ist alles verloren. Bei der Rape-Sache ist es wichtig, dass der andere körperlich überlegen ist. Ich habe zwar auch SM mit Mädels, aber dann bin ich lieber dominant. Grundsätzlich würde ich aber sagen, dass ich devot bin, weil die beherrschende Fantasie das Vergewaltigungsszenario ist.

Hast du das Bedürfnis, dich permanent zu steigern? Muss es immer schneller und härter werden, oder hast du irgendwann ein Level erreicht, das dir reicht?

Davor hat mich meine Mutter gewarnt, als ich ihr das erste Mal von meiner Neigung erzählt habe. Sie sagte: »Wenn du jetzt schon so was machst, was machst du dann in dreißig, vierzig Jahren?« Das hat mir auch echt zu denken gegeben. Aber mir geht es eben auch um die verschiedenen Menschen und wie sie aufeinander reagieren. Ich finde das jedes Mal wieder so aufregend, dass ich nicht ständig neue Spielarten brauche. Vielleicht passiert das irgendwann mal, aber in den letzten Jahren hat sich da nicht viel getan. Der Ekelfaktor verändert sich nur mit der Zeit. Vor fünf Jahren hätte ich mir Spielereien mit Natursekt überhaupt nicht vorstellen können. Aber je öfter man das auf Fotos oder auch mal real sieht, umso normaler wird es. Wenn man es dann mal ausprobiert, ist es gar nicht so schlimm, wie man vorher dachte. Aber meine Fantasien werden nicht immer extremer, im Gegenteil. Ich habe ja schon erzählt, dass ich mit 16 Vollgas gegeben habe, und das war eigentlich meine extremste Phase. Damals hatte ich wahnsinnig viele Blind Dates. Das mache ich jetzt auch nicht mehr, zumindest nicht in dieser Intensität.

Welche Tabus hast du?

Zu krasse Schmerzen mag ich nicht. Ich bin nicht so extrem masochistisch. Und diese Kaviar-Geschichten sind auch gar nicht mein Ding. Aber die zähle ich eigentlich nicht zu den Tabus, weil so was für mich gar nicht in einem sexuellen Kontext steht. Ansonsten bin ich offen für alles. Ich verstehe zum Beispiel nicht, warum so viele Menschen ein Problem mit Blut haben. Wenn ich mit einem Messer geritzt werde, finde ich das viel, viel weniger schlimm, als wenn ich mit einem Rohrstock geschlagen werde. Ein wenig ritzen hinterlässt schließlich keine Narben.

Ist BDSM für dich immer etwas rein Sexuelles, oder möchtest du das auch in deinen Alltag integrieren?

Das ist eine Kopfkinogeschichte, in meiner Fantasie finde ich das super. Den Gedanken, dass mich mein Dom 24 Stunden kontrolliert und mir keine Privatsphäre lässt, finde ich irgendwie geil. Aber in der Realität könnte ich das wohl nicht akzeptieren. Ich habe schon mal einen Monat lang ausprobiert, jemanden komplett über mein Leben bestimmen zu lassen. Das ist schon geil, aber irgendwann ist es auch zu viel. Je länger man sich kennt und je mehr Gefühle und Schwächen der Dom zeigt, umso schwieriger wird es. Aber ich finde es super, wenn andere Menschen das so ausleben. Obwohl ich immer nicht ganz glauben kann, dass das wirklich funktioniert, und mich frage, ob die sich nicht selbst ein bisschen verarschen. Aber die Menschen, die das können, die das ausleben und die das toll finden, beneide ich ein bisschen. Mein Partner sollte auf jeden Fall auch außerhalb des Schlafzimmers dominant auftreten. Wie gesagt, ich kann mir gut vorstellen, mal einen reglementierten Alltag zu haben.

Das heißt, dein Partner gibt dir dann alles vor, was du zu tun und was du zu lassen hast? Oder möchtest du, innerhalb dir vorgegebener Grenzen, noch autonom über Dinge entscheiden?

In meinem Kopfkino fände ich das sehr toll, wenn er alles regelt und befiehlt. Wenn er mich permanent kontrolliert, also zum Beispiel das Handy oder die Weitergabe von Passwörtern und E-Mails. Das fände ich alles sehr spannend. Aber wie weit und wie lange das gut gehen würde, kann ich nicht sagen. Ich möchte ja auch noch ich selbst sein können. Ich bin ein temperamentvoller Mensch und möchte auch mal jemand anschreien können, wenn ich sauer bin, und nicht immer mit gesenktem Kopf in der Ecke sitzen müssen. Was mir manchmal aber auch gefällt. Ich habe das mal einen Monat richtig extrem ausprobiert. Wir haben uns zwar nicht oft gesehen, weil er an einem anderen Ort wohnte und nicht oft da war. Aber er hat aus der Ferne trotzdem alles bestimmt, er hatte zum Beispiel immer Zugriff auf meinen PC. Das fand ich supergeil. Ich hatte überhaupt keine Privatsphäre mehr.

Er hat also deinen Computer kontrolliert. Aber du konntest dich doch noch zurückziehen, oder?

Nein, das ging nicht, denn wenn ich so was mache, dann bin ich auch ganz ehrlich und aufopferungsvoll. Er hat meinen Tagesablauf geplant und ich habe mich wirklich ganz penibel daran gehalten. Und wenn ich das nicht getan habe, habe ich ihm das auch gesagt. Für einen Außenstehenden wirkte das vielleicht nur wie eine Spielerei, aber für mich war das sehr ernst und extrem, weil ich mich auch selbst in dem Moment so unter Druck gesetzt habe, ihm Folge zu leisten.

Und was ist passiert, wenn du etwas falsch gemacht hast?

Es gab dann zum Beispiel Internetverbot. Oder er hat gesagt, ich soll mir einen Typen suchen, der mich vor der Webcam fickt. Dann musste ich mir irgendeinen Typen suchen. Natürlich hätte ich da jederzeit ausbrechen können, aber mir gefiel das ja. Für mich war das ein kleines Experiment. Ich wollte einfach mal sehen, wie das ist und auch wie weit ich gehen würde.

Und bist du an deine Grenzen gekommen?

(Sie lächelt verlegen) Ja, das war, als ich auf einmal dasaß und meinen eigenen Urin getrunken habe, obwohl der Typ nicht mal im Raum war. Einfach nur, weil er mich mit Worten so fertiggemacht hat und mir vermittelt hat, dass ich überhaupt nichts wert bin. Und ich hab das gemacht, alles nur durch seine Worte. Entsprechend intensiv war es auch. So was hat noch keiner geschafft, der mit einer Peitsche neben mir stand. Das war bisher das Äußerste, was ich an Demütigung erfahren habe. Da habe ich eine neue Grenze überschritten. Und das würde ich auch gern noch weiter ausbauen. Das ist mein nächstes Projekt: Ich will einfach mal sehen, wie weit ich mich im Alltag darauf einlassen, wie viele Regeln ich einhalten kann, wie sehr ich mich demütigen lassen und mich trotzdem noch im Spiegel ansehen kann.

Musst du den Menschen, dem du dich so devot hingibst, lieben?

Ja, ich denke schon. Ich kann mir zwar vorstellen, dass es auch ohne geht, aber ich glaube, dass Liebe und eine gewisse positive Abhängigkeit wichtig sind. Und das ist es auch, was mich total anmacht, dass ich jedes Wort aufsauge, weil es mir so wichtig ist. Und das geht wohl nur mit Gefühlen. Viele Frauen haben ein Problem mit der Abhängigkeit von einem Mann – ich finde das ganz toll. Natürlich muss ich selbst noch wissen, wer ich bin, und auch ohne den Mann klarkommen, aber man kann sich auf jeden

Fall einreden, dass man ihn braucht. Das ist eben die Macht der eigenen Gedanken.

Soll es dem anderen wichtig sein, dass du Lust empfindest?

Das soll ihm gleichgültig sein. Es soll ihm auf jeden Fall in allen Bereichen egal sein. Er soll in erster Linie das tun, was er will.

Und wenn er permanent Dinge macht, die dich nicht erregen, und dir deinen Orgasmus immer verweigert, wäre dir das egal?

Ich gehe ja nicht von einem Arschloch aus. Ich mag es schließlich auch kreativ im Bett. Dass mich jemand begeistern und faszinieren kann, sind für mich wichtige Faktoren. Aber er soll nicht eine Liste von Dingen abarbeiten, auf die ich stehe, um dann so zu tun, als ob das von ihm aus kommt. Im Prinzip soll er mit mir machen, was ich will, aber mir das Gefühl vermitteln, er macht nur, was er will. *(Sie lacht)* Ja, verdammt, ich steh nun mal darauf. Ich mache das ja hauptsächlich mir zuliebe und nicht ihm zuliebe.

»Ich mag es, wenn Frauen mich fragen, bevor sie etwas tun«

Pluto, 37, Unternehmensberater

Pluto hat auf eine Anzeige geantwortet, die wir im Internet veröffentlicht hatten. Schon zwei Tage später treffen wir ihn abends in unserer Wohnung. Als wir uns setzen, gesteht er uns, dass er sich unsicher ist, ob er uns überhaupt helfen kann, da er BDSM erst vor relativ kurzer Zeit für sich entdeckt hat. Vor uns sitzt ein schlanker, durchtrainierter Mann mit ausgeprägten Wangenknochen und durchdringendem Blick.

Seit wann hast du BDSM für dich entdeckt?

Ganz bewusst habe ich BDSM erst seit eineinhalb Jahren für mich entdeckt. Obwohl ich mich anfangs extrem dagegen gewehrt habe; meine Freundin wollte viel mehr als ich. Ich bin im Prinzip über eine Partnerschaft, die gar nicht so begonnen hatte, dort reingekommen.

Hattest du vorher keine Fantasien in der Richtung?

Jein, fesseln und so weiter hat sich vorher bereits irgendwie ergeben, wir hatten öfter beim Sex ein Seil dabei und dann haben wir uns auch noch ein bisschen Spielzeug besorgt. Meine Freundin wollte dann immer mehr, sie wollte auch gehauen werden.

Damit konnte ich aber erst mal gar nichts anfangen. Ich bin doch ein netter Mensch und schlage keine Frauen. Dann habe ich mich ein bisschen näher mit dem Thema beschäftigt und mich eingelesen. Dabei fiel mir auch auf, dass meine Sexualität, die ich in den letzten Jahren hatte, recht unkooperativ war. Ich mochte es noch nie, wenn die Frauen von selbst was machten. Und ich mag es, wenn sie sich wehren. Mir macht es am meisten Spaß, wenn ich meine Partnerin so halte, dass sie sich überhaupt nicht mehr bewegen kann. Und ich habe es auch früher schon genossen, ihr Mund und Nase zuzuhalten und so ihren Atem zu kontrollieren. Rückblickend habe ich festgestellt, dass der eine oder andere Abend, der nett begonnen hatte, mit einem »Au, nein, lass das!« endete. Deswegen hatte ich mir eigentlich alles abgewöhnt, was in diese Richtung ging. Weil es von der Frau nicht gewünscht war und ich es ihr auch nicht aufzwingen wollte. Das Verlangen danach sollte beidseitig sein.

In der Anfangszeit mit meiner Freundin, mit der ich das zum ersten Mal ausprobiert habe, fielen mir dann auch wieder Fantasien aus meiner Jugendzeit ein. Da ging es auch oft um unkooperativen Sex. Und es waren auch Fantasien dabei, die ich bis heute nicht auslebe, weil sie einfach menschenverachtend sind. Das kam alles wieder hoch. Ich dachte zwanzig Jahre lang, ich wäre ein netter Frauenversteher, ich rede mit ihnen, man schläft miteinander und dann kuschelt man.

War diese Art der Sexualität auch befriedigend für dich?

Ich fand Sex nie so wichtig, das war nie ein relevantes Thema in meinem Leben. Erst seitdem ich BDSM auslebe, merke ich, wie geil Sex sein kann. Aber es hat doch einen Monat gedauert, bis ich das erste Mal von Schmerzensschreien sexuell erregt wurde.

Ist es dir wichtig, wie der andere sich dabei fühlt?

Ja, auf jeden Fall. Ich habe ein großes Ego und mein Spaß ist mir wichtig, aber ich habe in der Zeit, in der ich versucht habe, mit Frauen zu spielen, die nicht an Devotion und allem, was dazugehört, interessiert sind, gemerkt, dass es nicht funktioniert. Ich habe es mal mit einer Frau durchexerziert, die auf dieser Seite nicht so zu Hause ist. Weil ich einfach sehen wollte, ob es möglich ist, sie mit allen mir zur Verfügung stehenden Mitteln dazu zu bringen, das mitzumachen, worauf ich Lust habe. Das hat auch geklappt, aber ich habe gemerkt, dass die Frau sehr, sehr unglücklich dabei wurde. Sie hat alles mitgemacht. Sie hat sich auf der Straße vor mich hingekniet, wenn sie vorher im Döner-Imbiss etwas Falsches gesagt hatte. Das hat alles funktioniert. Aber es war nichts, von dem sie gesagt hätte, jetzt fühle ich mich aufgehoben, hier ist jemand, der mich versteht und bei dem ich Verantwortung abgeben kann, der das bespielt, was da ist. Sondern ich hatte einfach jemanden gefunden, an dem ich ausprobieren konnte, wie weit ich manipulierend, beherrschend und erziehend gehen kann bei einem Menschen, der dabei nicht glücklich wird. Als abzusehen war, dass sich daran auch nichts ändern wird, haben wir uns getrennt. Was ich mit ihr gemacht habe, hat sie nur mir zuliebe zugelassen.

BDSM ist also für dich nicht nur etwas rein Körperliches?

Nein, meine letzten Beziehungen waren alle 24/7-Beziehungen, also Beziehungen, in denen ich die totale Kontrolle während der 24 Stunden an allen sieben Tagen der Woche verlange. Das war zwar eine ziemliche Herausforderung, aber ich habe eben so angefangen. Konkret bedeutet das, dass ich die komplette Wochen- und Tagesplanung übernehme, mir eine SMS schicken lasse, wenn sie den Ort wechselt, kontrolliere, wann und wo sie zum Orgasmus kommen darf, sie auf Befehl masturbieren lasse oder sie auch so lange keusch halte, wie es mir gefällt.

Bestimmst du auch, was sie trägt und isst?

Ja, natürlich. Ich werde einfach gern gefragt. Ich mag es, wenn Frauen mich fragen, bevor sie etwas tun. Zum Beispiel bevor sie auf die Toilette gehen oder sich anziehen. Ich mag es, wenn sie für mich Getränke holen, und ich finde, die kniende Sitzhaltung ist eine angemessene Sitzhaltung.

Es ist interessant, dass du jahrelang ganz normale Beziehungen geführt hast und dann ganz plötzlich gleich 24/7-Beziehungen.

Das hatte sicherlich auch mit meiner ersten SM-Partnerin zu tun, mit der es sich einfach so entwickelt hat. Aus einer normalen Wochenplanung, in der man alle Termine absprach, wurde ein kontrollierendes: »Hast du das schon gemacht? Bist du jetzt dort?« Das hat sich einfach so zwischen uns ergeben. Ich kontrolliere tatsächlich ganz gern. Das ist zwar anstrengend, aber ich war noch nie so präsent und aufmerksam wie zu der Zeit, als wir eine funktionierende 24/7-Beziehung hatten. Es hat sich wirklich gelohnt. Aber ich habe es nicht durchgehalten, es war zu viel für mich. Solange unsere Beziehung im Allgemeinen funktionierte, war es in Ordnung, aber als die ersten Risse auftraten, war ich nicht in der Lage, das zu kitten, und so haben wir uns bald getrennt. Meine letzten Beziehungen waren aber alle so. Beim ersten Mal sind wir da noch so reingerutscht, später habe ich das bewusst gesucht. Ich habe meine Partnerin damals allerdings noch nicht gehauen. Das war mehr Lebenskontrolle. Ich habe sie gefesselt und ihr Leben kontrolliert. Es geht auch ohne Schläge. Aber Sex macht schon am meisten Spaß, wenn sie schreien.

In dieser Führungsrolle musst du immer stark sein. Wie gehen deine Partnerinnen damit um, wenn du mal schwach bist, weil es dir schlecht geht?

Das ist auf jeden Fall ein Problem: die Unmöglichkeit, Schwäche zu zeigen. Zumindest kann man in den ersten sechs Wochen mit den Frauen nicht über die eigenen Ängste und Schwächen sprechen. Aber ich muss auch nicht jeden Tag spielen. Und wenn sie unbedingt bespielt werden will, sag ich: »Setz dich in den Kleiderschrank und ich hole dich in einer Stunde wieder ab.« Man muss nicht immer spielen, aber man muss immer präsent und aufmerksam sein, das ist ganz wichtig. Vor Daueraufgaben würde ich dagegen warnen. Wir hatten beispielsweise ein bestimmtes Begrüßungsritual. Das war auch familienkompatibel, und dadurch, dass sie es jedes Mal gemacht hat, war klar, dass sie es tut, weil es ein Befehl ist. Kein Außenstehender hätte es bemerkt und ich habe es auch nie übersehen.

Wenn dieses Ritual einmal unterblieb, dann war es an mir, sie zu bestrafen, was ich allerdings nicht vor den Augen anderer getan hätte. Ich musste warten, bis wir wieder allein waren. Damit man es nicht vergisst, gibt es Strafbücher, in die alle Verfehlungen eingetragen werden. Denn wenn man es einmal vergisst, fühlt sich der andere vernachlässigt. Das Spielen ist ja auch der aktive Beweis der emotionalen Nähe durch den Herrn. Wenn dann ein- oder zweimal etwas vergessen wird, weil man einfach den Kopf voll hat, weil es zum Beispiel Ärger mit dem Chef gab und man hungrig und müde nach Hause kommt, sich erst mal aufs Sofa legt und nicht bemerkt, dass sie ihr Begrüßungsritual nicht gemacht macht, denkt sie, sie wird nicht mehr gemocht. Es ist wirklich ein Gefühl des Verlassenwerdens. Je intensiver man das Spiel spielt, umso höher wird die Abhängigkeit, die sich bei dem anderen entwickelt. Und diese Abhängigkeit ist natürlich extremst verletzend in dem Moment, in dem das Gefühl der starken Bindung nicht mehr da ist.

Startest du bei einer 24/7-Beziehung gleich von null auf hundert oder steigerst du das Tempo eher langsam?

Der Anfang einer 24/7-Beziehung ist eigentlich noch relativ einfach. Man nimmt sich diesen Menschen und kümmert sich um den Alltag. Bestimmt einige Dinge, ohne darüber zu diskutieren. Egal ob man darüber spricht, was man unternimmt oder was man essen möchte oder wer kocht. Als kleines Ritual beim Kennenlernen habe ich mir auch was für die Frauen ausgedacht. Wenn wir essen gegangen sind, habe ich sie einen Platz aussuchen lassen. Wenn sie sich dann für einen Stuhl entschieden hatten, sagte ich: »Nein, du setzt dich auf die andere Seite.« Oder so was wie: »Würde es dir was ausmachen, den anderen Stuhl zu nehmen?« Einfach um schon mal zu sehen, wie der andere reagiert. Ob mal ein zartes, innerliches Lächeln über das Gesicht huscht, wenn man so eine kleine, nett formulierte Anweisung gibt, oder ob eher eine ablehnende Reaktion kommt.

Du strebst einen hohen Grad von Unterwerfung an. Wie löst du das, wenn die Beziehung, aus welchem Grund auch immer, in die Brüche geht?

Das Beenden einer 24/7-Beziehung ist ein großes Problem. Für den submissiven Teil ist es katastrophal und für den herrschaftlichen Teil eine sehr verantwortungsvolle Angelegenheit. Man kommt aus der Verantwortung nicht so einfach raus. Ich kann nicht den Alltag von jemandem komplett kontrollieren, ihn steuern und mich um ihn kümmern und ihn dann von einem Tag auf den anderen wieder sich selbst überlassen. Denn nach einigen Monaten sind sie so abhängig, dass sie das alles nicht mehr allein können. Sie könnten es vielleicht schon, aber diese Verantwortungsübergabe findet über Wochen und Monate statt und wird immer intensiver. Sie haben sich daran gewöhnt, von morgens bis abends zu wissen, was sie zu tun haben. Und vorher zu fragen, wenn sie etwas Abweichendes machen möchten. So jemanden kann man nicht von heute auf morgen auf die Straße setzen. Sondern das muss man ganz langsam und vorsichtig machen. Bei meiner letzten Freundin habe ich es so gemacht, dass ich ihr auf der einen Seite noch meine volle Aufmerksamkeit geschenkt habe, sie auf der anderen Seite aber dazu gezwungen habe, Nein zu sagen. Ich habe ganz bewusst mit ihren Tabus gespielt. Ich habe sie dazu gebracht, in aller Öffentlichkeit Nein zu mir zu sagen. Sie hat gesagt: »Nein, das werde ich nicht für dich tun.« Das war ein ganz wichtiger Augenblick für sie. Das war der Augenblick, in dem sie wieder Nein sagen durfte. Sie durfte monatelang nicht Nein sagen. Ich habe sie in dieser öffentlichen Situation so weit getrieben, bis ich am Grund ihrer Persönlichkeit angekommen war. Und da war noch jemand, der in der Lage war, Nein zu sagen. Aber das war einfach ein Lernprozess. Weil ich auch versucht habe rauszufinden, wie weit ich bei einem Menschen gehen kann.

Was hat dich mehr erschreckt: zu sehen, wie weit du bei einem Menschen gehst, oder was dieser Mensch bereit ist, mit sich machen zu lassen?

Hätte ich mich damals erschrocken, hätte ich es nicht gemacht. Aber ich würde es auch nicht noch einmal machen. Das war ein Experiment. Ich habe noch mal versucht, mit ihr darüber zu reden, das lehnt sie aber ab. Was ich gut verstehen kann. Ich betrachte mich eindeutig als Schuldigen. Ich habe mir definitiv Dinge erlaubt, die man nicht mit einem Menschen macht. Auch nicht im Spiel. Das war nicht mehr im gegenseitigen Einvernehmen. Das hatte nichts mit sexuellen Praktiken zu tun. Das waren einfach Psychospielchen, die zu weit gingen. Wo ich Grenzen überschritten habe, die ich bestimmt nicht noch mal überschreiten werde. Ich habe ihre Psyche vergewaltigt und ihr damit geschadet. Darauf bin ich nicht stolz. Ich habe eine Menge dabei gelernt, aber ich würde es nie wieder machen.

Du sprichst von einem Experiment. Geht es dir darum, immer extremere Wege zu gehen?

Nein, es muss irgendwann mal passen, gut sein und für den Alltag reichen. Ich möchte jemanden finden, mit dem es einfach funktioniert. Beide sind glücklich, beide bekommen, was sie brauchen. Die Neigungen ergänzen sich perfekt. Das ändert sich natürlich auch im Laufe der Zeit, aber es funktioniert in der gemeinsamen Entwicklung. Das ist das große Ideal. Ob das unbedingt immer eine 24/7-Beziehung sein muss, weiß ich nicht, das versuche ich momentan herauszufinden. Bei den letzten beiden Beziehungen war es klar, dass es so sein würde. Die erste ist dazu geworden, die zweite war es von Anfang an. Wie es in Zukunft sein wird, weiß ich noch nicht.

Wie verhältst du dich, wenn du in einer 24/7-Partnerschaft bist und ihr mit anderen Menschen zusammen seid?

Dann macht man das nur mit Blicken oder ich sage: »Darüber müssen wir später noch mal reden.« So in der Art. Ich würde ihr nicht vor gemeinsamen Freunden körperliche Gewalt antun. Aber wenn sie zum Beispiel im Supermarkt rumzickt, dann versuche ich die Diskussion zu beenden, wie ich es zu Hause auch machen würde. Ich könnte ihr wehtun, ohne dass es jemand merkt, sie es aber trotzdem sehr deutlich spürt: indem ich ihr zum Beispiel ziemlich stark in die weiche Haut des Armes kneife. Das wäre eine angemessene Art und Weise. Oder wenn man im Restaurant gemeinsam am Tisch sitzt, in einer netten Unterhaltung ihre Hand zu mir ziehen, in die eigene legen, mit der Handfläche nach oben, die Kerze nehmen und ein wenig Wachs drauf kippen. Das fällt im Restaurant so gut wie nicht auf. Das sind immer nur so kleine Dinge, die Außenstehende nur bemerken, wenn sie darauf achten.

Hast du Tabus und Grenzen, die du nicht überschreiten würdest?

Ja, alles, was mir keinen Spaß macht. Alles, worauf ich in der konkreten Situation keine Lust habe. Grenzen sind situativ. In der kurzen Zeit, in der ich BDSM lebe, habe ich viele Dinge getan, von denen ich früher gesagt hätte: So was mache ich nie im Leben. Deswegen habe ich mir den Spruch ganz schnell abgewöhnt. Man weiß nie vorher, wie sich etwas anfühlt. Momentan habe ich Fantasien, von denen ich weiß, dass ich sie niemals ausleben kann und werde. Weil sie einfach unter den Punkt »Schwere Körperverletzung« fallen. Und das geht natürlich nicht zu leben. Alles, was in »American Psycho« vorkommt, ist tabu. Aber die Grenzen muss jeder für sich selbst ziehen. Bei mir ist ganz klar die Grenze bei langfristigen körperlichen wie psychischen Schäden. Ebenso tabu sind bei mir Drogen oder Alkohol beim SM. Ich betrinke mich gern mal, ohne Frage, aber ich übernehme unter Alkohol keine Verantwortung. Das passt einfach nicht zusammen. Ich fahre unter Alkohol kein Auto, ich schlage unter Alkohol keine Frauen und ich werde alkoholisiert auch niemanden fesseln oder quälen. Und diese Abstinenz gilt genauso für meine Partnerinnen.

Achtest du auch immer auf die Tabus deiner Partnerinnen?

Größenteils schon, es kommt darauf an. Ich sortiere die Wünsche der Menschen in drei Kategorien. Ich nenne es »die plutoide Wunschpyramide«. Das obere Drittel sind die Wünsche, die du jetzt aussprichst. Dann gibt es die mittlere Schicht, das sind die Wünsche, die der Mensch nicht ausspricht, weil er sich nicht traut oder weil er sie nicht kennt. Und dann gibt es noch die unterste Schicht, das sind die Bedürfnisse. Und die Bedürfnisse zu verletzen ist das Tabu jedes Menschen. Das Schöne an der Sache ist, dass die Menschen selten ihre Bedürfnisse klar formulieren können. Das müssen sie aber auch nicht, denn 99 Prozent aller Menschen haben die gleichen Bedürfnisse. Jeder Mensch hat das Bedürfnis nach Achtung, Aufmerksamkeit, Liebe. Ich rechne das, was mir die Menschen sagen, alles zur oberen Schicht. Und ich halte mich selbst für lebenserfahren genug, um die Bedürfnisse der unteren Schicht zu kennen, ohne dass sie ausgesprochen werden müssen. Das heißt, wenn ein Tabu wirklich ein Tabu ist, dann muss sie das nicht sagen, dann merke ich das. Diese Tabus werden auch nicht gebrochen. Ich würde nie ein Element der Bedürfnisschicht angreifen. Wobei Essen und Trinken eindeutig keine Bedürfnisse sind, nicht für 48 Stunden oder so. Danach natürlich schon wieder. Genauso warme Kleidung tragen, wenn es draußen kalt ist. Das sind alles keine Bedürfnisse. Die oberste Schicht der Pyramide erzählt sie mir und die zweite und die unterste Schicht versuche ich zu selektieren, zu definieren, zu bespielen und damit so umzugehen, wie es in der Situation angemessen ist. Was natürlich klar heißt, dass ich ihr Grundbedürfnisse nicht verweigere.

Hat BDSM Auswirkungen auf deinen Alltag?

Es hat natürlich Nebeneffekte. Man merkt, dass man mit Verhaltensweisen, die man bisher nicht gelebt hatte, leben kann. Das führte auch in fachlichen Diskussionen mit Kollegen dazu, dass ich härter geworden bin. Ich bin im Umgang mit Menschen und bei Problemlösungen kompromissloser geworden. Ich habe gemerkt, dass viele Situationen mit einem dominanten Drüberbügeln schnell lösbar sind. Und diese Erfahrung zieht sich durch den Alltag wie durch den Job. Ich habe aber auch schon einige Male auf Granit gebissen. So fest, dass ich am nächsten Tag zurückrudern, mich entschuldigen und zugeben musste, dass ich über das Ziel hinausgeschossen bin.

Kannst du deine Neigung mit deinem Freundeskreis in Einklang bringen?

Mit dem, was davon übrig geblieben ist, schon. Das heißt, es hat richtig geknirscht. Eine gute Freundin von mir, mit der ich früher auch öfter mal in den Park gegangen bin, möchte zum Beispiel nicht, dass ich noch Umgang mit ihr und ihrem Kind habe. Sie sagt, ich würde eine schlechte Energie ausstrahlen, die schlecht für sie und das Kind sei. Eine andere Freundin von mir hat mich explizit für ihren Geburtstag ausgeladen, weil ich ihr Angst machen würde. Diese Reaktionen haben mich doch etwas verwundert. Dass sie wirklich gar keinen privaten Umgang mehr mit mir wünschen, hat mich getroffen.

Stellt es für dich persönlich ein Problem dar, dass deine Sexualität nicht der Norm entspricht?

Ja, ich musste öfter mit mir kämpfen. Und ich stand öfter da und dachte, das kann doch nicht ich sein. Das geht doch nicht. Und aktuell ist es auch ein Problem. Denn es schränkt total bei der Partnersuche ein. Schließlich ist nicht jede Frau, die man trifft, devot.

»Ich leckte sein Sperma vom Boden, in der Hoffnung, er würde bleiben«

Anne Marie, 36, Autorin

Da ihr 16 Monate alter Sohn sie abends immer auf Trab hält, haben wir uns mit Anne Marie für den frühen Nachmittag verabredet, wenn der Kleine in der Kita ist. Bei uns angekommen, muss sie sich erst mal aus Mütze, Handschuhen, Schal und tausend anderen Schichten schälen, weil sie sich mit dem Fahrrad durch Kälte und Schnee zu uns durchgekämpft hat. Wir servieren ihr einen heißen Tee zum Aufwärmen. Sie ist ein bisschen verlegen und nervös, meint, sie wisse eigentlich gar nicht, was sie uns denn erzählen solle. Aber auch dank ein wenig Grappa im Tee taut sie dann schnell auf.

Wann ist dir zum ersten Mal aufgefallen, dass deine sexuellen Bedürfnisse speziell sind?

Das ist mir schon bei meinem zweiten Orgasmus aufgefallen. Nachdem mir der erste mehr oder weniger aus Versehen passiert war, als junges Mädchen beim Rumrutschen auf einem Sessel, waren beim zweiten Mal schon diese komischen Bilder in meinem Kopf. Ich war da elf, höchstens zwölf, und als ich merkte, dass das wieder dieses schöne Gefühl ist, habe ich ein wenig nachgeholfen. Und dann kamen diese Gedanken, die mir so einen Schreck eingejagt haben, dass ich mir fast ein Jahr lang nicht erlaubt habe, das wieder zu tun. Ich habe zu der Zeit mein ganzes Leben in mein Tagebuch geschrieben – aber das nicht. Ich hatte solche Angst, dass jemand das lesen könnte, oder auch dass es, nur weil ich es aufgeschrieben habe, nicht mehr weggehen würde. Ich hatte gehofft, dass es wieder weggeht.

Und was waren das für Bilder? Hattest du bestimmte Menschen vor Augen?

Es ist so lange her, dass ich nur noch ein diffuses Bild davon habe. Aber auf jeden Fall hatte es etwas damit zu tun, körperlich überwältigt zu werden. Es ist aber nicht so, dass so etwas in der Realität passiert wäre. Diese Fantasien habe ich immer noch, nur inzwischen ausdifferenzierter, in verschiedenen Spielarten. Nur eins ist immer gleich: Bis heute haben die Protagonisten dieser Vorstellungen nie ein Gesicht.

Hatte auch dein erster Sex SM-Komponenten?

Nein, SM spielte da überhaupt keine Rolle. Ich war nicht ganz 13, und ich hatte mir einen 21-Jährigen ausgesucht, der sich kurz zuvor von seiner Freundin getrennt hatte. In der einen Woche, in der wir zusammen waren, hatte ich mein erstes Mal. Ich wollte das unbedingt, und es war trotzdem belanglos. Nach zehn, 15 Minuten, als ich dachte, das kann jetzt auch mal aufhören, kam seine Mutter in die Wohnung, und dann war's vorbei. Ich bin zwar nicht in Begeisterungsstürme ausgebrochen, aber hinterher war ich ganz stolz und habe gesagt: »Ich hab's getan, ich hab's getan.«

Und deine SM-Fantasien? Die hattest du nicht mehr?

Doch, natürlich hatte ich die noch, aber das habe ich für mich behalten. Als Mädchen hat man ja nicht mal öffentlich zugegeben, wenn man onaniert hat. Ich hatte mit 15 oder 16 eine Freundin, mit der ich mich darüber unterhalten hatte, mal etwas mit einer Frau auszuprobieren. Nachdem Wochen vergangen waren, ohne dass etwas passiert wäre, habe ich mir ein Herz gefasst, als wir bei ihr waren. Ich habe ein Kabel, das neben ihrem Bett lag, genommen, sie an die Heizung gefesselt und ihr die Augen verbunden. Das machte es mir leichter. Wir wollten eigentlich nur rumknutschen, und ich dachte mir, wenn sie gefesselt ist, fällt mir das leichter. Und außerdem dachte ich, das würde mir gefallen – und ihr dann sicher auch. Aber es war nicht so, dass ich in Euphorie ausgebrochen bin. Es war ganz okay.

Das hört sich eher nach Spielerei an, wann kam dann SM?

Zum ersten Mal SM hatte ich mit 18. Damals bin ich im Streit zu Hause ausgezogen und habe mit meiner Sporttasche in der Hand meine Freunde abgeklappert. Nebenbei habe ich noch mein Abi gemacht, aber das ist anstrengend, wenn man nicht weiß, wo man am nächsten Abend schläft. Irgendwann bin ich dann bei dem Exfreund meiner Schwester gelandet, der mit seiner neuen Freundin und deren Exfreund zusammenlebte. Die Wohnung war ziemlich wüst und der Typ sah auch überhaupt nicht gut aus. Er war zwölf Jahre älter als ich und hatte lange Haare, was mir eigentlich gar nicht gefällt. Aber der hatte einen Blick, eine Art, mich anzusehen, da bin ich schon in der ersten Nacht zu ihm ins Bett rüber. So hat er mich die ersten drei Tage bei sich schlafen lassen, ich habe ihn angemacht, aber er hat nichts zugelassen. Das hat mich noch mehr beeindruckt, denn das war noch nie so gewesen. Ich habe eigentlich sonst immer alles bekommen, was ich wollte – aber den nicht. Das hat mich wahnsinnig gereizt. Der Typ war aber nicht nur interessant, sondern auch schwer auf Kokain. Und nach spätestens ein, zwei Wochen hatte ich ihn so weit, dass er mir was gegeben hat. Und da kommt man ja ins

Erzählen und redet vor allem auch von sich. Nach kurzer Zeit ist der ganze oberflächliche Kram abgehandelt, und dann muss man schon ein wenig tiefer graben. Wir waren viel allein, und irgendwann kamen wir zum Thema. Wir haben uns gegenseitig unsere Fantasien erzählt und haben sie, wenn ein paar Tage vergangen waren, auch in die Realität umgesetzt. Das war toll.

Worum drehten sich diese Fantasien?

Bei mir ging es meist darum, festgehalten zu werden, gefesselt zu sein und gevögelt zu werden. Oft auch von mehreren Männern, die mich gegen meinen Willen benutzen. Ausgelebt haben wir dann aber auch ganz viele Rollenspiele. Fesseln war dann gar nicht so sehr Thema, sondern eher die Schläge. Und irgendwann war dann Fesseln gar nicht mehr nötig, ich habe mich dann freiwillig von ihm schlagen lassen. Ich hatte das Gefühl, ich könnte gar nicht anders handeln. Und dieses Gefühl, sich nicht wehren zu können, weil er weiß, was ich will, das war richtig gut. Und ich habe es genossen, wenn er gemerkt hat, dass ich sehr erregt bin, wenn er die Feuchte in meinem Schritt gefühlt hat. Bei vielen Männern fehlt mir genau diese psychische Komponente. Die gehen davon aus, dass sie einen nur fesseln und knebeln müssen, und dann ist alles gut. Aber da fehlt die psychische Ebene. Der Mann muss mich geistig so weit fesseln, dass ich das überhaupt zulasse. Ich möchte vorher nicht unbedingt wissen, was er mit mir macht, aber ich weiß, wie es sich anfühlen soll. Wie auch immer er das dann hinbekommt, dieses Gefühl soll da sein. Und das ist ganz schön schwierig. Dass jemand das noch mal so schafft, wie es in der ersten Beziehung war, habe ich bis jetzt leider nicht mehr erlebt. Ich habe in meinem Leben viele One-Night-Stands gehabt und habe da im Stinobereich viel bessere Erfahrungen gemacht. Da muss man eben nicht so genau zusammenpassen, es gibt nicht so viel Spielraum.

Deine erste SM-Beziehung war für dich also am intensivsten?

Es gibt zwei Männer, die mich wirklich beeindruckt haben. Der erste wahrscheinlich nur, weil ich noch gar keine anderen Erfahrungen hatte. Und der zweite, weil er sich ganz tief in mein Hirn eingegraben hat. Wir haben uns über Myspace kennengelernt, zunächst also nur schriftlich. Durch die Intensität und die Tiefe in unserer Kommunikation war ich schon hin und weg, bevor ich ihn zum ersten Mal gesehen habe. Er hätte sonstwie aussehen können, das war wirklich vollkommen egal. Auf Myspace waren zwar ein paar Bilder, aber die sagen ja nur wenig aus. Er war zum Beispiel kleiner als ich, aber das war vollkommen egal. Das war so eine coole Drecksau. Und genau das ist es, das Quäntchen.

Weil er dich mit Worten so gefesselt hatte, fandest du ihn so faszinierend?

Ja, und er hat mich später auch überhaupt nicht gefragt, ob das, was er tut, jetzt okay ist. Das ist sehr wichtig für mich. Dieses vorsichtige Herantasten ist gar nicht mein Fall. Wenn ich bestimmte Grenzen habe, dann muss ich die vorher klargemacht haben. Ansonsten kann ich das Ganze ja gleich lassen. Und ich denke, ich bin auch nicht gleich traumatisiert, wenn ich einmal etwas tue, was ein wenig zu weit geht.

Möchtest du in einer festen Partnerschaft mit einem dich beherrschenden Mann leben?

Auf jeden Fall möchte ich das lieber als das, was ich in letzter Zeit so hatte. Eine Beziehung suche ich schon, aber da fehlte immer irgendetwas. Und sei es nur dieses intensive Auseinandersetzen miteinander. Ich war jahrelang nur in ganz normalen Beziehungen, bis hin zu einer völlig verklemmten Partnerschaft mit einem sehr religiösen Christen. Und dazwischen hatte ich jede Menge One-Night-Stands, was auch nicht befriedigend ist. Danach habe ich mich ein Jahr lang in das extreme Partyleben der SM-Szene gestürzt, aber das ist eben auch nicht das, was ich auf Dauer will. Dieses Bäumchen-wechsle-dich-Spiel ist die Hölle. Bevor man eine Session richtig machen kann, muss man ja auch eine ganze Menge geredet haben. Man muss sich kennen, um dann auch wirklich in die Tiefe gehen zu können.

Hattest du schon mal einen Mann, mit dem du so vertraut warst?

Ja, mit meinem Myspace-Kontakt war das so. Wir haben uns vorher per E-Mail eigentlich über jedes Spiel ausgetauscht. Da hatte ich auch das Gefühl, dass er mich kennt. Wir haben uns zwar nur dreimal getroffen, aber das war sehr, sehr heftig. Ohne vorherigen Austausch und ohne die spätere Nachfrage, ob das noch okay war, wäre es nicht gegangen. So dass ich ihm meine Eindrücke und Fantasien kommuniziere, damit er den Rahmen besser abstecken kann, in dem er sich bewegt. Dazu ist es aber leider nicht mehr gekommen, weil wir uns nicht wieder getroffen haben. Mit ihm und mir, das geht nicht, er hätte mich nicht sitzen lassen, wenn das anders wäre. Aber ich habe gemerkt, dass er mir ganz wichtig ist.

Wie soll deine SM-Beziehung aussehen?

Im Alltag möchte ich schon mitreden. Selbstaufgabe und nur geführt werden ist nichts für mich. Ich glaube, der Kokser damals hätte das auch haben wollen. Er war nämlich ein Kontrollfreak, er hat mich ein wenig isoliert. Ich bin irgendwann nicht mehr abends weggegangen, nicht mal mit ihm. Und da waren seine Eifersuchtsanwandlungen: Wenn mir beispielsweise jemand auf den Arsch geguckt hat, war ich daran schuld. Unterwegs war dann immer alles noch ganz nett, aber wenn wir nach Hause gekommen sind, war der Teufel los. Irgendwann kam er mal nach Hause und hat mich gefragt, was ich denn so mache, und ich sagte, ich sehe fern. Er hat mich dann völlig entgeistert angesehen – mir war gar nicht aufgefallen, dass der Fernseher seit zwei, drei Stunden nicht mehr an war. Ich war so abgestumpft, da war gar nichts mehr da, kein Antrieb, kein eigenes Leben, gar nichts. Das hat mich sehr erschreckt.

Kannst du denn genau beschreiben, was du willst?

Das ist sehr schwer. Ich glaube eigentlich, jemanden … *(Pause, sie überlegt)* der mir ebenbürtig ist. Dem ich im Spiel dann aber ein ganz klein wenig nachgeben muss, um ihn als dominant wahrnehmen zu können. Es ist eben einfach schwer, wenn man etwas im Kopf hat und sich kleiner machen muss, um auf einer Party mit jemandem spielen zu können. Meine Unterordnung ist dann nur gespielt. Ich habe selten so sehr Respekt vor einem Mann, dass ich nicht spielen muss. Ich muss dann so tun, als würde ich den Menschen wirklich ernst nehmen, obwohl er in meinen Augen nicht wirklich ernst zu nehmen ist.

Und warum tust du es dann trotzdem?

Das ist wie eine Sucht. Mich treiben dann zwei Dinge. Zum einen muss ich mich erniedrigen, und das macht mich an. Zum anderen ist es einfach der Schmerz, der mir zugefügt wird, und dieses Gefühl suche ich. Was anderes bleibt mir ja nicht. Ich hoffe, dass ich mal wieder jemanden finde, der meinem Anspruch gerecht wird. Es müssen ja nicht immer die Schläge sein. Ich möchte jemanden, der auch am Frühstückstisch bei geistiger Konversation mit mir spielen kann. Es ist genau dieses Zwischenmenschliche, über das ich gern herausgefordert werde. Aber auch herausfordern möchte, ohne dass der andere gleich anfängt zu zittern. Das passiert mir oft. Ich muss mir einfach den Mund verbieten, nur um die Leute nicht zu verunsichern. Weil sie nicht wirklich dominant sind, weil sie keinen Arsch in der Hose haben, weil sie unsicher sind. Nicht so eine coole Drecksau, wie ich sie brauche. Und er soll natürlich schon ein Gentleman sein, ich möchte ja in der Öffentlichkeit nicht so dastehen, als wäre ich der letzte Idiot, wenn er mich an der Leine durch die Gegend zerrt.

Was ist stärker bei dir ausgeprägt, dein Masochismus oder deine Devotion?

Vor 15 Jahren hätte ich gesagt, es ist ausgeglichen. Jetzt habe ich keine Erfahrung mehr in Sachen Devotion, weil ich niemanden mehr getroffen hatte, der mir gewachsen schien. Und der mich auch körperlich überwinden kann. Das ist das nächste Problem. Ich bin eher groß und nicht gerade schwach. Es ist nicht so einfach, mich wirklich zu überwältigen. Folglich dominiert im Moment der Schmerz.

Und in deiner Vorstellung?

Meine Fantasien bewegen sich in beide Richtungen, Schmerz und Unterwerfung. Sie wären, glaube ich, auch langweilig, wenn ich nur an einen Aspekt denken würde. Und obwohl ich mich an sich als hetero bezeichnen würde, spielen auch Frauen eine Rolle. In der Fantasie ändern die Protagonisten auch mal das Geschlecht, wenn ich merke, dass das gerade nicht passt. Ich wechsle in meiner Fantasie auch manchmal die Rolle. Man muss auch ein wenig ein Switcher sein, also in der Lage sein, sich beide Seiten vorzustellen. Es gibt auch Fantasien, die ich nicht ausleben möchte. Es gibt Dinge, die sollte man in der Realität nicht versuchen. Ich fantasiere zum Beispiel auch von Natursekt und habe das mal tatsächlich versucht. Einmal aktiv, einmal passiv, und ich finde beides furchtbar. Das hat so eine Ahnung in mir hervorgerufen, dass es Sachen gibt, die einfach in der Realität nicht gut sein können. Aber in der Fantasie ist es toll.

Versuchst du, Szenarien aus deinem Kopf in eine Session zu retten, oder bist du eher spontan?

Ich handle eher spontan als zu planen. Und ich denke nicht viel darüber nach, ob ich in dem Moment eine Grenze überschreite. Ich habe in verschiedensten Konstellationen und auch an verschiedensten Orten gespielt. Ich kann mich noch erinnern, dass ich einmal mit meinem Freund und seinem Mitbewohner in so einem von Punks als Kneipe ausgebauten Keller war und wir waren alle total betrunken. Ich habe eine Blondine angeflirtet und wir fingen an rumzuknutschen. Die warf mich dann vor irgendwelchen Punks auf den Tisch, zog mir mein Höschen aus und fing an, mich zu lecken. Und dann kam auch noch der Mitbewohner dazu. Wir wollten dann eigentlich zu viert nach Hause gehen, bis mir auffiel, dass ich eigentlich viel zu betrunken war, und mir übel wurde. Ich habe das Ding dann abgeblasen. Meine normalen Beziehungen sind also sexuell auch immer ausgefallen, und ausgefüllt auch. Deswegen habe ich das so lange aushalten können ohne SM.

Wissen deine Freunde von deiner Neigung? Wie weit lebst du SM offen?

Inzwischen wissen es schon einige, aber ich würde es nicht mehr so offen leben. Wegen meines Kindes würde ich es inzwischen mehr verstecken als früher. Ich fühle mich jetzt verantwortlich dafür, dass er auch aufwachsen kann, ohne im Alltag von der Sexualität seiner Mutter behelligt zu werden, ohne dass Menschen in seiner Gegenwart meine Sexualität thematisieren. Ich habe keine Angst davor, ihn damit zu verstören, sondern eher, dass seine Umgebung das sehen und ihn deswegen anders behandeln könnte. Ich denke nicht, dass es schädlich für ihn wäre, wenn er als Teenager zum Beispiel mitbekommen würde, dass die Eltern noch Sex haben. Aber das Umfeld geht eben nicht, ich würde zum Beispiel nicht in Leder und Latex im Kindergarten auftauchen oder ihn von der Schule abholen.

Gefallen dir solche besonderen Materialien, Latex und Leder?

Latex und Leder habe ich eigentlich nie getragen, aber meine Kleidung war früher immer ganz wild, ganz bunt und ganz kurz. Aber jetzt, nachdem ich das Kind bekommen habe, habe ich, nicht nur wegen der Figur, die ganz, ganz kurzen Röcke weggegeben. Ich möchte nicht, dass sich mein Sohn, wenn er sieben Jahre alt ist, dafür schämt, dass die großen Jungs seiner Mutter gern unter den Rock sehen wollen. Jetzt ist das irgendwie auch nichts mehr. Als ich letztens die ersten Falten und die ersten grauen Haare an mir entdeckt habe, habe ich mir gesagt: Ich kann nicht dasselbe anziehen wie meine 13-jährige Nichte. Und die hat sich gefreut, als ich ihr meine Röcke vermacht habe, für sie waren die auch noch lang genug.

Haben Bekannte von dir schon mal ablehnend reagiert, wenn du ihnen erzählt hast, wie du so tickst?

Nein, bis jetzt sind mir alle eigentlich eher mit Neugier begegnet. Es gab mal eine, die das irgendwie ignoriert hat. Als ich mal versucht habe, was zu erzählen, hat sie das übergangen und ist nie wieder darauf zurückgekommen. Ich dachte mir: Auch gut, die will das wohl nicht wissen. Wirklich auf Ablehnung bin ich bisher noch nicht gestoßen. Es gab aber Menschen, die sich das bei mir überhaupt nicht vorstellen konnten. Ich habe früher ja nachts auch viel allein hinter dem Tresen gearbeitet, da kommen schon viele komische und betrunkene Menschen, vor allem Männer. Da muss man dominieren, um die Lage zu kontrollieren. Also habe ich mir das nach außen hin eben angewöhnt. Ich muss zeigen, dass ich auf jeden Fall die Stärkere bin, und sie gehen dann, wenn ich es will, raus.

Im Moment bist du nicht in einer festen Beziehung. Wie lebst du SM denn zur Zeit aus?

Meistens lerne ich meine Spielpartner über das Internet kennen, über die »Sklavenzentrale«. Den ersten Kontakt stelle fast immer ich her, mir schreibt eher selten jemand. Das ist beim Ausgehen dasselbe, da bin ich auch meist aktiv. Wenn sie dann mit nur wenigen Rechtschreibfehlern zurückschreiben können und in der Lage sind, meine Worte wirklich zu lesen, bin ich auch schnell zu einem Date bereit. Ich habe auch keine Zeit zu verschwenden. Mein Kind schläft noch immer nicht durch, und wenn ich auf acht Stunden Schlaf kommen möchte, kann ich nicht mit irgendjemandem permanent Mails austauschen, wenn es sich nach Wochen dann sowieso als Seifenblase entpuppt. Und ich sagte ja auch schon, dass ein Mann mich auch mit seinem Gebaren, mit seiner körperlichen Ausdrucksweise fangen muss. Wenn die Atmosphäre, die zwischen ihm und mir herrscht, sich im realen Raum nicht gut anfühlt, dann kann ich es auch gleich sein lassen.

Und wenn du jemanden gefunden hast, sei es auf einer Party oder im Internet, magst du es dann, wenn euch andere dabei zusehen?

Nein, ich habe keine explizit exhibitionistische Ader, aber wenn ich richtig spitz bin, dann macht es mir nichts aus. Es ist nur schlecht, wenn das Gefühl zwischendurch ein wenig abflaut, weil ein Schlag mal nicht richtig gesessen hat oder mich irgendetwas anderes rausbringt. Wenn mir dann wieder bewusst wird, wo ich bin, muss ich das ausblenden. Ich versuche dann, mich wieder auf den Moment, auf die Situation zu fokussieren, und dann ist es mir wieder egal.

Was geht in dir vor, wenn du dich schlagen lässt? Woran denkst du in dem Moment?

Da muss ich nicht mehr richtig denken, das ist ja das Tolle daran. Wenn es sich schön langsam steigert, was ganz wichtig ist, dann schießen die Endorphine ins Blut und man ist total zugedröhnt. Ich kenne das sonst eigentlich nur von Drogen. Wahrscheinlich bin ich drogensüchtig. *(Sie lacht)* Neben dem Gefühl, dass es mich total kickt und auch glücklich macht, ist da noch ein stärker werdendes Gefühl, der sich permanent steigernde Wille, immer weiterzumachen. Immer noch mehr zu schaffen. Vielleicht kann man das so erklären: Es gibt ja diese dummen Männer, die dann sagen: »Jetzt gibt es zehn Schläge zur Strafe, und du zählst mit.« In dem Moment sage ich mir: Okay, ich fordere ihn während der zehn so heraus, dass es mindestens dreißig werden. Ich will immer noch ein bisschen weiter. Und ich will dabei immer noch stehen. Ich will immer wieder aufstehen, so lange, bis es eben gar nicht mehr geht.

Und womit lässt du dich schlagen?

Das kann alles sein. Mit das Extremste war ein Paddle mit lauter kleinen fiesen Piksern drauf, das war unglaublich. Das war mein Einstieg in die »Sklavenzentrale«. Nachdem ich den Kontakt geknüpft hatte und der Mann mich in einen Club mitgenommen hatte, sind wir dann bei ihm gelandet. Ich bekam erst mal einen Schreck, denn in seinem Schlafzimmer erwartete mich das volle Programm: Balken, Ringe und Ketten, die an der Wand hingen, alles stand voll mit irgendwelchen Peitschen, Paddles und so Sachen. In dem Moment wurde mir dann klar, was ich gerade mache. Nämlich einem Hardcore-Sadisten offenherzig zu folgen und ihm zu sagen: Hallo, hier bin ich, bitte mach doch mal was mit mir. Mich beruhigte nur, dass ich sicherheitshalber sein Autokennzeichen weitergegeben hatte. Er verpasste mir eine Augenklappe und band mich an Händen und Füßen hängend an den Balken und versohlte mir mit irgendetwas den Hintern. Ich merkte ein Prickeln, das immer stärker wurde, und irgendwann lief etwas Warmes an meinem Po runter. Ich habe mich gewundert und ihn gefragt, was das war, denn ich schwitzte doch gar nicht so sehr, es war kalt. Bis er dann sagte: Das ist dein Blut. In dem Moment war ich sehr froh, dass ich so aufgehängt war. Allein der Gedanke hat mir die Kehle zugeschnürt, ich war kurz davor, ohnmächtig zu werden. Das war zwar alles so nicht unbedingt meine Absicht gewesen, aber es war toll. Ich kann gar nicht sagen, was toller war: das Gefühl, dass mein Blut an meinem Arsch hinunterläuft, oder das Gefühl, dem Schmerz ausgeliefert zu sein. Ausgeliefert sein ist für mich ein sehr starkes Motiv. Dasselbe gilt für die Psyche, wenn mich jemand durch seine geistige Dominanz so gefesselt hat, dass ich mich nicht mehr rühre und ertrage, was man mit mir tut. Und sei es nur zu denken, dass ich nicht gehen kann, weil ich dann nicht bekomme, was ich möchte. Das Paddle vermisse ich seither. Es hat auch keine Narben hinterlassen, denn das sind nur kleine Pikser wie Nadelstiche.

Du sagst, du seiest nicht so devot. Bekommt man dich mit Schmerzen denn dahin?

Nur mit Schmerzen schafft man das eher nicht. Ich war mal allein bei einer Versteigerung und hatte mir halbwegs denjenigen ausgeguckt, der mich dann ersteigern sollte, was er dann auch gemacht hat. Er hat mir dann ordentlich den Hintern versohlt, wobei ich mitzählen sollte. Wie ich das so mache, habe ich bei jedem zweiten Schlag gesagt, der zählt nicht, der war zu lasch. Ich hasse das mit dem Zählen, es wirkt so lächerlich. Als er damit fertig war und die Zeit auch irgendwann abgelaufen war, wollte ich auch keine zweite Runde mehr. Schließlich habe ich ihn irgendwann ruppig losgeschickt, mir noch ein Bier zu holen. Als er das auch sofort gemacht hat, war es natürlich ganz vorbei. Der dominante Part muss es schaffen, dass ich in so einer Konstellation den Verstand richtig ausschalte. Sonst fange ich an, alles rational zu analysieren, und denke dabei auch drüber nach, ob ich einen Termin vergessen habe oder Ähnliches. Es ist ganz schlecht, wenn der Kopf wieder anfängt zu denken. Ich möchte nicht unbedingt durch rohe Gewalt beherrscht werden, sondern ich möchte, dass man meinen Verstand mit Fantasie fesselt. Dann kann man mich begeistern. Das ist so etwas wie verliebt sein, würde ich sagen. Wenn es nur die reinen Schmerzen sind und derjenige ansonsten nichts zu bieten hat, habe ich irgendwann keinen Respekt mehr. Es muss ja nicht mal jemand sein, der wahnsinnig viel im Kopf hat, er muss nicht einen Hochschulabschluss und einen Doktortitel haben, er muss einfach nur Fantasien haben und auch in mir auslösen können.

Aber kannst du dich wirklich von jemandem dominieren lassen, den du für weniger intelligent hältst?

Nein, das geht nicht. Er muss dann schon eine enorm große Fantasiewelt in meinen Kopf verpflanzen, die permanent bestehen bleibt. Es darf keinen Sendeschluss geben. Es wäre am allertollsten, wenn ich ihn immer in meinem Kopf hätte, ich sollte eigentlich möglichst immer an ihn denken müssen.

Kannst du dich an die Situation erinnern, die für dich am demütigendsten und im Nachhinein auch noch sehr erregend war?

Ja, das ist bei mir noch sehr präsent, und zwar war das beim dritten Treffen mit dem Mann, den ich bei Myspace kennengelernt hatte. Ich war ihm schon sehr verfallen, habe aber auch gemerkt, dass er sich schon entfernt. Und ich habe mich natürlich verkehrt verhalten, ich bin immer mehr am Boden gekrochen, nicht nur sprichwörtlich. Ich habe sein Sperma von meinem Boden aufgeleckt in der Hoffnung, dass ihn mein Gehorsam irgendwie dazu bewegen würde, bei mir zu bleiben. Aber das war wahrscheinlich genau das Falsche. Das war vor allem auch deshalb so erniedrigend, weil ich wusste, dass er mich trotzdem verlassen würde. Freiwillig hätte ich das nicht getan, er hat das von mir verlangt. Ich wusste ja, wie lange ich meine Wohnung nicht mehr gewischt hatte. Ich möchte auch gezwungen werden, ich möchte nicht dürfen, sondern ich möchte müssen. Und ich möchte herausfordern. Und bezwungen werden. Ich möchte jemanden so lange herausfordern, bis er das Tier in sich freilässt, das mich dann bezwingt. Weil ich auch glaube, dass viele Männer nicht richtig loslassen, bis sie in diese Situation gebracht werden.

Möchtest du wirklich einem Mann gegenüberstehen, der die Kontrolle über sich verloren hat?

Mach mir bitte keine Angst, bisher ist das immer gut gegangen. Die Männer, die ich bisher hatte, sind selbst in extremen Situationen immer noch Mensch geblieben und haben auch diese äußersten Grenzen – Blut, Exkremente, bleibende Schäden – nicht überschritten.

Magst du bestimmte Schmerzen lieber als andere?

Manchen Schmerz mag ich überhaupt nicht, kann ihn aber akzeptieren und toleriere ihn im Rahmen dessen, dass ich ja auch gern etwas erleiden möchte. Dass etwas passiert, was ich objektiv nicht mag. Analsex zum Beispiel, also etwas ganz Banales, worauf andere Frauen abfahren. Das tut mir weh, das mag ich nicht. Das ist aber etwas, was ich im Rahmen meiner Grenzen noch zulassen könnte. Natürlich muss man dabei auch darauf achten, dass nichts kaputtgeht. Das ist zwar eigentlich keine Praktik, die darauf abzielt, mir wehzutun. Dabei geht es eher darum, jemanden zu erniedrigen. Das ist aber auch eine Art, Schmerzen zuzufügen, nur eben psychisch. Ganz besonders dann, wenn der Mann weiß, dass ich das nicht mag.

Bist du mit dir im Reinen, was deine Sexualität anbelangt?

Ja, es gibt andere Sachen, die mich schmerzen, aber meine Sexualität nicht. Mir macht eher zu schaffen, dass meine devote Art manchmal im Leben durchschlägt, beispielsweise meine beruflichen Chancen beeinflusst. Mein Verhalten im Berufsleben würde ich manchmal gern ändern und den Eindruck, den ich dort erwecke, ich bin da oft sehr zurückhaltend und äußere meine Vorstellungen und Wünsche nicht. Es mag zwar sein, dass ich selbstbewusst rüberkomme, aber ich bin es nicht wirklich. Ich denke, das ist Teil meiner Persönlichkeit, die wahrscheinlich dafür gesorgt hat, dass ich nicht Switcher und auch nicht dominant bin, sondern masochistisch und devot.

Wie sehr beeinflusst deine Neigung deinen Alltag, wie wichtig ist die Sexualität?

Ich kann das nicht in eine Skala von eins bis zehn pressen, das variiert ja auch. Wie das Interesse an Sex überhaupt ja auch variiert, im Laufe des Monatszyklus oder auch unter den Schwankungen der allgemeinen Lebensumstände. Wie gesagt, ich konnte es jahrelang sein lassen, da war es nicht wichtig. Aber wenn ich so darüber nachdenke, würde für mich zum perfekten

Mann auf alle Fälle die SM-Komponente gehören. Ohne geht es nicht mehr. Ich habe schon mehrmals in meinem Leben festgestellt, dass ich das für ein paar Jahre verdrängen kann, aber es kommt irgendwann doch als starkes Bedürfnis wieder. Womöglich könnte ich jetzt auch eine Partnerschaft über mehrere Jahre ohne SM laufen lassen – wobei ich sowieso nicht daran glaube, dass ich so beziehungsfähig bin, um eine lebenslange Bindung einzugehen. Aber ich glaube, das Bedürfnis nach SM würde wiederkommen, immer wieder. Wenn ich eine Affäre beginne, die mir auf jeden Fall lieber ist als One-Night-Stands, teste ich immer irgendwann ein wenig an. Das heißt, ich habe schon mehrmals mit einem Mann ganz »normalen« Sex gehabt, und er hat sich danach bei mir entschuldigt, dass er meinem Wunsch nach Dominanz nicht entsprechen konnte. Ohne dass ich wusste, wo und wie ich das geäußert hätte. Ich denke, ich signalisiere das auch körperlich.

Obwohl du ja eigentlich nicht durch und durch devot bist …

Doch, ich kann schon sehr kriecherisch sein. Die Männer, bei denen ich renitent und aufmüpfig war, waren ja auch keine richtigen Partner, kein adäquates Gegenüber. In diesen Beziehungen rührt mein starkes Bedürfnis nach Masochismus daher, dass die devote Ader überhaupt nicht befriedigt wird. Dann muss es einfach extremer sein, um den Rest zu übertönen. Normalerweise trinkt man sich die Männer schön, bei mir ersetzen eben Schläge den Alkohol, damit ich sie akzeptiere. Und wahrscheinlich ist es so, dass ich mich nur dann verlieben kann, wenn der Mann vorher stark genug ist, mich zu unterwerfen. Dann kann ich sehr kriecherisch sein.

Wie wichtig ist dir dein Orgasmus, musst du jedes Mal befriedigt sein?

Mein Orgasmus kann ruhig ein wenig hintanstehen, das törnt mich sogar eher an. Ich hatte einmal eine Affäre mit einem Mann, der mich aus der Ferne kontrolliert hat. Er hat damit angefangen, mir zu untersagen, es mir selbst zu machen. Ich mache das zwar sonst nicht jeden Tag, aber dieses Verbot führte dazu, dass ich permanent daran dachte. Es gab überhaupt nichts Wichtigeres mehr. Es dauerte keine drei Tage, dann habe ich ihn nur noch angebettelt. Und das mündete in einem Wahnsinnsorgasmus am Telefon. Es gab für mich schon viele wirklich gute Sessions ohne Orgasmus. Der Myspace-Kontakt hat die Messlatte auch deshalb so hoch gelegt, weil er mich gar nicht hat kommen lassen. Er hat sich befriedigt, aber ich durfte nicht. Er hat immer kurz davor aufgehört und sich dann wieder wochenlang nicht gemeldet. Da stand ich permanent unter Strom und war ganz wuschig. Er hat meine Lust kontrolliert, sich selbst aber genommen, was er wollte. Und das hat mich scharf gemacht.

Was denkst du, woher deine Neigung kommt?

Ich kann es nicht sagen, und es gibt auch nichts, woran ich es festmachen könnte. Meine Schwester hat vielleicht einen kleinen Anteil daran, dass ich so offen mit Sexualität umgehe. Sie ist dreieinhalb Jahre älter als ich und hatte mir schon Sachen vorgemacht. Ich weiß noch, als ich ganz klein war, hat sie mir erzählt, dass sie ihren Freund nackt an einen Stuhl gefesselt hat, um dann mit einem feuchten Pinsel an seinem Körper entlangzufahren. Das war zwar kein SM, aber solche Ideen habe ich schon im Kopf gehabt. Es sind mir rückblickend schon Dinge eingefallen oder aufgefallen, die eventuell Auslöser gewesen sein könnten. Aber ganz viel macht eben auch die Persönlichkeit, die Veranlagung, aus. Inzwischen ist mir die Suche nach dem Ursprung eigentlich auch egal. Ich bin einfach froh, dass es mich so bereichert. Es bedeutet eine Steigerung meiner sexuellen Empfindungsfähigkeit, wo auch immer es herkommen mag. Es ist ein Geschenk, das ich genieße. Und es ist noch mal viel schöner, als einfach nur Sex zu haben.

»Die devoten Frauen sind mir zugelaufen, dominante musste ich suchen«

Peter, 27, Veranstaltungstechniker

Peter kommt direkt von der Arbeit aus zu uns, daher ist er etwas abgekämpft. Er ist wahrscheinlich das beste Beispiel dafür, dass die Vorstellung, SMer tragen alle Lack und Latex, wirklich nur ein Klischee ist. Mit seinem dunklen Kapuzenpulli, den abgewetzten Jeans, Turnschuhen und seinen langen dunklen Haaren sieht er eher so aus, als wäre er auf dem Weg zur Revolutionären 1.-Mai-Demonstration in Berlin-Kreuzberg und nicht zu einem Gespräch über seine Lust am Spiel mit Schmerz und Unterwerfung.

Seit wann hast du BDSM-Fantasien?

Die habe ich seit allerfrühester Kindheit, seit wann genau kann ich nicht sagen. Aber lange bevor ich sexuelle Fantasien hatte, merkte ich, dass es mir gefällt, gedemütigt zu werden. Und als Jugendlicher habe ich nie verstanden, was die anderen Jungs so wahnsinnig toll am Rumknutschen fanden. Ich empfand das eher als langweilig. Aber als ich das erste Mal von Dominas und SM las, wusste ich sofort: Das ist es. Vor der Pubertät hatte ich viele Fantasien in die Richtung, aber ich wusste ganz lange nicht, wie man das nennt, und das hat diese Zeit nicht unbedingt einfacher gemacht.

Und wann hattest du das erste Mal reale SM-Erlebnisse?

Ich konnte erst mal mit niemandem darüber reden, weder mit Freunden noch mit meiner Familie. Ich habe dann Gott sei Dank sehr früh einen Internetzugang bekommen und mir Bilder aus dem SM-Bereich angesehen – da wusste ich, dass es genau das ist, was ich will. Interessanterweise schon damals in beide Richtungen, dominant und devot, das hat mich beides angemacht. Als ich ungefähr 17 war, habe ich mich eines Abends, eigentlich mehr aus Spaß, als Sklave in einem ganz normalen Flirtforum angemeldet und bin dabei tatsächlich mit einer Frau ins Gespräch gekommen. Wir haben immer wieder gechattet, bis ich eines Tages zu ihr gefahren bin. Da sie in Hamburg wohnte, war das ein Fünf-Stunden-Ritt für mich. Und diese Frau hat mich dann zum ersten Mal verhauen. Sie war nicht wesentlich älter als ich, aber sie hatte noch eine deutlich ältere Freundin dabei, die professionelle Domina war. Und die beiden haben mich dann gemeinsam in die Mangel genommen. Da es für die Jüngere auch das erste Mal war, wurde sie von der Domina angeleitet. Es war total aufregend für mich und wir haben uns auch öfter an den Wochenenden getroffen, aber Sex hatten wir nie gemeinsam. Da aber Wochenendbeziehungen einfach schwierig sind, ist es irgendwann dann im Sande verlaufen. Zu der Zeit war ich noch immer Jungfrau.

Hast du vorher schon mal bei anderen Mädchen versucht, dich devot oder dominant zu verhalten?

Ehrlich gesagt ist es nie so weit gekommen. Ich hatte ein Händchen dafür, mir immer Frauen zu suchen, die weit weg wohnten. Das lief dann so: im Suff ein wenig rumknutschen, fummeln und sich dann wieder ein halbes Jahr nicht sehen. Aber außer ein paar Teenie-Rumknutsch-Beziehungen hatte ich bis dahin noch nicht viel Erfahrung.

Und was passierte nach der Beziehung zu der Hamburgerin?

Danach passierte erst mal lange Zeit gar nichts, da ich in der tiefsten Provinz wohnte. Dort traf man nicht so viele Gleichgesinnte. Mit 19, 20 hatte ich dann eine Freundin, die anfangs auf keinen Fall SM wollte. Ich habe aber die ganze Zeit versucht, es ihr schmackhaft zu machen, ihr meine devote Seite nahezubringen. Leider stand sie dem immer sehr ablehnend gegenüber. Eines Abends lag sie im Bett nackt neben mir, ich weiß wirklich nicht, was mich da geritten hat, jedenfalls habe ich angefangen, ihr den Arsch zu versohlen. Ich habe einfach ein paarmal zugehauen, um zu sehen, wie sie reagiert. Und erstaunlicherweise ist sie voll darauf abgegangen. Ich prügele ja nicht ohne Rücksicht einfach drauflos, sondern habe geschaut, wie sie reagiert. Ich hatte eigentlich angenommen, dass sie mir eine knallen würde. Aber sie fing an zu stöhnen ... Dann habe ich weitergemacht und wir hatten einen schönen Abend. Die nächsten zwei, drei Tage hat sie dann nicht mit mir geredet, weil ihr Weltbild zusammengebrochen ist. Wir waren auf derselben Schule und sie hat immer einen Riesenbogen um mich gemacht und von Weitem rübergeschaut.

Ist dann noch mal was in der Richtung passiert?

Ich hatte zu der Zeit auch immer noch Kontakt zu meiner Exfreundin in Hamburg. Die kam eines Tages vorbei und brachte mir einen Beutel mit Spielzeug aus unserer gemeinsamen Zeit. Und damit habe ich dann öfter mal mit meiner Freundin gespielt, die nach ein paar Tagen wieder auf mich zugekommen ist. Da war ich dominant, ich habe sie gefesselt, gehauen, alles Mögliche. Als ich zum ersten Mal eine Frau auf Knien an der Hundeleine gezwungen habe, mir einen zu blasen, da wusste ich: Jaaa ... *(Er dehnt das Ja sehr lange und zufrieden)* Davon habe ich geträumt, seitdem ich zum ersten Mal solche Bilder im Internet gesehen habe. Und ich dachte eigentlich, ich würde es nie schaffen, eine Frau wirklich dazu zu bewegen. Aber sie machte es, das war Wahnsinn.

Und wann bist du nach Berlin gezogen?

Im Jahr 2003. Mein Freundeskreis war quasi geschlossen nach Berlin gezogen, und ich bin, nachdem ich ein Jahr in der Schule wiederholt habe, hinterhergezogen. Und ein weiterer Grund, aus meiner Heimatstadt wegzuziehen, war ein Beziehungsfiasko, das ich gerade hinter mir hatte, so richtig mit Psychoterror.

Hatte das mit SM zu tun?

Nein, das war einfach nur ein Beziehungs-Eifersuchtsdrama. Es ist lang vergangen und wir vertragen uns auch wieder, und mit SM hatte das wirklich überhaupt nichts zu tun. Zu dem Zeitpunkt wollte ich auch erst mal überhaupt nichts mehr von Frauen wissen. Ich habe gefeiert und was man eben sonst so macht während des Zivildienstes. Aber irgendwann meldete sich mein Verlangen nach SM wieder und ich dachte mir: Verdammt, du sitzt doch hier mitten in Berlin, wovon du früher immer geschwärmt hast, probiere es doch mal aus. Daraufhin habe ich mich im Internet schlau gemacht und Kontakt zu einer dominanten Frau aufgenommen, die schon ein wenig älter war. Wir haben uns in einem SM-Club verabredet und sie war ganz überrascht, dass ich kam, denn sie hatte schon öfter die Erfahrung gemacht, dass die devoten Männer nicht erscheinen. Mit ihr habe ich dann zwei, drei Mal gespielt. Es ist aber nichts daraus geworden, denn der Altersunterschied war doch zu groß, sie war 25 Jahre älter als ich.

War dieses Treffen dein erster Kontakt mit der Szene in Berlin?

Ja. In Hamburg, als ich zum ersten Mal in einen Club gegangen bin, war ich mit Szeneleuten zusammen. Hier in Berlin musste ich das zum ersten Mal allein machen. Und ich musste mich dazu durchringen, allein, ohne jemanden zu kennen, so einen Club zu betreten. Das hat mich wirklich sehr viel Überwindung gekostet, aber es hat mir auch Stärke gegeben.

Abgesehen von deiner ersten Beziehung, die etwas länger gedauert hat, hattest du immer nur kurze Beziehungen?

Darin bin ich Spezialist. Insbesondere die Offenheit in meinen Beziehungen nimmt zu. Das heißt, ich bin nicht mehr so exklusiv mit einem Partner zusammen. Und ich habe festgestellt, dass ich unbedingt einen dominanten, beherrschenden Partner brauche. Bei so jemandem habe ich dann auch zum ersten Mal geputzt, Schuhe und so. Und ich habe gemerkt, dass ich es eigentlich ganz gut finde, einfach nur als submissiver Mensch Befehle zu erhalten und zu befolgen. Auch ohne Sex. Aber demütigen muss es mich schon auch. Mich kickt nicht der Befehl, sondern mich kickt die Demütigung, das machen zu müssen.

Dir geht es mehr um Demütigung als um Schmerz?

Ja, ganz klar, aber das war ein Weg, den ich erst mal gehen musste. Ich habe mich viel verhauen lassen und habe gemerkt, dass es mich nicht anmacht. Wenn ich gesehen habe, wie sehr es andere kickt, habe ich mich immer gefragt: Mache ich irgendetwas falsch? Wieso ist das denn bei mir nicht so, dieser Trip, von dem alle immer schreiben? Dieses Rauschgefühl. Bis ich dann irgendwann für mich beschlossen habe, dass es das einfach nicht ist. Ich bin eben nicht wirklich masochistisch.

Und auf der anderen Seite? Wenn du der Dominante bist?

Da, muss ich gestehen, bin ich sogar extrem sadistisch. Manchmal habe ich sogar Angst vor mir selbst, wenn ich mich zusammenreißen muss, auf die Bremse zu treten. Das habe ich bis jetzt aber immer geschafft. Es kommt natürlich vor, dass man mal eine Grenze überschreitet, aber nicht weit. Man merkt das dann auch sofort und stoppt.

Kannst du beschreiben, inwieweit dich dieser Sadismus befriedigt?

Das ist schwierig. *(Er holt tief Luft)* Es macht mich tatsächlich sexuell an, also, es erregt mich. Und zum anderen spüre ich einfach ein tierisches Machtgefühl, wenn ich jemanden in der Hand habe. Ich hantiere nicht viel mit Bondage oder Gerätschaften. Ich bin relativ groß und vergleichsweise kräftig und es macht mich sehr an, zu zeigen, dass ich der Stärkere bin. Und wenn sie sich mit aller Kraft wehrt und ich sie trotz allem noch mit einer Hand festhalten kann und die andere immer noch frei habe, um ihr wehzutun, dann bringt mich das in eine Art Rauschzustand. Das Gefühl, jemand anderen körperlich zu beherrschen, befriedigt mich. Und das reizt mich an der devoten Seite. Was aber schwer umsetzbar ist, weil Frauen einfach in der Regel schwächer sind als ich.

Kannst du dir das mit Männern vorstellen, die stark genug sind?

Ich habe es mal probiert, aber das sind meistens so Typen aus der Lederszene und die kann ich leider nicht wirklich ernst nehmen. Ich möchte niemanden verurteilen, jeder sollte das tun, was er für richtig hält, aber das ist einfach nicht mein Ding. Ich habe das mal in einem SM-Club erlebt, ich saß in einem Käfig, und vor mir standen zwei Männer in Frauenkleidung, die sich mir gegenüber dominant verhalten haben. Ich musste mir auf die Zunge beißen, um nicht zu lachen, weil ich das einfach partout nicht ernst nehmen kann, so leid es mir tut. Ganz allgemein kann ich Menschen in Fetischklamotten nicht so richtig ab.

Warum? Was stört dich an Fetischklamotten?

Ich finde diese ganzen Outfits total bekloppt, deswegen gehe ich eigentlich fast nie in SM-Clubs. Das ist doch alles Uniformierung. Das alles, ob Latex, Leder oder Lack, gefällt mir nicht. Ein hübsches Kleid reicht für mich völlig aus. Ich würde am liebsten in Alltagsklamotten in den Club gehen. Was mich auch an Clubs stört, ist diese Attitüde, dass viele insbesondere deshalb SM zu praktizieren scheinen, um damit vor anderen anzugeben. Um zu zeigen, wie anders sie doch sind, wie extrem und düster. Zum Beispiel die Leute, die mit dem Ring der O und Halsbändern rumrennen. Und das ist irgendwie Quatsch. Ich mache SM, weil es mir Spaß macht. Ich mache das bei mir zu Hause oder bei jemand anderem privat, aber nicht um etwas Besonderes zu sein. Ich suche etwas Echtes. Viele nutzen SM einfach nur, um sich selbst zu inszenieren. Und das mag ich absolut nicht. Ich will, dass das von innen raus kommt und nicht an irgendwelche Klamotten, die man sich überstreift, gekoppelt ist. Ich möchte jemandem im Alltag dienen, um ihm den Alltag schön zu machen, und genau so sollen wir auch aussehen – alltäglich.

Und was ziehst du dann in einem Club an?

Ganz einfach eine Hose, ein Hemd und ein Sakko drüber. Wenn ich als Devoter unterwegs bin, gehe ich nackt. Ich hatte mal eine relativ kompromisslose Herrin, die wollte abends gern in einen Club gehen. Als ich sagte: »Ich habe aber überhaupt kein Outfit«, meinte sie: »Dann musst du eben nackt gehen.« Wir waren relativ früh da, alle waren angezogen, und ich war der einzige nackte Mensch in dem gesamten Club! Das war mir extrem peinlich.

Aber es hat dir gefallen?

Ja, dieses Peinlich-berührt-Sein hat mir gefallen. Mit zunehmendem Alter wird das schwieriger, aber wenn man als relativ junger Mann auf Partys ist, dann sticht man schon raus unter den meistens eher älteren Solosklaven, die nach einer Herrin suchen. Und wenn man dann nackt zwischen all den Ladys durchläuft und alle Blicke auf einem ruhen, dann ist das schon ein geiles Gefühl.

Mit einem Mann allein kannst du nichts anfangen. Aber wie ist es mit einem Paar?

Das ist sogar mein Traum, den ich mir hoffentlich eines Tages erfülle. Ich hatte es mal in Ansätzen, mit einer Herrin, die einen Freund hatte. Da die beiden eine Fernbeziehung führten, war er nur unregelmäßig mal am Wochenende da. Dieses Wochenende wollten sie natürlich für sich haben, so war ich nur mal kurz am Nachmittag dort. Aber selbst diese kurze Zeit hat mich unheimlich gekickt, das ist mein Überfetisch.

Beide waren dir gegenüber dominant?

Ja, und ich hatte dann auch keinen Sex mit ihr. Die beiden haben miteinander gevögelt, während ich gefesselt im Wohnzimmer warten musste. Danach musste ich das Bett sauber machen und benutzte Kondome wegräumen. Da habe ich gemerkt, dass das schon genau das ist, was ich will. Aber so ein Paar zu finden ist schwierig. Meist suchen Paare, die so veranlagt sind, eher eine Sklavin.

Eigentlich stehst du ja nicht auf Männer. Würdest du in dem Fall auch Sex mit dem männlichen Partner haben?

Ich finde es nicht geil, aber ich würde mich schon dazu zwingen lassen. Es geht darum, dass es negativ ist. In dem Moment ist es auch nicht geil. Das kommt dann erst hinterher. Ich möchte keinem Typen den Arsch lecken, das finde ich schlicht eklig. Und es ist auch in dem Moment erniedrigend und ekelhaft, wo ich es machen muss. Die Geilheit kommt hinterher, aus dem Gefühl heraus, benutzt worden zu sein. Wichtig ist, dass ich dabei nicht befriedigt werde, keinen Orgasmus bekomme. Ich habe nur die anderen zu befriedigen. Ich möchte das Sexspielzeug sein, das man hinterher wieder aus dem Bett wirft. Da ich das aber nicht wirklich erlebt habe, kann ich auch nicht sagen, wie lange ich das aushalten würde. Mein Rekord in Keuschheit liegt bei vier Tagen.

Könntest du dir so eine Beziehung auch auf Dauer vorstellen?

Im Kopfkino könnte ich mir schon eine dauerhafte Sklaverei vorstellen, aber in der Realität bin ich doch ein sehr freiheitsliebender Mensch. Solche Sachen kann man mal ein Wochenende machen oder mal eine Woche im Urlaub. Ich bin berufstätig und habe einen großen Freundeskreis; 24/7, wie man sich das vorstellt, geht mit mir also nicht.

Wissen die Leute in deinem Freundeskreis, wie du veranlagt bist?

Ja, die wissen das. Meine Wohnung ist voller Haken und so Kram. Außerdem habe ich bei eBay Handschellen und Peitschen ersteigert. Als das ein Freund bei mir gesehen hat, dauerte es nur zwanzig Sekunden, bis der ganze Freundeskreis informiert war. Da blieb mir nichts anderes übrig, als in die Offensive zu gehen. Und meine Mutter weiß es inzwischen auch.

Hattest du auch schon längere Beziehungen, in denen du dominant warst?

Ja, ich hatte und habe Beziehungen mit Subs. Die längste dauerte ungefähr ein dreiviertel Jahr. Das ist schon so eine Art 24/7, wenn wir zusammen sind, dann habe ich die eindeutige Führung. Aber wenn wir wirklich einen Abend durchgespielt haben, dann bin ich auch froh, wenn sie geht. Als Dominanter muss man die ganze Zeit da sein mit dem Kopf. Das zehrt an einem. Richtig dominant sein ist einfach sehr anstrengend. Das unterschätzen viele, vor allen Dingen die Subs selbst.

Ist es leichter, devot zu sein?

So kann man das auch nicht sagen. Ich bin ja zurzeit der Haussklave bei einem jungen lesbischen Pärchen ohne SM-Erfahrung, meinen Domina-Azubis sozusagen. Das ist auch etwas Neues für mich, bis jetzt waren die dominanten Frauen eigentlich immer älter und erfahren.

Kann man denn jemandem Dominanz wirklich beibringen?

Eine gewisse Grunddominanz war bei ihnen schon da. Und im Laufe eines Gesprächs kamen wir auf die Idee, das mal auszuprobieren. Die eine ist eine Kollegin aus der Berufsschule. Sie wussten von meiner Neigung, und es ging ursprünglich eigentlich darum, dass ich ihnen mal meine Sub vorführen wollte, weil die total darauf steht. Dabei kam die Rede auf meine Putzleidenschaft, und dann dachten wir, dass wir das mal ausprobieren könnten. Als ich das erste Mal vor den beiden stand – beide jünger als ich und die eine auch noch eine Kollegin –, war das nicht einfach. Und obwohl ich das schon so lange mache, hat es wieder eine große Überwindung für mich bedeutet und ich habe dabei gezittert und war total nervös.

Aber das fandest du wahrscheinlich wieder geil?

Oh ja. Und die beiden waren noch nervöser als ich. Aber dadurch, dass sie zu zweit sind, stützen sie sich gegenseitig. Sie ergänzen sich, und wenn sie mal nicht weiterwissen, verkrümeln sie sich ganz unauffällig in die Küche und beraten sich. Trotzdem entwickelt es sich sehr schnell. Ich bin manchmal selbst überrascht, wie schnell die beiden auf Ideen kommen und wie sie Spaß daran haben und sich ihr Kopfkino entwickelt. Bei vielen Dingen nehme ich mich sehr zurück, was ich einer erfahrenen Domina nicht durchgehen lasse.

Wie lässt man einer Domina denn etwas nicht durchgehen?

Topping from the Bottom, das kann ich gut. Indem ich auch mal Nein sage. Ich möchte ja auch mal bestraft werden. Beziehungsweise kann ich sehr aufsässig sein. Ich kann einen Befehl ausführen und dabei sehr deutlich spüren lassen, dass es mir gerade gar nicht passt. Was dagegen hilft, ist, mir ein paar reinzuhauen. Und das will ich damit ja auch erreichen. Aber bei den beiden geht das eben noch nicht, weil sie sich noch nicht trauen, richtig zuzuschlagen. Ich habe ihnen jetzt meine Peitschen mitgebracht und einen kleinen Peitschenworkshop gemacht und ihnen gezeigt, wie man so ein Ding anfasst und wie man damit üben kann.

Wo liegt der Unterschied zwischen diesen beiden Frauen und deiner großen Fantasie, einem Pärchen, das dich benutzt?

Da fehlt mir die Demütigung, etwas machen zu müssen, was ich nicht will. An zwei Frauen rumzulecken ist etwas anderes, als von einem Mann angefasst zu werden. Der ultimative Kick für mich wäre es, gezwungen zu werden, den Mann sexuell zu befriedigen.

Und was sagt deine Sub dazu, dass du noch anderweitig spielst?

Die findet das tatsächlich interessant und ist neugierig. Sie will immer wissen, was wir genau machen, aber ich erzähle es nicht. Das sind zwei getrennte Sachen.

Würdest du dich auch vor ihr dominieren lassen?

Nein, das würde meine Autorität schon krass untergraben. Es passiert mir auch, dass ich in Clubs auf ehemalige Herrinnen von mir treffe, die manchmal versuchen, mir gegenüber dominant aufzutreten. Aber das blocke ich dann ab, wenn meine Sub neben mir steht.

Würdest du deiner Sub mal erlauben, dich zu schlagen?

Nein, niemals. Sie versucht es ab und zu, aber dann bekommt sie dermaßen eine gescheuert, dass sie sich wieder ein paar Wochen lang nicht traut. In der Beziehung mit einer Person möchte ich, dass feststeht, wer oben und wer unten ist.

Hättest du gern mehrere Sklavinnen auf einmal?

Ich habe schon mal mit zwei Subs gleichzeitig gespielt. Das war leider nur einen Abend, aber – wow, war das geil. Richtiggehend supergeil. Da tun sich Möglichkeiten auf, unglaublich. Da kann man sich auch mal entspannt hinsetzen und der einen sagen, was sie jetzt mit der anderen zu tun hat.

Wie wichtig ist dir, dass deine Subs auch ihre Lust befriedigt bekommen?

Ganz ehrlich? *(Er lacht)* Ist mir scheißegal. Ich mache es dann meistens aus Solidarität, weil sie mir auch irgendwann weglaufen, wenn sie stets unbefriedigt sind. Und okay, manchmal macht es mir auch Spaß. Aber ich muss gestehen, dass es mich noch mehr kickt, sie geil zu machen und dann nicht kommen zu lassen. Und was mir auch sehr viel Spaß macht, ist, sie auf demütigende Art und Weise kommen zu lassen. Rock hoch, und dann darf sie sich an meinem Knie scheuern. Und natürlich ist es ihr peinlich, sie wird knallrot, wenn ich sie danach frage, aber sie ist selbst so geil, dass sie unbedingt kommen möchte. Wenn sie danach dann auf der Couch liegt und sich schämt für das, was sie da gerade gemacht hat, dann ist das richtig geil.

Dich erregt also mehr die Demütigung als die Erregung deiner Partnerin?

Hmm *(zögerlich)*, ich weiß nicht, ob ich das so sagen kann, aber wenn ich dominant bin, dann bin ich auch arrogant. Und dann ist es mir, wie gesagt, scheißegal, dann geht es mir um meinen Spaß. Jetzt, wo wir darüber reden, fällt mir auch auf, dass ich mich mit meiner Sub eigentlich nie über ihre Fantasien unterhalte. Weil es mir egal ist. Die machen, was ich will. Sie schlägt mir auch nie irgendwas vor, obwohl ich sie dazu mal ermutigt habe. Und ob ich das dann tue oder nicht, ist ja meine Sache. Ich denke, sie will sich einfach nur führen lassen.

Und beim Schmerz? Ist es dir egal, ob sie das genießt oder nicht?

Da kämpft mein gesunder Menschenverstand mit meinem Willen zur Triebbefriedigung. Perverserweise fängt es erst dann an, mich zu kicken, wenn ich merke, dass es ihr nicht mehr gefällt. Wenn ich jemanden schlage und der stöhnt lustvoll, dann ist das langweilig. Ich mag es schon, wenn ich merke: Oh, da ist die Grenze. Aber meine Sub ist ein schwarzes Loch für Schmerzen. Die kann weit über alles gehen, was meine Grenzen als Sub wären. Und während ich sie schlage, denke ich mir: Mein Gott, was kann die Frau einstecken.

Erschreckt dich das?

Ja. Und sie schreit dabei ja auch sehr laut. Und trotzdem finde ich das geil. Dieses Geräusch, wenn ich ihr den Mund mit Tape zugeklebt habe, und sie schreit, wenn ich sie dann schlage, das ist so geil. Das ist wirklich pervers, ich weiß es selbst. Aber dieses Geräusch kickt mich wahnsinnig. Und es ist gar nicht so sehr das Geräusch an sich, es ist eher so, dass ich merke, sie lässt total los, wenn sie geknebelt ist. Vorher reißt sie sich immer noch ein wenig zusammen, um meine Nachbarn nicht zu verstören. Und um zu fühlen, ob sie das noch genießt oder ob sie schon über ihre Grenze ist, fasse ich ihr dann zwischen die Beine. Und wenn ich merke, okay, sie ist noch feucht, dann kann es ja so schlimm nicht sein. Da kann sie heulen, so viel sie will.

Versuchst du, ihre Grenzen auch zu überschreiten?

Ich gehe an die Grenze. Und ich versuche, das aus ihren Reaktionen zu schließen, wie sie stöhnt, wie sie jammert. Dazu muss man sich erst mal kennenlernen und ich muss mich rantasten. Um unterscheiden zu können zwischen dem »Bitte mehr«-Nein und dem »Nein!«-Nein. Und sie als richtige Masochistin träumt natürlich auch davon, dass ich weitermache, wenn sie »Nein« sagt. Deshalb sagt sie auch oft »Nein« und »Aufhören«. Für mich war das ein jahrelanger Lernprozess, wirklich weiterzumachen, wenn jemand »Nein« sagt. Die erste Reaktion ist natürlich, aufzuhören, »Oh, um Gottes willen« und »Entschuldigung« zu sagen. Dabei weiß ich doch aus meiner Erfahrung als Sub, wie bescheuert das ist. Man will ja. Und die schlimmste Frage, die man als Sub gestellt bekommen kann, ist: Soll ich weitermachen? Oder: Ist das okay für dich? Denn wenn ich Ja sage, dann ist mein Kopfkino zu Ende, denn es ist ja nicht mehr unfreiwillig. Und wenn ich Nein sagen, dann hört sie auf. Und im Geheimen habe ich als Sub dann den Wunsch, dass sie weitermacht, obwohl sie weiß, dass ich eigentlich nicht will.

Das hört sich nach einer schwierigen Gratwanderung an …

Bei mir hat es Jahre gedauert, bis ich das guten Gewissens machen konnte, wenn ich weiß, dass sie das auch wirklich so will. Mit jemandem, den ich noch nicht richtig kenne, mache ich das nicht. Lieber lasse ich mir hinterher dreimal sagen, das war zu lasch, als dass ich mir einmal sagen lasse, das war zu viel. Als ich das erste Mal so weit gegangen bin, war ich erschrocken über mich selbst, wie sehr mich das anmacht.

Gerätst du in so intensiven Momenten in eine Art Rausch?

Ja. Und worauf ich manchmal wirklich achten muss, ist, während des Spiels anzuerkennen, wo die Grenzen sind zwischen dem, was im Kopf ist, und dem, was in der Realität möglich ist. Gerade was meinen Sadismus angeht, muss ich manchmal auf die Bremse treten.

Was tust du, um wieder aus dem Rausch herauszukommen?

Ich versuche, permanent wach zu bleiben und mich dem nie komplett hinzugeben. Bis jetzt hat das einigermaßen funktioniert. Ich bin noch nie außer Kontrolle geraten. Ein Teil von mir bleibt immer in der Realität und weiß genau, wie weit ich gehen kann. Ich kann sie so weit schlagen, dass sie weinend auf dem Boden liegt. Das ist aber die Grenze. Mein Kopfkino hat natürlich Lust, genau in dem Moment erst richtig loszulegen. Ich merke dann, dass es mich so richtig anmachen würde, erst recht noch draufzuhauen. Aber natürlich ist mir gleichzeitig klar, dass das jetzt nicht geht. Dann lege ich die Peitsche weg, nehme sie in den Arm und tröste sie.

Welches Gefühl hast du, wenn du jemanden schlägst?

Da sind zwei Gefühle. Halb im Kopf – die Macht –, halb zwischen meinen Beinen – die Geilheit. Ich würde sagen, ich spüre es im Kopf, und dann spüre ich meinen Kopf zwischen den Beinen. Weil mich genau dieser Machtrausch kickt und mich geil macht. Macht macht geil.

Es reicht dir, diese Macht zu spüren?

Nein, danach lasse ich mich auch jedes Mal sexuell befriedigen. Das gehört für mich schon zusammen, in neunzig Prozent der Fälle brauche ich meinen Orgasmus. Und danach kann ich dann auch noch weitermachen. Meine Lust ist dann noch nicht unbedingt weg, wie bei vielen anderen. Was mir aber auch gefällt, ist, sie zu demütigen, indem ich sie dann einfach rauswerfe. Das habe ich so ähnlich auch schon mal gemacht. Das finde ich supergeil. Da habe ich sie herzitiert, weil ich geil war. Sie wohnt ein ziemliches Stück weg und muss eine Dreiviertelstunde mit der U-Bahn fahren. Und ich hab ihr schon angekündigt: »Du kommst, bückst dich und ziehst den Rock hoch.« Ich habe nicht mal das Licht angemacht. Dann habe ich sie gefickt und habe sie gleich danach wieder vor die Tür gesetzt.

Und wie fand sie das?

Sehr geil. Sie hat mir hinterher erzählt, dass es für sie total super war. Sie ist dann ja wirklich so, wie man nach dem Sex aussieht, mit völlig zerzausten Haaren und so, in die U-Bahn gestiegen. Und sie hatte den Eindruck, dass alle anderen Fahrgäste ihr ansehen, wo sie gerade herkommt. Und das fand sie wahnsinnig geil. Das habe ich aber nur einmal gemacht, da bin ich leider nicht egoistisch genug. Mich würde es wahnsinnig nerven, so herzitiert zu werden. Ich glaube, es besteht dann auch schnell die Gefahr, dass man den Bogen überspannt.

Wie hast du dich gefühlt, als du zum ersten Mal einer Frau ins Gesicht geschlagen hast?

Das hat mich sehr viel Überwindung gekostet. Ich hatte es mir schon ein paarmal vorgenommen, es aber immer doch nicht gemacht. Eines Abends – ich hatte meine Sub gefesselt – habe ich mir innerlich immer wieder gesagt: Jetzt tu es endlich. Und irgendwann ist es dann passiert. Und das war sehr geil. Jemandem ins Gesicht zu schlagen kostet sehr viel Kraft. Aber ich hatte dann die Rückmeldung von ihr, dass sie es toll fand. Und seitdem ist es für mich kein Problem mehr. Inzwischen fällt es mir sogar leicht. Wenn meine Sub frech zu mir ist, verpasse ich ihr eine Ohrfeige.

Ist es für dich manchmal ein Problem, zwischen Spiel und Alltag zu unterscheiden? Zu merken: Jetzt bin ich wieder im Alltag und jetzt darf ich gar nicht mehr so sein?

Manchmal schon, wenn ich zu viel Zeit mit meiner Sub verbracht habe. Sie steht wirklich drauf, grob angefasst zu werden. Vor allem auch in Situationen, wo es nicht passt, so aus dem Nichts heraus. Und da ist es mir einmal auf der Straße passiert, dass ich einer wildfremden Frau fest an die Brust greifen wollte. Ich habe mich dabei beobachtet, wie ich die Hand aus der Hosentasche genommen habe. Und ich dachte nur: Oh Mist, Junge, pass auf, du bist wieder in der Realität.

Ist es leichter, eine dominante oder eine devote Frau zu finden?

Bis jetzt war es immer so, dass mir die devoten Frauen eher zugelaufen sind und ich die dominanten Frauen eher suchen musste. Ein Großteil der Frauen in meinem Alter sind auch eher devot. Anscheinend benötigen Frauen Erfahrung, um ihre Dominanz auszubilden.

Wie gehst du damit um, wenn deine dominante Partnerin einmal Schwäche zeigt?

Das ist wirklich ein Problem für mich, daran ist bis jetzt eigentlich jede Beziehung gescheitert. Irgendwann kam der Punkt, wo meine Herrin schwach war. Und das geht leider einfach nicht, dann ist es für mich vorbei. Die Herrin, die Domina, die ich suche, das ist die immer starke Überdomina, die es natürlich nicht gibt. Deswegen bin ich fast schon verurteilt dazu, immer auf der Suche zu sein.

Ist es dir egal, wie alt die Frauen sind? Würdest du dich auch von einer deutlich jüngeren Frau dominieren lassen?

Die beiden Frauen, von denen ich mich gerade dominieren lasse, sind drei Jahre jünger als ich. Aber eigentlich erkenne ich die Autorität einer Dominanten umso mehr an, je älter sie ist. Und ich muss auch zugeben: Je älter ich werde, umso extremer werde ich auch. Früher war mir immer wichtig, dass die Domina sexy ist. Inzwischen merke ich, dass ich auch auf Dinge stehe, die abwegig sind und die man einer älteren Frau aber nicht so sagen kann. Das ist ein Dilemma. Ich finde es wirklich geil, einen alten dicken Arsch zu lecken. Aber ich kann ja schwer sagen: Hör mal, ich fände es geil, deinen alten dicken Arsch zu lecken. Das kann man ja nicht machen. Die wollen ja immer, dass man ihnen sagt: »Oh bitte, bitte, lassen Sie mich Ihren göttlichen Herrinnen-Arsch lecken.«

Und was erregt dich dabei?

Nicht die Handlung an sich erregt mich. Der Zwang, etwas Ekliges machen zu müssen, das ist es, was ich geil finde. Und am liebsten habe ich es, wenn sie es mir befiehlt und gleichzeitig weiß, dass es eklig ist. Ich will Nein sagen und dann gezwungen werden. Aber das will keine Frau. Oder vielleicht gibt es irgendwo so eine Frau, mir ist jedenfalls noch keine begegnet. Einmal hatte ich eine, die sich von mir nach einem langen, heißen Arbeitstag hat lecken lassen, in dem Bewusstsein, richtig verschwitzt zu sein. Und sie fand das auch geil, weil sie wusste, dass das eklig ist und mir nicht gefällt. Sie war sogar deutlich jünger als ich, fällt mir gerade ein.

An welchem Punkt würdest du denn zusammenbrechen, wenn eine Frau dich wirklich dominieren würde? Wie weit würdest du gehen?

Psychisch? Warten! Wenn ich in die Ecke gesetzt werde und da auf irgendetwas warten muss. Ich bin ein sehr aktiver Mensch, rund eine halbe Stunde ist die Grenze, dann stürze ich ab. Das ist mir schon diverse Male passiert. Da ist die Situation dann für mich einfach vorbei, ich habe keine Lust mehr daran, ich bin einfach nur noch genervt und will weg.

Wie gehst du mit deinem eigenen Schmerz um?

Schmerz ist für mich Strafe. Ich werde von Schmerzen nicht geil. Und wenn ich es verdient habe, bestraft zu werden, dann werde ich mit Schmerz bestraft. Das ist dann für mich auch eine ernste Strafe. Weil ich es nicht mag, es tut weh, es ist scheiße. Aber es ist eben eine Strafe, die ich mir merke.

Kann man dich mit Strafen konditionieren? Möchtest du das sogar?

Ja, ich wäre sehr gern der auf Knien heranrobbende, »sehr geehrte Herrin« sagende Sklave ohne eigenen Willen. Aber natürlich nicht freiwillig. Wenn ich das wirklich bin, dann aus Angst, weil ich sonst eine gescheuert bekomme. Und nicht, weil ich etwa so devot wäre. Angst und die permanente Drohung müssen immer da sein.

Und deine dominanten Frauen haben es nie geschafft, dir so wehzutun, dass du richtig Angst vor ihnen hattest?

Sie haben irgendwann versucht, meine Versklavung herbeizudiskutieren. Und das war für mich der falsche Weg. Mir fehlte bei ihnen dann irgendwann die Rücksichtslosigkeit, den eigenen Willen durchzusetzen, mit dem Wissen, dass mir das nicht gefällt. Das ist der Punkt. Sie wollen immer, dass man das freiwillig macht, dass man Sklave sein will. Hingabe ist das Zauberwort.

Und was ist anders im Verhältnis dominanter Mann zu devoter Frau?

Meine Erfahrung ist, dass es für devote Frauen das Normalste der Welt ist, einen Befehl zu verweigern, wenn sie das nicht möchten. Die sagen: »Nein, leck mich doch, du blödes Arschloch.« Und die wollen dann gezeigt bekommen, dass sie unten sind, sie wollen provozieren und dann überwältigt werden. Mache ich das als Mann bei der dominanten Frau, dann ist sie erst mal beleidigt und ich darf mir wieder anhören, ich sei ein Wunschzettelsklave. Anstatt mich einfach zu bestrafen, anstatt mir einfach eine Ohrfeige zu verpassen. Alle Subs, die ich hatte, waren eigentlich sehr starke, selbstbewusste, arrogante Frauen, die mich alle Arschloch genannt haben. Was ich geil fand. Denn ich finde es geil, eine Frau, die sich vor mich hinstellt und zu mir sagt »Leck mich am Arsch«, runterzukriegen. Aber mach das mal einer Frau gegenüber. Ich habe noch nicht erlebt, dass das funktioniert. Das ist das, was ich suche. Ich möchte schon höflich sein, dieses ganze »Jawohl, Herrin« und so – aber nicht freiwillig. Ich möchte dahin gezwungen werden. Ich möchte ein wenig gebrochen werden. Und ich möchte eben zum Sklaven gemacht werden, dazu gezwungen werden. Das suche ich seit langer Zeit und es passiert einfach nicht. Das soll aber nicht heißen, dass ich nicht auch wundervolle Beziehungen zu ihnen hatte. Meine längste Beziehung hatte ich mit einer dominanten Frau und es war eine schöne Zeit.

Kannst du sagen, ob du mehr devot oder mehr dominant bist?

Ich würde sagen devot. Siebzig Prozent devot, dreißig Prozent dominant. Wenn ich eine neue Herrin kennenlerne, bin ich anfangs immer sehr devot. Aber irgendwann stelle ich fest, dass sie einfach nicht fies genug für mich ist. Und dann kommen sie auch immer mit diesem Beziehungskram. Der Wunsch nach dem Märchenprinzen, der ich nicht bin und auf den ich keine Lust habe. Ich möchte einfach nur Diener sein. Und wenn ich dann sehe, dass dem nicht so ist, kommt in mir die eigene Dominanz wieder hoch.

Wärst du gern »normal«?

Jetzt, wo ich weiß, was alles geht und wie abwechslungsreich meine Sexualität ist, würde ich das natürlich nicht wollen. Und ich behaupte, dass viele, die eine »normale« Sexualität haben, gar nicht wissen, welche Lust man erleben kann, aber für die ist das dann auch einfach egal. Viele Menschen beschäftigen sich einfach gar nicht damit, und denen fehlt eben auch nichts. Mir fehlen keine exotischen Früchte, wenn ich sie nie gekostet habe. Aber hat jemand dann mal die exotischen Früchte gekostet, dann möchte er auch nicht mehr darauf verzichten.

»Der Reiz, Macht über jemanden zu haben, der mir körperlich überlegen ist«

Martha, 33, Bauingenieurin

Nachdem wir uns durch den Berliner Feierabendverkehr gekämpft haben, kommen wir, gerade noch so, pünktlich gegen fünf Uhr bei unserer Gesprächspartnerin an. Martha wohnt an einer der großen Ausfallstraßen in Richtung Norden, die jeden Abend um diese Zeit hoffnungslos verstopft sind. Uns öffnet eine hübsche, zierliche, dunkelhaarige Frau mit strengem Pagenschnitt. Der erste Kontakt mit ihr war sehr zögerlich, sie schien innerlich mit sich zu ringen, aber ihr Drang, ihre Neigung anderen näher zu bringen, siegte schließlich über diese Bedenken. Sie führt uns in ihre Wohnung an den Esstisch, ihre Nervosität ist deutlich zu spüren. Um das Eis zu brechen, versuchen wir schnell zum Thema zu kommen.

Seit wann spielt SM für dich eine Rolle, wann hast du zum ersten Mal gemerkt, dass deine Sexualität ein wenig anders ist?

So im Alter von 16, 17 Jahren. Wie das wahrscheinlich bei den meisten so ist, habe ich in der Pubertät irgendwann mal angefangen mit dem Sex. Aber ich hatte eben auch immer diese Fantasien, die nicht deckungsgleich mit dem waren, was ich an Sexualität erlebt habe.

Und wann hattest du zum ersten Mal diese Fantasien?

Das war schon sehr zeitig, das ging los mit acht oder neun Jahren. Und wenn man das so auf einen Punkt bringt, dann ging es in meinen damaligen Fantasien immer darum, andere einzusperren und zu bestrafen.

Spielten diese Fantasien auch in deinem ersten realen sexuellen Erlebnis eine Rolle?

Nein, daran habe ich keinen Gedanken verschwendet. Diese Fantasien waren ja meine intimste Sexualität. Das war so intim, das habe ich nur mit mir selbst geteilt und mit niemand anderem. Ich habe auch eine Zeit gebraucht, bis ich das für mich mit meiner Persönlichkeit verknüpfen konnte. Erst als ich älter und reifer wurde, war mir langsam klar, dass man das durchaus mit anderen teilen kann. Außerdem war es für mich auch mit einer relativ großen Scham verbunden, das auszusprechen.

Es für dich selbst zu formulieren oder auch anderen gegenüber?

Beides, aber vor allem anderen gegenüber. Mit 18 war ich so langsam in der Lage, das für mich selbst auszusprechen. Anderen gegenüber war das erst viel, viel später der Fall.

Und wie viel Zeit lag dazwischen, bist du zum ersten Mal real SM erlebt hast?

Das war erst sehr viel später, mehr als zehn Jahre, im Alter von dreißig.

Von wem ging die Initiative aus?

Die ging von mir aus, es war so eine Entwicklung. Bis dahin hatte ich ganz normale Partnerschaften und ich hatte immer, seitdem ich 16 Jahre alt war, einen Freund, ganz normale Beziehungen ohne SM. Ich hatte dann das Bedürfnis, über meine Fantasien zu sprechen, beziehungsweise wollte ich sie verbal beim Sex ein bisschen einfließen lassen, weil mich das erregt hat. Und das war schon eine große Schwierigkeit, weil viele Männer im Bett ja gar nicht sprechen können. Ich habe mich so für mich rangetastet, aber es war eben immer etwas Intimes, was nur mir gehört hat. Ich hatte dann, immer wieder phasenweise, Kontakte mit Männern übers Internet. Das war für mich erst mal ein pragmatisches Abchecken: Ich habe diese und jene Fantasien und wie würde das denn die Gegenseite sehen, das was man immer so als Kopfkino bezeichnet. Das war zum Teil natürlich auch ernüchternd.

Inwiefern hast du das als ernüchternd empfunden?

Auf der einen Seite sind diese virtuellen Geschichten ja schön, weil man ganz beschützt und für sich ist. Der andere kennt dich überhaupt nicht, du kannst einfach mal so alles ausprobieren, ohne die Angst zu haben, erkannt zu werden. Aber es beschränkt sich eben nur auf den Kopf. Und das ist die andere Seite, man bleibt immer anonym. Das war zwar ganz gut, um mich auszuprobieren, aber letztlich einfach nicht wirklich befriedigend. Weil ich ja auch das Bedürfnis habe, dass man mich als komplexe Person wahrnimmt. Beim virtuellen Austausch von Fantasien spiele ich ja letztlich nur so etwas wie eine Rolle, und es ist mir zu wenig, wenn man mich nur auf diese Rolle eingrenzt. Ich finde das fast schon beleidigend.

Habt ihr euch nur theoretisch ausgetauscht oder habt ihr wirklich online gespielt?

Doch, wir haben auch gespielt. Ich habe befohlen, und er hat getan, was ich wollte. Und das hat mir geholfen zu erkennen, welche Fantasien mir wirklich Befriedigung verschaffen.

Und wie kam es zum Sprung in die Realität?

Der kam als Ergebnis einer ganz großen Krise. Die Beziehung zu meiner großen Liebe ist gescheitert, weil wir unsere Konflikte nicht lösen konnten, es ging einfach nicht mehr. Mir ging es nicht gut, ich war emotional und psychisch in einer sehr großen Krise. Und die Beziehung ist unter anderem auch an meiner Neigung gescheitert. Im Laufe der Zeit ist bei mir das Bedürfnis immer größer geworden, meine Neigung mit meinem Partner zu teilen. Das bedeutet nicht unbedingt, dass ich das mit dem Mann, zu dem ich sehr große Zuneigung empfinde, umsetzen möchte. Aber er soll davon wissen, das ist ganz wichtig für mich. Und er war auch der erste Mann, der das wirklich so explizit gewusst hat, dem ich meine Fantasien erzählt habe. Damit ist er leider nicht zurechtgekommen, es hat nicht zu dem Bild gepasst, das er sich von mir gemacht hat, wie er mich haben oder sehen wollte. Es gehörte zu den Sachen, die er letztlich nicht akzeptieren konnte.

Er wollte nicht akzeptieren, dass du diese Neigung hast?

Ja, und das ist mir schon mehrfach passiert. Ich bin eben körperlich eher klein und zart, und das geht für viele Männer schwer mit meiner dominanten Neigung zusammen.

Du meinst, du weckst ihren Beschützerinstinkt und bist aber doch eigentlich ganz anders?

Ja, denn zu mir gehört neben einer gewissen Verletzlichkeit eben auch meine Neigung zur Dominanz. Und ich möchte auch alles leben, je nachdem was gerade nach oben drängt. Aber ich möchte und ich kann meine Neigung auch nicht mehr unterdrücken. Dieses Verlangen ist mit der Zeit immer mehr in mir hochgekommen und das habe ich auch ausgesprochen. Und er konnte, das glaube ich zumindest, das einfach nicht einordnen. Für ihn war das ein männlicher Wesenszug, der nichts mit seinem Bild von mir zu tun hatte.

Hast du denn mal versucht, es mit ihm auszuleben?

Nein, ich habe es ihm nur einmal in einer erotischeren Situation gesagt und davon hat er Erektionsstörungen bekommen. *(Sie lacht ein wenig gequält)* Das klingt jetzt lustig, ich kann mittlerweile auch darüber lachen, aber damals war das ein furchtbares Drama. Er hat mir Vorwürfe gemacht: Siehst du, du bist schuld, und jetzt geht es nicht mehr. Und es ging für eine ganze Weile nicht mehr. Letztlich haben wir beide sexuell auch nie wieder wirklich zueinandergefunden, trotzdem waren wir noch zwei Jahre zusammen, bis wir uns getrennt haben. Das war schon sehr schlimm für mich, aber wenn man eben in so einer Situation ist, in der man seine Gedankenwelt und sein Leben so umschmeißt, dann entsteht irgendwann eine Kraft, die dir sagt, dass jetzt sowieso alles egal ist. Ich fühlte mich in dem Moment stark genug, mich selbst mit der Realität zu konfrontieren.

Und dann hast du SM auch in der Realität gesucht? Wie hast du das gemacht?

Auf so vorsichtige Art und Weise, wie ich das tue, über das Internet. Ich habe großes Glück gehabt, weil ich einen ganz tollen Menschen gefunden habe. Obwohl es relativ schnell ging, dass wir uns nähergekommen sind, ging es doch auf eine distanzierte Art vor sich, die mir erlaubt hat, die Kontrolle zu behalten. Er war jemand, bei dem ich das Gefühl hatte, dass ich ihm vertrauen kann. Ich hab ihn auch als eine Art Mentor empfunden. Zuerst haben wir uns auf neutralem Terrain getroffen, im Lokal, bis ich ihn dann zu Hause besucht habe. So haben wir uns langsam herangetastet. Das war sehr schön, weil wir uns parallel noch immer gegenseitig unsere Fantasien geschildert haben, die dann zu gemeinsamen Fantasien wurden. Er hat anfangs nie Druck gemacht, das war gut für mich. Und drei, vier Wochen nach dem ersten Kontakt haben wir uns verabredet, um zu spielen.

War das wie eine Befreiung für dich?

Ja, das war toll, und ich war froh, denn ich hatte immer noch diese Hemmschwelle im Kopf, diese Unsicherheit. Schließlich ist es ja etwas anderes, darüber zu reden, als es wirklich zu tun. Und ich wusste ja gar nicht, ob ich das überhaupt machen kann. Oder ob ich dann Mitleid bekomme, wenn ich jemanden verhaue, und mich ganz schlecht fühle.

Und wie war das rein praktisch? Hast du dir etwas mitgebracht, um ihn zu verhauen – du hattest das ja noch nie gemacht.

Er hatte alle nötigen Utensilien da, und wir haben auch gar nicht so viel gemacht. Ich weiß noch, dass ich ihn irgendwo in der Wohnung angebunden habe. Er hatte ein Seil, das aber so lang war, dass ich erst mal in die Küche gegangen bin und es mit einem großen Küchenmesser durchgeschnitten habe. Hinterher hat er mir dann gesagt, dass man das auch hätte anders machen können, ohne das Seil kaputt zu machen. Was ich an dem Abend einfach toll fand, war, dass das alles einfach so ging. Dass ich einfach sagen konnte: Hör zu, ich habe mir Folgendes überlegt. Du ziehst dich jetzt aus, dann stellst du dich vor den Tisch hin und nimmst die und die Haltung ein – und genau so passierte es auch.

Ich habe dann eine Reitgerte genommen und ihn verhauen, und das ging einfach. Das war sehr toll und es hat mich doch wirklich überrascht, dass ich es einfach so tun konnte. Es hat mich auch nur überrascht, nicht erschreckt.

Und wie lange dauerte diese Beziehung?

Nur ein paar Wochen. Das war eben eher eine Freundschaft, man ist miteinander befreundet, das sind wir immer noch, aber man möchte nicht mehr vom anderen.

Dir fehlt die emotionale Komponente?

Ja, und er fing irgendwann damit an, mir unterschwellig zu verstehen zu geben, was man sonst noch alles machen könnte. Das war mir dann irgendwie zu viel, ich empfinde das relativ schnell als Druck. Männer haben ja eine gewisse Aggressivität im Äußern ihrer Wünsche.

Seine Wünsche waren dir zu extrem oder war es dir einfach zu viel?

Es hat mich irgendwie überfordert. Es ging auch um Dinge, Wünsche, die für mich letztlich zu viel Nähe bedeutet hätten, und das wollte ich nicht. Wenn jemand seine Wünsche so direkt formuliert, dann empfinde ich das als roh, solche direkte Forderungen mag ich nicht. Ich möchte lieber, dass sich alles auf ganz natürliche Weise so fügt, wie ich es haben möchte. Und selbst wenn es um Gewalt und um brutalere Sachen geht, soll es trotzdem noch ästhetisch sein und man soll verbal auch kultiviert bleiben. Aber es ist eben nicht so einfach, den Partner dafür zu finden. Und infolgedessen ist das mehr oder weniger ein bisschen eingeschlafen zwischen uns.

Und was ist dann passiert?

Dann habe ich mich in einen SMer verliebt, das war ganz furchtbar. Bei dem ersten Spielpartner war das sehr klar, einmal hatte der auch eine Beziehung und außerdem war das ein Mann, mit dem ich zwar befreundet sein konnte, von dem ich aber nicht mehr wollte. Und da habe ich schon geguckt, ob sich nicht noch etwas findet.

Du hast also richtig gesucht? Du möchtest SM in einer Partnerschaft leben?

Damals wollte ich das, ja. Ich hab dann jemand kennengelernt, das war eine wirklich sehr emotionale Geschichte. Es ging auch ganz schnell und sehr heftig los. Wir waren aber nur wenige Monate zusammen. Und es ist nicht daran gescheitert, dass wir verschiedene Neigungen gehabt hätten. Ich frage mich eigentlich heute noch, was der Grund für unser Scheitern war. Ich finde, es ist allgemein wichtig für einen Menschen, sich selbst zu kennen und sich mit sich selbst beschäftigt zu haben. Ich würde ihm jetzt nicht unbedingt unterstellen wollen, dass er in diesem Punkt unreflektiert ist, aber diese Neigung hat ja irgendwo eine Ursache, die kommt ja nicht von ungefähr. Ich finde es wichtig, sich damit auseinanderzusetzen, auch weil man dann besser seine Wünsche, aber ebenso seine Ängste formulieren kann.

Was meinst du denn, woher es bei dir kommt?

Ich meine, bei mir kommt es durch Erfahrungen, die ich im Laufe meiner Kindheit gemacht habe. Das ist meiner Meinung nach immer so eine Kombination aus Persönlichkeitsstruktur und Sozialisation. Ich hänge der Theorie an, dass in der Kindheit bestimmte Sachen passieren, und dann entwickelt sich die

Persönlichkeit. Einiges wird einem von Geburt an mitgegeben, aber ganz viel hängt auch von der Sozialisation ab. Und in der Kindheit gibt es immer kurze Zeitfenster für die Formung der Sexualität. Und wenn diese Zeitfenster aufgehen, dann wird das, was gerade passiert, in die Sexualität übernommen.

Glaubst du, dass bei dir in diesem Zeitfenster etwas ganz bestimmtes passiert ist, das dich in dieser Richtung geprägt hat?

Viele sagen, dass dieses Cowboy-und-Indianer-Spiel im Kindergarten schon ein Ausdruck dessen ist, wie man später tickt. Und das passt sehr genau in dieses Zeitfenster. So erkläre ich mir das.

Und wenn es genau andersherum ist? Man spielt Cowboy und Indianer, weil man diese Neigung schon in sich hat?

Ich weiß nur, dass ich nicht bei den Indianern spielen konnte. Die Indianerfrauen wurden immer an den Baum gefesselt, und das konnte ich nicht, das ging irgendwie nicht. Ich wollte zwar nicht unbedingt selbst fesseln, aber ich wollte damals definitiv nicht an den Baum gefesselt werden. Schon der Gedanke daran schien mir unerträglich. Deshalb habe ich lieber bei den Cowboys mitgespielt. Das war zwar als Mädchen auch blöd, weil ich immer in der Hütte sitzen und kochen musste, aber immerhin wurde ich nicht an etwas festgebunden. Wenn man das alles auf das Essenzielle eindampft, dann geht es doch um Macht und Ohnmacht. Die anderen Aspekte wie Kontrolle, beschützen, beschützt werden oder Ähnliches hängen immer damit zusammen. Wenn ich daran denke, wie ich meine Kindheit aufgearbeitet habe, sind da irgendwelche Sachen passiert oder irgendwas hat vielleicht gefehlt. Ich kann nicht sagen, was es war, oder ob es eine Summe von Dingen war, aber irgendetwas hat mich in diese Richtung gebracht. Und ich habe noch eine Theorie. Ich hatte vor Kurzem eine Diskussion in einem Online-Forum gelesen, mit dem Tenor, das sei doch alles nur Kompensation, also zum Beispiel würden die dominanten Frauen da irgendetwas kompensieren. Mir kam dann die Idee, dass vielleicht alle Menschen über ihre Fantasien irgendetwas kompensieren. Dass Fantasien praktisch eine Art Mechanismus der Psyche sind, um etwas zu kompensieren, um sich wieder ganz, um sich wieder rund zu machen. Und das würde wieder mit dem Zeitfenster korrespondieren, bei manchen ist es sexualisiert, bei anderen eben nicht. Ich denke auch, dass eigentlich jeder irgendwo Gewaltfantasien haben dürfte, nur eben unterschiedlich in der Ausprägung.

Ist deine Neigung rein sexueller Natur, oder möchtest du deine Dominanz auch im Alltag ausleben?

Dass es rein sexueller Natur ist, möchte ich so nicht sagen. Es ist ja nicht nur Sex. Ich denke wirklich, dass das ein Teil meiner Persönlichkeit ist. Natürlich würde man das unter »sexuell« einordnen, aber es ist nicht nur libidinös, so würde ich es vielleicht formulieren. Vielleicht auch eine spielerische Art der Auseinandersetzung, wer stärker ist.

Es geht dann aber nicht um körperliche Überlegenheit, das dürfte dir ja bei den meisten Männern eher schwerfallen?

Ja, das stimmt, es geht eher um Macht. Es ist für mich auch reizvoll zu sehen, dass ich Macht über jemanden habe, der mir körperlich doch eigentlich klar überlegen ist. Im Kern geht es darum, ob es jemanden gibt, der stärker ist, aber stärker in dem Sinne, dass ich mich ihm unterwerfen würde. Und da ich noch nicht die Erfahrung gemacht habe, dass es so jemanden gibt, bin ich eben auf der anderen Seite. Das hat vielleicht auch ein bisschen was mit Verachtung zu tun.

Verachtung Männern im Allgemeinen gegenüber?

(Martha zieht sich zurück und scheint ganz in Gedanken) Ich denke darüber noch viel nach und bin auch noch nicht so richtig zu einem Punkt gekommen. Ich suche für mich einen Weg, wie ich gut damit leben kann, also wie ich mich so ausleben kann, dass es mir gut dabei geht.

Aber ist das nicht ein Paradoxon: Du hast den Wunsch, einen männlichen Partner zu finden, den du dominieren kannst, aber gleichzeitig verachtest du Männer?

Ich würde mich nicht so auf das Verachten kaprizieren. Es ist nicht so, dass ich jedem Mann mit Verachtung gegenübertrete, aber ich komme eben mit bestimmten männlichen Verhaltensmustern nicht so gut klar.

Mit typisch dominantem Verhalten?

Zum Beispiel. Und es ist auch allgemein eher so, dass ich mit den Geschlechterrollen nicht so gut kann, die sind für mich einfach nicht so wichtig. Aber ich erlebe, dass sie für ganz viele Menschen sehr wichtig sind. Wie eine Frau sein soll, das entsprechende Bild dafür, oder wie ein Mann ist.

Was ist denn für dich ein typisch männliches Verhalten?

Zum Beispiel diese Aggressivität beim Durchsetzen der sexuellen Bedürfnisse. Ich denke, man würde viel eher zum Zuge kommen, wenn man ein bisschen anders vorgehen oder weniger Druck ausüben würde. Ich habe es beispielsweise oft erlebt, dass Männer nicht locker lassen können, sondern, wie man so lapidar sagt, einfach ihr Hirn ausschalten, weil sie so fokussiert auf Sex sind.

Das ist in meinen Augen so widersinnig, denn je länger diese Fokussierung anhält, desto geringer ist die Chance, dass sie zu ihrem Ziel kommen. Zumindest bei mir.

Und was noch?

Das würde ich jetzt lieber gar nicht so ausdehnen wollen.

Kannst du mittlerweile mit deiner Neigung offen umgehen?

Ja, mittlerweile wissen es eigentlich alle meine Freunde. Damals, nachdem ich zum ersten Mal SM praktiziert habe, habe ich es ihnen erzählt. Dieses Outing war mir damals ganz wichtig.

Was gibt dir die Befriedigung? Was ist dir beim Spielen am wichtigsten?

Es gibt mir eine tiefe innere Befriedigung, dass ich es einfach mache, dass dieser Teil von mir sich das holt, was er braucht. Allein diese Tatsache gibt mir sehr, sehr viel. Außerdem mag ich es, etwas Neues zu erleben, rumzuspielen, sich auszuprobieren, zu entdecken, wie mit einem neuen Spielzeug. Das sind meine kindlichen Gelüste, da nimmt das durchaus den Charakter eines Hobbys an, wenn ich meinen Spieltrieb ein bisschen ausleben kann. Und da passt diese Bezeichnung »Spielen« dann auch sehr gut. Und von meiner sadistischen Seite her ist es Aggressionsabbau, das befriedigt mich auf dieser Ebene.

Würdest du dich eher als sadistisch oder eher als dominant bezeichnen?

Ich kann es nicht genau sagen, es liegt wahrscheinlich irgendwo zwischendrin. Es ändert sich auch immer wieder, mal ist das eine stärker, mal das andere. Wahrscheinlich ist es beides, und mein Umfeld nimmt mich auch unterschiedlich wahr. Ich habe zum Beispiel einen Freund, der mir sagte, ich sei überhaupt nicht dominant. Und andere finden schon, dass ich dominant bin. Aber es ist mir eigentlich auch egal, was andere über mich denken. Mich beherrscht, wie schon gesagt, dieses Herumprobieren, das ist eher so etwas Spielerisches, so etwas wie Basteln. Irgendwie komme ich zum Beispiel auf die Idee, dass so Handschellen auch nicht schlecht wären. Und dann kaufe ich mir die und freue mich, dass ich so etwas habe, das ist eben wie ein Spielzeug. Und dann bin ich überrascht, dass der andere es gut findet, wenn ich damit irgendwelche Sachen mache. Das überrascht mich irgendwie auch immer noch ein bisschen, da stehe ich immer ein wenig neben mir und beobachte mich dabei, was ich gerade tue.

Du ziehst deine Befriedigung auch daraus, dass andere als erotisch und gut empfinden, was du mit ihnen tust?

Ja, und auch daraus, dass alles so reichhaltig ist, dass sich eine umfassende, offene Welt für mich auftut und meine Fantasie anregt. Ich empfinde das so, dass alles ständig ineinandergreift mit dem, was ich sonst mache. Mir fällt zum Beispiel im Alltag irgendwas auf, ein Plakat oder sonst irgendetwas, und das verknüpfe ich dann mit meinen Fantasien. Ich bin dann nicht ständig erregt, aber irgendwie durchmischt sich das so, dass ich immer eine ferne Ahnung davon in mir schwingen fühle.

Und wie sieht deine Idealvorstellung von SM aus, was entspricht dir?

Da komme ich noch mal auf den Punkt von vorhin zurück, mit der Aggression, mit dem Schlagen und wie ich SM leben möchte. Ich hab die Vorstellung von einer Beziehung, in der man recht offen zueinander ist und ich auch relativ viel von dem anderen weiß, was ihn so bewegt, was seine Neigung angeht. Und das überaus Reizvolle ist, das dann für ihn zu konzipieren, wie eine Art Theaterstück. Wenn ich sozusagen ein Drehbuch basierend auf seinen Sehnsüchten und Träumen schreibe. Dieses Theaterstück muss so passen, dass es letztlich tiefere psychologische Ebenen berührt, er mir sozusagen seine Seele in die Hände legt. Da ich das alles für den anderen mache, stellt sich natürlich auch die Frage, ob das dann noch so dominant ist, aber solche Etikettierungen sind mir letztlich auch egal.

Und für welchen Zeitraum, wie lange soll so ein Szenario dauern?

Nur für eine zuvor festgelegte Zeitspanne, für zwei Tage beispielsweise. Und in dieser Zeit forme ich ihn so, wie ich möchte, und gleichzeitig auch entsprechend den Dingen, die seiner tiefen Sehnsucht entspringen. Ich lasse seine Persönlichkeit, seine Struktur, miteinfließen und schaue, wie ich das mit meinen eigenen Wünschen und Bedürfnissen verbinden kann, und dementsprechend kreiere ich ein Szenario.

Und das möchtest du am liebsten mit einem festen Partner tun?

Ja, am besten schon, das wäre auch eine Art, wie ich meine Zuneigung zu ihm ausdrücken könnte. Indem ich ihm seinen Traum verschaffe. Ich empfinde das als Geschenk, das ich gebe. Und der andere gibt ja auch etwas. Und bei jemandem, der es wert ist, muss ich auch nichts erzwingen, sondern er unterwirft sich freiwillig. Er schenkt mir seine Devotion, ohne dass ich sie ihm abpressen muss. Und dafür, dass er mir das schenkt, kann ich wiederum seine Fantasien erfüllen, das kann er ja auch nicht allein. Das ist paradox, aber um wirklich bei sich und seinen Fantasien zu sein, muss man zu zweit sein, muss sich jemandem anvertrauen, um das in die Realität umsetzen zu können. Es ist ja der Drang da, dass man seine Fantasien Realität werden lassen möchte. Ich konnte das lange Zeit nicht.

Lebst du denn jetzt alles aus, was du möchtest?

Ich arbeite dran. Aber ich habe auch noch genug Dinge im Kopf, die ich bisher noch nicht erlebt habe.

Kannst du dir dein Leben inzwischen noch ohne SM vorstellen?

Nein, das kann ich nicht mehr, und deswegen sage ich jemandem, den ich kennenlerne und der mich interessiert, schon, dass ich so bin. Außerdem brauche ich einige Menschen um mich herum, mit denen ich intensivere Beziehungen habe, auch nicht sexuelle. Wenn ich einen Partner habe, mit dem ich keinen SM haben kann, dann bedeutet das nicht, dass ich ständig immer auch noch Affären haben muss, aber es wäre für mich schon wichtig, dass mein Partner mir einräumt, mir nebenher einen Spielpartner zu suchen.

Wie wichtig ist dir, dass dein Gegenüber wirklich Lust verspürt?

Ich kann nicht mit jemandem spielen, der keine Lust auf mich hat. Und ich habe es auch noch nicht erlebt, dass das Leiden, das Schmerzempfinden, für mein Gegenüber nicht auch irgendwo toll gewesen wäre. Ich hab noch nie eine Grenze oder ein Tabu überschritten, dass dem anderen dabei die Lust vergangen wäre.

Hast du denn selbst Tabus und Grenzen und würdest du die Grenzen der anderen auch nicht überschreiten?

Ja, ich habe Tabus. Urin mag ich nicht, das ist mir zu viel Nähe, und Dinge, die irgendwie unästhetisch aussehen. Ich denke auch, dass ich sehr genau merke, was bei dem anderen passiert, und ich würde nie so weit gehen, mit ihm etwas zu tun, was ihm nicht mehr entspricht. Aber das ist natürlich schwierig. Ich habe ja auch schon Sachen gemacht, die nicht so gut angekommen sind. Aber damit muss man eben leben, auf beiden Seiten, und hinterher drüber reden.

Ist es für dich ein Problem, dass deine Sexualität ein wenig abseits der Norm ist?

Ich habe für mich damit kein Problem. Im Gegenteil, ich finde das sogar toll, ich mag mich ja auch so, wie ich bin. Durch diese ganzen Fantasien und mit dem, was an Input von anderen noch dazukommt, durch die ganze innere Welt, habe ich auch das Gefühl, als sei das eine stetig sprudelnde Quelle. Ich finde es wahnsinnig reichhaltig und das befriedigt mich und macht mich mittlerweile auch glücklich.

Inzwischen hat sich Marthas Leben weiterentwickelt – in eine für sie sehr positive Richtung. Sie lebt jetzt mit einem Mann in einer festen Beziehung, der ihre Neigung zwar nur in gewissem Maße teilt, ihr jedoch ihre Freiheit und das Stillen ihrer Sehnsüchte außerhalb der Beziehung zugesteht.

»Ich könnte eher auf die Sexualität verzichten als darauf, im Alltag dominiert zu werden«

Wolfram, 45, Buchhändler

Mit Wolfram hatten wir nur kurz E-Mail-Kontakt, bevor er uns an einem schwülen Spätsommerabend besucht. Ausgehend von seinem Beruf entspinnt sich sehr schnell ein Gespräch über Literatur mit dem ein Meter sechsundachtzig großen Mann, der durch sein zurückhaltendes Auftreten und seine leise, stets modulierte Stimme gar nicht so groß wirkt. Aber Bücher sollen ja an diesem Abend nicht Gegenstand unseres Gespräches sein, also gehen wir nach dem ersten Glas Wein dazu über, uns mit ihm über sein Leben mit BDSM zu unterhalten.

Kannst du sagen, wann du das erste Mal ein Gefühl hattest, das du mit BDSM verbindest?

Ich war so acht oder neun Jahre alt und wohnte natürlich noch bei meinen Eltern. Wir waren zu Hause fünf Kinder und eines von uns musste immer in ein nahe gelegenes Dorf zum Bäcker fahren, weil es dort das beste Brot in der ganzen Region gab. An dem Tag war ich an der Reihe. Und auf der Rückfahrt haben mich dann zwei etwas ältere Mädchen mit ihren Fahrrädern verfolgt. Irgendwann waren sie ganz nahe hinter mir und haben mich plötzlich vom Fahrrad gezogen. Ich landete im Graben neben der Straße und sie standen da und lachten mich aus. Und dann fuhren sie einfach weg. Ich glaube, mein Brot haben sie auch mitgenommen oder es lag im Graben und war nicht mehr zu gebrauchen. Im ersten Moment war ich entsetzt und auch verängstigt. Wehren konnte ich mich ja auch nicht mehr, alles passierte so schnell und völlig überraschend. Als ich mir aber die Situation am Abend noch mal durch den Kopf gehen ließ, habe ich gemerkt, dass ich einen gewissen Reiz empfunden habe. Das blieb dann auch immer in meinem Bewusstsein. Ich glaube, wenn es noch einmal zu dieser Situation gekommen wäre, hätte ich wohl nicht mehr so perplex, sondern eher mit Erregung reagiert. Ich hätte vielleicht auch zusätzlich provoziert und mich gewehrt, um den Mädchen gemeine und demütigende Reaktionen zu entlocken.

Es ist aber nicht wieder passiert?

Nein, es ist nicht mehr passiert. Ich bin dann noch oft zum Brotholen gefahren, aber sie waren nicht wieder da. Ich habe sie nur noch einmal gesehen, sie standen da in der Schlange, aber sie haben mich nicht mehr erkannt und sich auch nicht mehr an mir vergangen.

Hast du gehofft, dass sie dir noch mal begegnen?

Ich hatte es nicht fieberhaft gehofft, es blieb nur eine diffuse, nicht sehr präsente Fantasie. Als Realität war es mir schon ein bisschen unheimlich, weil es im Fall der Wiederholung ja auch einen unangenehmen Verlauf hätte nehmen können. Aber wenn ich einigermaßen sicher gewesen wäre, dass es sich irgendwie ähnlich abspielen würde, dann hätte ich es mir schon gewünscht. Ich habe das aber nicht zwangsläufig mit Sexualität in Verbindung gebracht. In dem Alter weiß man ja nicht, was in diesem Moment überhaupt passiert. Die Erregung findet hauptsächlich im Kopf statt und ich glaube, diese Art Devotion existiert schon, bevor sich die persönliche sexuelle Orientierung ausprägt.

Hast du noch andere Erinnerungen an diese Zeit?

Ich habe mir als Kind manchmal Mädchenkleidung angezogen. Wenn ich dann allein vor dem Spiegel stand, fand ich das sehr schön. Einerseits war das die Lust daran, dass es irgendwie schön aussieht, erotisch und lasziv. Ich habe das als etwas sehr Feines wahrgenommen, was für mich zudem auch neu war. Und dann hatte ich noch die Vorstellung, dass meine Geschwister mich dabei sehen und es lächerlich finden oder irgendwie pervers. Die haben das aber entweder gar nicht beachtet oder manchmal auch als ganz normalen Kinderspaß, als kindliche Spielerei mit Verkleidung, aufgenommen. Dabei habe ich es eigentlich nur aus einem Exhibitionismus heraus gemacht und auch, um ganz bewusst als Junge in Mädchenkleidung meine Demütigungen zu provozieren, also lächerlich zu wirken. Ich als Mann, der eigentlich die Rolle des Starken hat, erniedrige mich zur Frau, zum schwachen Geschlecht.

Trägst du noch heute Frauenkleider?

Ja, hin und wieder für mich selbst, aus Lust, in der »Haut« einer Frau zu stecken. Und ich mag es auch, wenn meine Herrin mir das befiehlt. Wenn sie mich anweist, Pumps, Rock und Netzstrümpfe anzuziehen, und mich dann zu Posen und Szenarien zwingt, in welchen ich ihrem Gelächter oder anderen verächtlichen Gesten ausgeliefert bin.

Hattest du in der Pubertät auch Erlebnisse, die deine devote Seite angesprochen haben?

Ich war sehr verliebt in eine Frau, als ich 15 Jahre alt war. Die hatte zwar einen Freund, aber ich wollte ihr trotzdem unbedingt näher kommen. Sie hatte so etwas latent Dominantes. Ich denke, ich habe das mehr in ihr erkannt als sie selbst, dass ihr Verhalten dominante Züge trug. Sie schien die Macht ihrer Anziehungskraft zu genießen und damit ganz bewusst zu spielen. Einerseits hatte ich das Gefühl, ganz normal in ein Mädchen verliebt zu sein, andererseits fand ich aber auch ihre Distanz ziemlich reizvoll. Also auch die Autorität, die sie dabei genießt, dass ich ihr nicht zu nahe kommen kann – weil sie eben auch noch einen Freund hat. Während andere Männer diese Distanz meist gierig danach werden lässt, die Barriere niederzureißen und die Frau zu erobern, genoss ich es, dass sie ihre Macht über meine Gefühle spürt und damit spielt. Richtig bewusst ist mir das erst geworden, als ich es Jahre später noch mal habe Revue passieren lassen. Dass ich aber bewusst jemanden gesucht habe, der mich demütigt, kann ich nicht behaupten. Als ich später, mit 21, in einer eheähnlichen Beziehung lebte, hatte diese nie einen masochistischen oder submissiven Charakter. Es gab zwar schon die eine oder andere Situation, in der es unterschwellig zum Vorschein kam, aber kultiviert haben wir das nie. Der Wunsch nach Dominanz ist bei mir erst später in den Vordergrund getreten, in jüngeren Jahren hat mir das nicht wirklich gefehlt.

Kannst du einen Grund dafür benennen?

Eine Erklärung für mich ist, dass ich im Laufe der Zeit individualistischer geworden bin. Mich sprechen Menschen an, die zunächst einmal im Auftreten unnahbarer sind, die eine gewisse Verschlossenheit signalisieren, die stillschweigend zeigt: Ich bin hier und du bist dort. Menschen, die nicht nach Symbiose streben, sondern nach einer Art Spannungsfeld zwischen zwei differenten Polen. Eine Art Elektrik in der Erotik, im kulturellen

Austausch von Ideen, im Austausch sexueller Fantasien und dann auch bei deren Umsetzung in reale Situationen. Wenn ich eine solche Energie im Wesen des anderen spüre, bin ich sehr interessiert.

Du empfindest eine SM-Beziehung also als distanziert?

Die Personen, die ich kenne, sind als Persönlichkeiten jedenfalls hermetischer. Zunächst sind sie schon im Auftreten unnahbarer als die meisten anderen Menschen. Das löst sich dann aber durch die persönliche Annäherung auf. Viele Menschen, die SM leben, sind sehr viel mehr Individualisten, egal ob devot oder dominant. Das gipfelt in Fantasien wie der des Alleinherrschers oder des allein gelassenen Würstchens.

Was macht das Wesen deiner SM-Neigung aus?

Für mich ist SM, im Gegensatz zu normalem Sex, etwas nicht Symbiotisches, nicht Natürliches. SM ist in meinen Augen artifiziell, ein künstliches Szenario. Der Sadomasochismus ist für mich die Kunst der rituellen Schmerzen, die spielerische Theatralik von Herrschaft und Unterwerfung und Erregung durch geistig provozierte Interaktionen. So habe ich es zumindest erlebt. Als eine sehr ritualisierte Form von Sexualität und als sexualisierte Form von sozialem Machtspiel. Auftreten, Gesten, Worte, Kleidung, Handlungen, Utensilien, alles ist rituell und symbolisch. Wie man sich zum Beispiel kennenlernt: Das ergibt sich ganz anders als durch normalen Small Talk über dies und jenes, wo man sich langsam der Sympathien und Interessen des anderen vergewissern möchte und dann im günstigen Fall einander schnell näherkommt und sich gegenseitig berührt. Die Chemie im SM findet nicht durch solche kommunikativen Annäherungsprozesse zueinander, in welchen Selbstvermittlungen und körperliches

Vortasten eine große Rolle spielen, sondern über psychische Signale und geistig-rituelle Zeichen, die oft auch ohne Worte auskommen. Ein Freund aus Frankreich hat beispielsweise seine Herrin in der Metro kennengelernt. Ohne dass beide von ihren Neigungen wussten oder diese durch Kleidung repräsentierten, hat er in ihr das Herrische erkannt und sie in ihm den devoten Diener, der in seiner Persönlichkeit ganz wunderbar zu ihr passen könnte. Und sie gab ihm, ohne dass die beiden auch nur ein Wort gewechselt hatten, ihre Telefonnummer. Und heute, nach sechs Jahren, ist sie immer noch seine Beherrscherin.

In einer SM-Beziehung wird also immer ein gewisses Machtgefälle gewahrt?

Das hängt von der Situation ab. Eine SM-Beziehung, die nur durch die gegenseitige Fremdheit die Machtverhältnisse dauerhaft bekräftigt, ist eine ziemlich armselige Sache. Ich finde das Zwischenmenschliche sehr wichtig, und in meiner letzten Beziehung spielte das auch eine sehr große Rolle, sie war also auch sehr nah. Aber trotzdem war auch gleichzeitig immer eine Distanz zwischen uns, es ging nie darum, ein gleichwertiges Paar zu sein. Es gab zwar Situationen, in denen wir wie ein Paar agiert haben, aber das ging dann auch immer wieder auseinander und wir standen uns in einem klaren Machtverhältnis gegenüber.

Das hört sich nicht nach einer klassischen Beziehung an. Möchtest du SM in einer festen Beziehung leben?

Das war eine Beziehung, nur eben nicht in dem Sinne, dass wir zusammengelebt haben. Sie wohnte in Frankreich. Und wir haben uns gegenseitig oft besucht. Und wir hatten täglich Kontakt via E-Mail oder Telefon. Eine sehr intensive Beziehung. Nur eben nicht im klassischen Sinne, wie eine Ehe.

Und so stellst du dir das vor?

Im Moment würde ich das so anstreben: eine sporadische Beziehung, ohne zusammenzuleben. Und es muss neben BDSM weitere spezielle Gemeinsamkeiten geben, durch die man sich gegenseitig inspirieren kann.

Muss SM für dich zwingend Teil dieser Beziehung sein?

Vor drei Jahren war ich mit einer »normalen« Frau zusammen. Das war schon sehr normal und irgendwann auch ein wenig langweilig. Ich bin dann in die Offensive gegangen und habe versucht, auf der normalen Ebene ein kleines bisschen ihr Diener zu sein. Das hat sie auch genossen, aber leider auch als kuscheligen Liebesdienst missverstanden, es hat sich nicht mehr daraus ergeben. Ich sagte mir: Entweder begreift sie meine dezenten Signale oder sie hat dafür einfach keinen Empfänger in ihrem Innern. Ihr meine Vorstellungen so einfach mitteilen wollte ich jedenfalls nicht. Das muss intuitiv ankommen, sonst wird das so ein Krampf der guten Absichten. Die Initiative zu dieser Beziehung ging auch von ihr aus. Wir waren ein Jahr lang zusammen, aber wir mussten dann feststellen, dass es einfach nicht mehr mit uns ging.

Ist es daran gescheitert, dass ihr beide euch nicht ausleben konntet?

Das kann schon sein, der andere merkt ja, dass man sich neben ihm fast schon ein bisschen langweilt. Das grenzt eigentlich schon an Beleidigung. Aber man kann auch nichts machen, wenn das so ist. Dann ist eben die Konsequenz, dass man sagt: »Es geht nicht mit uns.« Man kann natürlich versuchen, die Beziehung mit Sex aufzupeppen. Aber dieser Sex ist dann bloß eine

Kompensation für sexuelle Wünsche, die unerfüllt im Inneren zehren. Ich bin der Meinung, dass jeder sexuelle Phantasien in sich hat, jenseits des Üblichen. Sie vibrieren dezent im Alltag als psychische oder erotische Momente und spitzen sich mitunter zu realen Situationen zu. Aber wenn wirklich Welten zwischen beiden Partnern liegen, dann hilft Sex auch nicht. Es gab da zum Beispiel einen SM-Film im Kino, den ich sehen wollte, und schlug ihr das vor – und sie wollte nicht. Ihre Reaktion war so komisch: halb albern, halb erschrocken. Und an der Reaktion habe ich gesehen, dass sie überhaupt keine Ader dafür hat. Da merkt man, dass man irgendwie im Graben feststeckt und sehen muss, wie man da rauskommt, um wieder den Horizont zu sehen.

Wie versuchst du, eine Herrin zu finden?

Meist über das Internet. Ich versuche es erst mal unaufdringlich. Meist beginne ich damit, dass ich erst mal kurz um Aufmerksamkeit dafür bitte, dass ich existiere. Und dass ich ein gewisses Interesse ihr gegenüber hege. Es wäre ja völlig ordinär zu sagen, ich finde sie ganz besonders toll. Wer mir das abnehmen würde, vor dem hätte ich keinen Respekt. Ich habe bis dahin ja lediglich ihr Bild gesehen und vielleicht ein paar Worte von ihr gelesen, mit denen sie sich selbst beschreibt. Und damit kenne ich sie natürlich noch überhaupt nicht. Deshalb nehme ich mich auch erst mal sehr zurück und weise sie ganz unaufdringlich darauf hin, dass das, was ich von ihr gelesen und gesehen habe, mir gefällt. Und ich erzähle natürlich noch ein wenig Dinge von mir, die so nicht öffentlich in meinem Profil stehen. Wenn sie das dann nicht überzeugt oder neugierig auf mich macht, dann ist es eben so. Das Interessante ist die Annäherung. Die Person, die sich hinter so einem mehr oder weniger rasterhaften Internetprofil verbirgt, langsam zu erkennen, kennenzulernen.

Suchst du eine Partnerin nur für deine Sexualität oder möchtest du auch im Alltag dominiert werden?

Ich könnte eher auf die Sexualität verzichten als darauf, im Alltag dominiert zu werden, das ist mir wichtiger. Ich habe mich zum Beispiel mal mit einer Frau getroffen, bei der ich dann gemerkt habe, dass sie die sadomasochistische Orientierung nur als Einstieg dazu benutzt hat, um Sex zu haben. Und das fand ich wirklich langweilig. Vor allem, als ich dann gemerkt habe, dass sie mir Schmerzen zugefügt hat, ohne dabei wirklich eine sadistische Lust zu empfinden und das zu genießen. Ich war zwar verwundert, aber ich habe nicht weiter nachgeforscht, warum sie das tut. Sie hat mich einfach nicht mehr interessiert.

Zu der Herrin, die du als großes Glück bezeichnet hast, hattest du ein richtiges Diener-Verhältnis?

Ja, ich war ihr Diener. Und als Partnerschaft in dem Sinne kann man es auch nicht bezeichnen. Meinen Freunden habe ich sie als meine Prinzessin, als meine Queen vorgestellt, es war mir richtig ein Bedürfnis, kein Hehl aus dieser Verehrungshaltung zu machen. Als Freundin, im paritätischen Sinn, habe ich sie anderen nie vorgestellt.

Hattet ihr eine exklusive Beziehung, warst du ihr einziger Diener?

Zu Anfang war sie selbst noch nicht so sicher. Und ich war zu dem Zeitpunkt noch sporadisch mit einer anderen Herrin hier in Berlin zusammen. Aber es hat sich dann so ergeben, die Beziehung war für mich plötzlich so groß, ich war dieser Frau regelrecht verfallen. Fast alles, was ich organisiert und kreiert habe, war auf ihren nächsten Besuch ausgerichtet. Es war mir eine innere Freude, etwas für sie zu tun, ohne dabei aufdringlich zu sein, weil das dem anderen schnell sehr lästig ist. Ich als hingebungsvoller, aktiver Sklave antizipiere die Wünsche meiner Herrin und versuche, neue Wünsche in ihr zu wecken, die bisher in ihr schlummerten. Ich mache alles, damit es ihr gut geht, und mit einem notorischen »Ja, Herrin« ist das eben nicht getan.

Wie hast du deine damalige Herrin kennengelernt?

Über das Internet. Sie hatte mein Communityprofil gelesen und mich kontaktiert. Sie hat nach meinen Interessen gefragt, mich regelrecht abgeklopft. Und wir haben gemerkt, dass wir auch kulturell dieselben Interessen haben. Und dann gingen wir sofort in die Tiefe. Außerdem hatte sie, nachdem sie gemerkt hat, dass ich kein Psychopath bin, auch gleich die Courage, bei mir in meiner Wohnung zu wohnen. Allein durch den Mail-Kontakt hat sie so viel Vertrauen gehabt und war sich zudem ihrer Stärke bewusst, sich einer solchen Situation ohne vorherigen Realitätstest aussetzen zu können. Das ist für mich echtes dominantes Selbstvertrauen.

Woher aus Frankreich kam sie?

Sie kam aus Metz, hat aber italienische Eltern, und das war eine sehr südländische Mischung. Unsere Beziehung war dann auch sehr extravagant und experimentell, diese Lebendigkeit hat mir sehr gefallen. Sie hat erst mal zwei Wochen bei mir gewohnt und dann haben wir eine Einzimmerwohnung angemietet. Die war für sie und auch für Freunde aus Frankreich, die sie mal besuchen wollten. Und ich fungierte dann auch als so eine Art Hausdiener für die Besucher.

Du bist gegenüber ihren Freunden auch als Diener aufgetreten?

Nein. Ich war einfach nur zwischenmenschlich nett, nicht devot. Aber sie wussten, dass ich ihr Diener war. Eine der Besucherinnen wollte das ausnutzen, aber dem habe ich gleich einen Riegel vorgeschoben. Dieses bewusste Nein zeigte auch meine Auswahl, denn meine Devotion ist nicht beliebig.

Das heißt, du möchtest nicht jedem dienen, sondern es ist an ganz bestimmte Personen gebunden?

Ja, ich möchte mich nur einer Person widmen und gegebenenfalls auch noch mehr – ihr gehören. Nicht nur widmen, das bedeutet ja auch, dass man noch ein Stück weit die Kontrolle über sich selbst hat. Aber ich möchte mich auch aufgeben, meine Kontrolle aufgeben.

Würdest du dich komplett aufgeben?

Nein, lediglich in bestimmten Situationen. Für mein Leben insgesamt würde das wohl nicht gehen, also eine Eheherrin könnte ich mir nicht vorstellen. Die Vorstellung gefällt mir zwar sehr gut, aber ich muss einfach einsehen, dass sie sich mit meiner jetzigen Realität überhaupt nicht verträgt. Dafür brauche ich zu viele Bereiche für mich selbst. Aber in dem Moment, in dem ich aus diesen persönlichen Bereichen heraustrete und mich für die Unterwerfung unter jemanden entschieden habe, gehe ich sehr weit.

Was heißt das: sehr weit gehen?

Das ist abhängig von der Person. Bei Gabrielle, von der ich vorhin sprach, ist es wirklich sehr weit gegangen. Das waren immer sehr intensive Wochen. Aber sie hat mich immer respektiert, sie hätte nie den Respekt vor meiner Person verloren, hat mich nie nur als Sklaven gesehen. Das merkte man auch in unserer Kommunikation. Wir konnten uns zum Beispiel ganz normal über Musik und Literatur unterhalten, und aus der Situation heraus konnte sie dann aber auch switchen und mich in meine Rolle als Sklave verweisen. Und es ist auch so: Je mehr ich eine Frau kenne, liebe und ihr vertraue, umso mehr kann ich geben, umso mehr bin ich bereit, Dinge für sie zu tun. Und wenn das ganz intensiv ist, dann macht man Sachen und fragt überhaupt nicht mehr nach. Man muss achtgeben, dass man sich dabei nicht selbst verliert und noch zurückkommen kann. Trotz aller Euphorie, die man vielleicht empfindet, muss man darauf achten, dass man einen Rest an klarem Kopf hat und zu sich zurückkommen kann. Es kann sonst passieren – und sei es nur, dass der andere einen Autounfall oder Ähnliches hat –, dass man allein nicht mehr lebenstüchtig ist. Man muss man selbst bleiben, obwohl man sich jemandem unterwirft. Der dominante Part möchte ja auch, dass man man selbst, ein Individuum, bleibt. Bei der Trennung von Gabrielle war es zum Beispiel so, dass mein Unterbewusstsein wollte, dass es noch weitergeht. Aber mein Kopf konnte es trotzdem noch steuern, dass ich zu mir zurückkam. Ich war schon sehr auf sie fixiert, aber ich bin trotzdem noch bei mir geblieben. Und nachdem mein Kopf mein Unterbewusstsein in der unumgänglichen »Entwöhnungszeit« unter Kontrolle gehalten hat, konnte er es irgendwann wieder freilassen, weil es nicht mehr so stark in eine Richtung fixiert, sondern wieder unabhängiger war.

So wie du von Gabrielle sprichst, hört sich das ja nach der idealen Beziehung für dich an. Woran ist es gescheitert?

Ja, ich hatte sogar schon überlegt, ob ich mir nicht sogar in Frankreich eine Wohnung mieten soll, um regelmäßig für eine längere Zeit dort zu sein. Aber es war wohl die Unmöglichkeit, das auf die Distanz aufrechtzuerhalten. Dazu kommen natürlich auch noch kulturelle Differenzen, Unterschiede in der Mentalität. Da kommt es dann doch öfter zu Missverständnissen.

Hattet ihr wirklich nur gute Zeiten? Oder gab es zwischendurch auch mal Missstimmung?

Es war natürlich nicht alles eitel Sonnenschein. Beispielsweise gab es einige Situationen, in denen ich glaubte, sie wolle für sich sein, und ich trug dem Rechnung, indem ich mich nicht in ihre Nähe begab, aber sie missverstand das dann als mangelnde Aufmerksamkeit und Hingabe ihr gegenüber. Auch hatte ich zum Beispiel mal einen Besuch bei einer Ausstellung organisiert und mich in der Adresse vertan. Und das hat ihr überhaupt nicht gefallen.

Hat sie dich dann bestraft?

Die Strafe in dem Fall war, dass es keine Strafe gab. Dass sie sich zurückgezogen hat. Es war sozusagen nicht respektvoll von mir, das so schlecht zu organisieren. Und als Antwort von ihr kam dann der Rückzug. Und das ist eine pädagogische Strafe. Man entzieht dem anderen einfach die Aufmerksamkeit und das ist sehr wirksam.

War sie so stark, dass sie das kontrolliert machen konnte: dir die Aufmerksamkeit entziehen?

Ja, ich glaube schon. Sie war innerlich sehr stark und sie war sehr kontrolliert.

Du sagtest vorhin, du möchtest als Person respektiert werden. Ist es dir auch wichtig, dass deine Herrin dich liebt?

Bei Gabrielle habe ich gemerkt: Wenn ich ein Problem im Alltag hatte, war sie da. Das ist mir wichtig, dass man sich im Alltag auch hilft, wenn der andere Probleme hat. Sie war ein Auffangbecken für meine Sorgen und ich hatte das Gefühl, es war ihr ernst damit. Sie hatte mich richtig in ihr Herz aufgenommen. Ich habe mich ganz in dieser Geborgenheit fallen lassen, in dem Bewusstsein, dass ich meine Probleme letztlich auch allein bewältigen kann, aber dass es auf diese Art viel schöner und leichter ist.

Und wie ist das bei dir? Darf sie auch einmal Schwäche zeigen?

Natürlich. Sie hat mir immer gesagt, wenn sie ein Problem hatte oder sich aus irgendeinem Grund nicht gut fühlte. Und wenn ich ihr dann helfen konnte, habe ich das getan, als Diener oder auch als Freund, manchmal mischte sich das auch.

Bis jetzt reden wir nur über Dominanz und Unterwerfung. Gehören Sadismus und Masochismus für dich auch dazu?

Mein Gefallen an Schmerz ist abhängig davon, in welcher Situation ich mich gerade befinde. Ich kann mich nicht einfach aus dem Nichts heraus schlagen lassen. Aber wenn ich sexuell erregt bin, in einer devoten Situation, und bestraft werde, dann macht mich Schmerz auch geil. Und es reizt mich auch, was ich durch diese Erregung aushalten kann und wie die mit dem zunehmenden Schmerz gesteigerte Unterwerfung wiederum die Erregung erhöht. Ich habe auch mal als Haussklave in einem professionellen Studio gearbeitet, wo ich auch öfter mal wirklich heftig ausgepeitscht wurde. Das kam meistens so unvermittelt und stereotyp, dass mir das wirklich richtig ätzend wehgetan hatte, da ging der Schuss nach hinten los. Das hat mich in gar keiner Art und Weise irgendwie erregt oder schön gefügig gemacht. SM ohne Einfühlungsvermögen interessiert mich nicht.

Es darf also nicht willkürlich sein?

Nein, nicht willkürlich und vor allem nicht plump. Das ist wie im Leben oder in der Politik: Wenn man physische Macht einsetzen muss, ist das ja eigentlich schon das Eingeständnis, dass man jemanden nicht mehr wirklich beherrscht. Eine Herrin ist viel machtvoller, wenn sie es erst gar nicht nötig hat, körperlichen Schmerz einzusetzen, um mich zu disziplinieren. Wenn sie mich also psychisch und geistig so fesselt, dass sie mir keine realen Fesseln mehr anlegen muss, um die Macht über mich zu erlangen. Wenn eine Domina nur Gewalt ausübt, ohne dass dazwischen diese psychologische Kontrolle ist, dann finde ich das einseitig und blöd. Ich möchte als komplexes Wesen wahrgenommen und beherrscht werden und nicht einfach nur dumm geschlagen werden.

Wie lange hast du in diesem Studio gearbeitet?

Ein halbes Jahr. Ich wollte sehen, was es noch für Facetten von SM gibt, die ich bis dahin nicht erlebt hatte. Aber ich musste feststellen, dass ich mit einigen Ausnahmen eigentlich immer nur mächtig Hiebe bekommen habe, wenn ich zum Beispiel etwas falsch gemacht hatte. Und das hat mich dort auf Dauer nicht halten können, das ist einfach nicht mein Ding. Nach einem halben Jahr war es für mich auch vorbei. Aber zumindest hatte ich die Erfahrung hinzugewonnen, wie viel Schmerz ich ohne psychische Anreize und Steigerungsrituale aushalten kann, obwohl das ja nicht der ursprüngliche Grund dafür war, dort zu dienen.

Soll die Frau dir im besten Fall auch körperlich überlegen sein?

Das würde mich zwar nicht stören, aber es ist auch keine zwangsläufige Voraussetzung für mich. Gabrielle zum Beispiel war mir körperlich zwar unterlegen, aber von der kontrollierten Gewalt her war sie auf jeden Fall viel weiter als ich. Und da kommt es nicht darauf an, ob sie körperlich stärker ist als ich.

Was meinst du mit »kontrollierter Gewalt«?

Sie konnte von ihrer Mentalität her einfach immer einen Schritt weiter gehen als ich. Sie war, was Mitleidlosigkeit und Grausamkeit anging, enthemmter, skrupelloser und dabei immer selbstbeherrscht. Jemanden zu beherrschen setzt ja voraus, dass man sich selbst unter Kontrolle hat, erst dann bekommt Dominanz auch Ausstrahlung und erzeugt Respekt. Und diese selbstbeherrschte Eiseskälte, die in auffälligem Widerspruch zu ihrer Wärme in normalmenschlichen Situationen stand, faszinierte mich.

Wie alt ist sie denn?

Ein Jahr jünger als ich, 44.

Könntest du dir denn auch vorstellen, dich von einer Frau dominieren zu lassen, die wesentlich jünger ist als du?

Ich hatte schon Fantasien von Schulmädchen, die im Park auf einer Bank sitzen und mich dann zu sich her kommandieren. Und dann muss ich ihnen zu Diensten sein und bestimmte Dinge für sie tun. Das wäre vielleicht ein wenig anders, da mit dem Alter ja auch die Erfahrung wächst, aber das könnte ich mir schon vorstellen. Wenn sie wirklich sehr, sehr viel jünger ist als ich, wäre das sogar eine zusätzliche Variante der Demütigung.

Hast du viele solcher dezidierten Fantasien? Und versuchst du auch, sie wahr werden zu lassen?

Das geschieht bei mir immer phasenweise. Mal sind sie stärker im Vordergrund, mal nicht. Und das ist natürlich abhängig von der Fantasie selbst. Mit Schulmädchen geht das selbstverständlich nicht. Ansonsten versuche ich schon, meine Fantasien in die Tat umzusetzen, aber nicht gegen den Willen anderer.

Wie wichtig ist dir dein eigener sexueller Höhepunkt?

Ich bin Sklave. Ich habe darüber nicht zu bestimmen. Das ist meine grundsätzliche Einstellung. Ich habe das nicht anzumelden. Wenn sich das ergibt, dann ist das eine Belohnung. Ich hatte es auch schon so, dass ich dominiert und erniedrigt wurde und dabei so sehr erregt war und sich bei mir dieser sogenannte Glückstropfen bildete, aus dem sich dann im Zuge der völligen Erregung manchmal auch eine Art fließender Orgasmus entwickelte. Und das kann für diesen Moment schon genug sein. Ich hatte danach kein dringendes Bedürfnis und auch nicht das Gefühl, da sei noch irgendetwas offen. Das ist auch eine Sache des Bewusstseins – wenn man darauf wirklich fixiert ist, dann fehlt es. Aber mir fehlt da eben nichts. Vor allem dann nicht, wenn sonst alles so richtig abgeht. Mein gesamter Körper fühlt dann eine Art Orgasmus und auch mein Kopf erlebt dabei Ekstasen. Der reale Orgasmus ist letztlich nur eine zusätzliche Facette dieser multiplen Ekstasen.

Und wie wichtig ist dir ihr Höhepunkt?

Das kommt ganz drauf an, was ihr wichtig ist. Ob sie es zulässt, ob sie es will. Ich möchte einfach nur ihre Wünsche erfüllen. Ich war auch schon Sexsklave, also der Sexdiener einer Herrin. Und dann wäre es natürlich für mich eine große Enttäuschung, wenn es sie langweilt. Dann möchte ich schon, dass sie zum Höhepunkt kommt.

Wie wichtig sind dir alltägliche Zärtlichkeiten: gestreichelt werden, Zuwendung?

Ich brauche es nicht unbedingt, ich habe Situationen und Zeiten erlebt, wo es mir perfekt ging, ohne dass ich diese Art von Zuwendung erhalten habe. Ich möchte es nicht ausschließen, aber es ist nicht notwendig. Ich kann auch in einer wirklich ganz klassisch dominanten Beziehung gut leben. In der eben Zärtlichkeit die submissive Zärtlichkeit ist, wo ich geschlagen und gleichzeitig auch gestreichelt werde, physisch und psychisch, mit dem Stock, mit Gesten, Fingern und mit Worten.

Wissen deine Freunde und deine Familie von deiner Neigung?

Ich verstecke es eigentlich nicht, mein Bruder beispielsweise hat es auf ganz entspannte Weise eher beiläufig erfahren. Zum Teil ist mir egal, ob es jemand weiß oder nicht, solange er mich nicht über Einzelheiten ausfragt, also über meine Fantasien, die ich generell nur Gleichgesinnten mitteile. Bei mir in der Wohnung hängen auch diverse SM-Utensilien an der Wand, die jeder sehen kann. Ich muss aber auch nicht jedem öffentlich zeigen, dass ich devot bin. Ich möchte als Mensch wahrgenommen und nicht über meine Neigung definiert werden. Es ist ja immer noch so, dass oft ziemlich alberne oder weltfremde Reaktionen einsetzen, sobald Menschen mit SM konfrontiert werden. Diese Reaktionen nerven mich, sie stören die Selbstverständlichkeit, die SM für mich bedeutet. Deshalb behalte ich dieses Thema immer dann lieber für mich, wenn ich ahne, dass auf so ein Outing nichts als alberne oder völlig befremdete Reaktionen folgen. Was ich mir wünsche, ist die Normalität des Anormalen, die Selbstverständlichkeit der Andersheit.

Man würde dir und deiner Herrin das nicht anmerken, wenn ihr irgendwo zum Essen eingeladen seid?

Es gab schon recht eindeutige Handlungen in der normalen Öffentlichkeit, im Taxi oder Supermarkt, wo jeder merkte, wer in dieser Beziehung der Chef ist, und das hat mir dann natürlich sehr gefallen. Aber es muss letztlich dezent sein, nicht so, dass man gleich merkt, das sind SMer und die machen da jetzt ihre Spielchen. Mir gefällt mehr, wenn die denken, das sind »Normale«, aber die Frau ist die strenge Chefin. Ich würde auch in der Öffentlichkeit mein Essen nicht unter dem Tisch aus einer Schale einnehmen, das wäre mir zu übertrieben – in einer SM-Öffentlichkeit hingegen schon. Ich habe zwar schon in der U-Bahn die Schuhe meiner Herrin geputzt, aber das war nachts und es waren nur wenige Leute da. Und es war eine spontane Sache, deren Reiz nicht in erster Linie darin bestand, unbedingt dabei gesehen zu werden.

Ist das ein spezieller Fetisch von dir, Schuhe?

Ja, mein Fußfetischismus ist ganz stark ausgeprägt. Alles, was damit zu tun hat. Ich liebkose gern Füße, ich putze gern Schuhe, alles. Wichtig ist für mich nur, dass es schöne Schuhe sind. Oder barfuß, barfuß finde ich auch toll. Füße haben für mich auch nicht zwangsläufig etwas mit meiner Devotion zu tun. Ich hatte auch schon ganz normalen Sex, in den ich die Füße meiner Partnerin einbezogen habe, ohne dass ich dabei devote Anwandlungen hatte. Das war eine Fußverehrung, eine Fußzärtlichkeit, nicht die Erniedrigung, zu Füßen zu sein. Aber wenn ich merke, sie genießt es, dass ich ihr zu Füßen bin, dann genieße ich das umso mehr.

Ist dir Optik wichtig?

Ja, auf jeden Fall. Wenn eine Herrin in Sport-T-Shirt und Turnschuhen daherkommt, dann fehlt mir etwas. Mich beeindruckt

Eleganz. Ich küsse auch gern elegant aussehende Hände. Einfach aus Achtung, um meine herzliche Wertschätzung für die jeweilige Frau zu zeigen.

Herrin, Königin, Prinzessin – ist es das, wie du deine Partnerin sehen möchtest?

Ja, Domina geht auch noch, obwohl das schon sehr kommerziell klingt. Deshalb finde ich auch den Ausdruck »dominante Frau« besser. Und das ist genau das, was ich möchte: eine elegante Frau, die die Erfüllung ihrer Wünsche von mir einfordert.

Hast du ein Problem damit, deine Devotion vor dir selbst zu rechtfertigen?

Nein, denn es kommt nicht mit meinem sonstigen Leben in Konflikt. Ich habe trotzdem noch ein normales Verhältnis zu Frauen. Es ist ja nicht so, dass ich im Allgemeinen Frauen verachte und mich zur Kompensation einer dominanten Frau unterwerfen muss. Im Gegenteil, ich glaube, ich achte Frauen generell sehr. Und die vollendete Konsequenz meiner Achtung besteht dann eben darin, einer Frau zu dienen. Einer, der es gefällt, wenn ein Mann ihr dient und sie auf diese Weise liebt und verehrt.

Könntest du dir auch vorstellen, dominant zu agieren?

Vorgestellt habe ich es mir schon, getan aber noch nicht. Einmal war ich kurz davor. Ich habe mich dann aber in der Situation einfach nicht wohlgefühlt. Ich habe gemerkt: Das bin nicht ich. Und dann habe ich es sein lassen und mich zurückgezogen. Doch ich glaube, mir fehlt auch die Aura, Dominanz zu verkörpern.

Wie soll für dich die ideale SM-Beziehung aussehen?

Das Wichtigste für mich ist die psychologische und ritualisierte Gefügigkeit gegenüber meiner Herrin. Dass sie mich so führt, dass ich das anerkenne. Dass mein Respekt ihr gegenüber real ist und nicht nur eine submissive Simulation. Und dass körperliche Züchtigung dann nicht zwingend nötig ist, um mich zu kontrollieren. Dass diese Macht einfach schon existiert und dass die Gewalt dann nur noch krönend eingesetzt wird. Und wenn ich dann noch merke, die Person respektiert mich und es ist ein gegenseitiges Geben und Nehmen, dann bin ich glücklich.

»Ich bin Luxus, ich koste nicht wenig. Deshalb soll mein Kunde ein tolles Erlebnis haben«

Lady Velvet Steel, 32, Domina

Das Interview mit Lady Velvet Steel ist eines der wenigen, die wir nicht in der vertrauten Umgebung unserer Wohnung führen – Madame lädt zu sich ein. Zuerst müssen wir aber noch die moderne Technik bändigen, das Navi schickt uns erst mal in den falschen Stadtteil. Abgehetzt und eine halbe Stunde zu spät klingeln wir an ihrer Wohnungstür. Uns öffnet eine Frau, die auf den ersten Blick so gar nicht dem Klischee einer klassischen Domina entsprechen möchte. Barfuß, in Jeans und ärmellosem Shirt, bittet uns Fabienne, so ihr richtiger Name, herein. Wir fühlen uns gleich wohl, und als dann noch eine Kanne frischer grüner Tee auf dem Tisch steht, beginnen wir unser Gespräch.

Wie bist du dazu gekommen, als professionelle Domina zu arbeiten?

Ursprünglich wollte ich eine Ausbildung im sozialen Bereich machen. Deshalb bin ich auch aus Bayern nach Berlin gezogen, um hier an einer ganz tollen Hochschule zu studieren. Im fünften Semester musste ich aber dann für mich feststellen – nein, das ist einfach nichts mehr für mich, damit bin ich fertig, meine Interessen sind einfach andere. Ich habe mich dann als freischaffende Artistin mit Jonglage und Artistik und mit meiner großen Leidenschaft, der Feuershow, selbstständig gemacht. Weil mir das zum Leben aber alles noch nicht gereicht hat, habe ich angefangen, in einem Studio als Webcam-Domina zu arbeiten. Nach zwei Monaten war es mir aber zu blöd, irgendwelchen Menschen Anweisungen über die Kamera zu geben. Ich habe mich dann nach Dominastudios umgesehen, die jemanden mit privaten Erfahrungen suchten. Und so bin ich Domina geworden.

Und wie hast du Kontakt zu dieser Branche gefunden?

Der Club, in dem ich an der Bar gearbeitet habe, hat zugemacht. Ich hatte auch keine Lust mehr auf die ganzen Betrunkenen und darauf, Alkohol an Minderjährige zu verkaufen, obwohl ich eigentlich dagegen war. Das war mir einfach zu stressig. Ich bin dann immer wieder über diese Anzeigen »mit Chatten Geld verdienen« gestolpert. Ich dachte, ist bestimmt ein Schmarrn, aber man kann ja mal gucken. Ich bin in einem großen Büro gelandet, mit zwei schmierigen Typen, die viele Girly-Mädels für sich arbeiten ließen. Auf meine Feststellung, ich sei überhaupt nicht der Typ, der sich am Telefon oder vor der Kamera irgendwelche Dinge in irgendwelche Körperöffnungen steckt, meinten sie: »Gar kein Problem, wir suchen noch eine Domina.« Und Domina, ja, das war cool. In den ersten Monaten habe ich auch wirklich gut verdient, obwohl ich gar nicht so viel gearbeitet habe. Das liegt einfach daran, dass man frisch auf den Markt kommt. Nach zwei Monaten habe ich aber festgestellt, dass es einfach eine Schweinerei war. Man arbeitet in einer Scheinselbstständigkeit, und dafür, dass sie dir einen Computer hinstellen und deine Rechnungen zusammenheften, knöpfen sie dir über fünfzig Prozent deines Verdienstes ab. Ich hatte mich schnell verabschiedet und das Ganze von zu Hause aus gemacht.

Wie kann man sich das vorstellen, was sucht man bei einer Online-Domina?

Neben den vielen Männern, die vor allem dieses Wichs-Erlebnis suchen, habe ich unglaublich viel Beratung gemacht. Da kommen sehr viele Menschen, denen es im Schutz der Anonymität leichter fällt, über ihre Bedürfnisse und Neigungen zu reden. Die sich erst mal über sich selbst klar werden müssen. Irgendwann war dann aber auch dieser Reiz des Neuen für mich vorbei. Ich hatte Lust auf mehr. In meinem Kopf spukten auch diese ganzen Bilder vom Dominasein herum: Man trägt tolle Sachen, hat wunderbare Erlebnisse und wird reich und berühmt. So richtig Sexarbeit wäre nichts für mich, aber in ein Dominastudio wollte ich schon gern mal reinschnuppern. Ich habe dann per Inserat im Internet nach Menschen gesucht, die mir bei dem Einstieg helfen können, und mich in zwei, drei Dominastudios umgesehen. Schließlich bin ich in einem kleinen Studio in Tiergarten gelandet. Bei einer sehr erfahrenen, sehr guten Dame, die das schon lange Jahre macht. Wir waren uns gleich sympathisch und sie meinte, sie würde mich ein wenig unter ihre Fittiche nehmen. Die ersten drei, vier Monate waren eine Art Ausbildung. Das heißt, wir haben die Sessions gemeinsam arrangiert. Einfach um so prekäre Praktiken richtig zu trainieren. Dinge wie Einläufe oder Nadelungen, Sachen, bei denen man wissen muss, wie man das richtig macht. Alles, was eventuell gesundheitliche Schäden verursachen kann. Ein ganz wichtiger Punkt ist dabei die Hygiene. Deshalb bin ich auch ganz froh, dass ich in einem Studio gelandet bin, wo ich für eine Stunde Session vorher und nachher mindestens noch eine Stunde putze. Dieses sichere Gefühl, dass man weiß, an dem Rohrstock klebt nicht noch irgendetwas, das ist jetzt wirklich hygienisch rein, das brauche ich auch, um sicher agieren zu können. Das ist schon auch wichtig, wenn man sich als Kunde ein Studio aussucht. So bin ich da gelandet.

Wie sollte eine Session mit dem Kunden für dich persönlich idealerweise ablaufen?

Am liebsten ist es mir, wenn es mehr in die Tiefe geht. Wenn es sich wirklich um Unterwerfung handelt. Das Spiel mit Lust und Verweigerung. Und nicht das reine Abarbeiten von Techniken, die der Mann erfüllt sehen möchte. Am liebsten ist es mir, wenn ich in der Session eine persönliche Beziehung zu ihm aufbaue, auch wenn es nur eine einmalige Begegnung ist. Und das Optimum ist dann, wenn ich meiner Fantasie auch noch freien Lauf lassen kann. Wenn sich ein Mann bei mir im Vorgespräch als total belastbar bezeichnet und er auch den entsprechenden Eindruck macht. Wenn er sich von mir wünscht, sich einmal total auszuliefern und auch über eine seiner Grenzen geführt zu werden. Das passiert für gewöhnlich nicht beim ersten Mal, aber dann beim zweiten oder dritten Mal. Das sind so Gäste, die ich ganz besonders liebe.

Warum?

Weil man dann eine Entwicklung merkt und auch tiefer gehen kann. Es reizt mich ganz enorm, sie dann irgendwohin zu führen, über eine Grenze hinweg, an einen Ort, wo sie noch nicht waren. Privat bin ich ja auch schon länger in der SM-Szene unterwegs, auf beiden Seiten, und ich dachte, ich komme jetzt zu den Profis und die wissen alle ganz toll Bescheid über diese ganzen extremen Dinge und die hochphilosophischen Fragen, mit denen man sich beschäftigen kann. Aber es hat mich dann doch sehr ernüchtert, wie praktisch, wie körperlich und wie materiell die das alle doch auch sehen. Das hat mich ein wenig enttäuscht. Deshalb bin ich auch froh, dass ich da gelandet bin, wo ich jetzt bin. Natürlich ist es da ebenfalls Business, aber es geht auch noch weiter. Für die Dame des Hauses ist es auf jeden Fall auch echte Passion. Sie ist nicht nur eine Prostituierte, die jetzt ein wenig mehr verdient, weil sie auf Lack und Leder setzt. Bei ihr ist das eine ganz echte Geschichte. Es geht nicht einfach nur darum, die Kunden zum Spritzen zu bekommen, sondern um ein wirklich ausgefallenes Erlebnis, ein besonderes Rollenspiel. Das ist auch mein persönlicher Arbeitsanspruch. Ich habe keine Lust, nur einen Katalog abzuarbeiten: Das willst du, das willst du, das willst du. Ich verteile auch vorher keine Fragebögen, sondern es gibt immer ein sehr ausführliches Vorgespräch. Das kostet auch nichts, selbst wenn der Gast nach dem Vorgespräch nach Hause geht und sagt: »Nein, das ist nichts.« So wie auch ich mir das Recht herausnehme, nach einem Gespräch einen Gast wieder fortzuschicken.

Passiert dir das denn oft, dass du einen Kunden ablehnst?

Das kommt schon vor. Viel öfter passiert es aber, dass Leute einen Termin mit mir vereinbaren und dann nicht auftauchen. Das trifft wahrscheinlich auf fast siebzig Prozent der Termine zu, die ich mache, aber das ist normal. Ich war auch überrascht und dachte zuerst, es läge an mir, aber es hat sich dann herausgestellt, dass das wirklich normal ist. Andererseits schicke ich aber auch manchmal einen Kunden wieder nach Hause, zum Beispiel wenn er Drogen nehmen möchte oder betrunken ist. Ich trage einfach eine zu große Verantwortung.

Wann hattest du denn zum ersten Mal privat SM?

Ich hatte schon recht früh alle Arten von ausgefallenen Sexfantasien. Und ich habe auch immer gern viel experimentiert und war sehr aufgeschlossen. Richtig Kontakt mit der SM-Szene hatte ich mit 18, und zuerst auch nur ganz vorsichtig. Ich bin in Bayern aufgewachsen, da ist alles, was so von der Norm abweicht, noch ein bisschen schlimmer und man wird sehr kritisch beäugt. Ich habe nach Gedankenaustausch über das Internet gesucht und mich in einer Community angemeldet. Da habe ich devote Fantasien und ein paar Bilder von mir veröffentlicht. Ich war erst ganz aufgeregt, aber es stellte sich dann schnell heraus, dass die meisten Typen, die sich bei mir gemeldet haben, in allererster Linie peinlich waren, nach dem Motto: Ich habe meine Freundin auch schon mal ans Bett gefesselt. Da war ich um die zwanzig.

Als ich das einer Freundin erzählt habe, meinte sie: »Hättest du mir das doch gleich gesagt. Eine Freundin von mir arbeitet als Domina. Komm am Wochenende mal mit, dann gehen wir gemeinsam auf eine Fetischparty nach München.« Sie war Schneiderin und hat mich an dem Abend ganz toll ausstaffiert. Wir sahen hinreißend aus, zum Anbeißen. Ich war ganz furchtbar aufgeregt, aber es war eine Superparty, so kinky und ekstasemäßig wie da habe ich das selbst in Berlin noch nicht erlebt. Ich saß ganz schüchtern und beeindruckt in irgendeiner Ecke, da kam so ein Typ angekrochen und wollte mir meine Füße lecken. Ich dachte in dem Moment nur, oh, was mach ich denn jetzt, oh Gott. Und dann hat er auch noch eine Peitsche angeschleppt und mich gebeten, ihn zu schlagen. Und ich, total unsicher, hab dann so ein paarmal draufgehauen, bis mich meine Freundin gerettet hat. Sie hat mir die Peitsche aus der Hand genommen und ihn ordentlich verprügelt. Der Abend war für mich wie ein Traum, ich war ganz glücklich. Alles war so neu, so interessant, und überall konnte ich einfach so zusehen. Wir sind dann häufig auf Fetischpartys gegangen und da habe ich auch meine ersten realen Spielerfahrungen gemacht. Ich hatte jemanden kennengelernt, mit dem ich längere Zeit zusammen war und viel ausprobiert habe. Und ich habe sehr schnell festgestellt, devot und masochistisch zu sein ist zwar ganz hervorragend, aber ich bin auch unglaublich gern Sadistin. Das hat er auch sehr gern mit sich machen lassen, selbst wenn das ganz geheim gehalten werden musste, das durfte niemand wissen. Und es war toll, diese Erfahrungen zu machen.

Kannst du dir deine Sexualität noch ohne SM vorstellen?

Natürlich, das habe ich auch. Wenn man sich meine gesamte Sexualität als einen Kuchen vorstellt, dann ist BDSM ein Tortenstück davon, aber bei weitem nicht alles. Es gibt ja so viele andere schöne Dinge. Vom romantischen Rumkuscheln über fröhliches und ganz liebevolles Miteinander-Schlafen bis hin zu tantrischen Erlebnissen. Es müssen nicht immer nur Schmerz, Pein und Unterwerfung sein. Aber es ist natürlich schon auch ein Teil davon. Ich fühle mich immer dann ganz besonders toll, wenn ich einen Partner habe, mit dem ich das ganze Spektrum ausleben kann. Ich möchte einfach nichts missen. Mittlerweile lebe ich auch polyamor, ich habe verschiedene Partner für verschiedene Dinge. Ich könnte einfach nicht komplett auf SM verzichten. Und der Typ, von dem ich sage, ich mache alles, was du willst, Hauptsache, wir sind zusammen, ist mir bisher nicht über den Weg gelaufen.

Und wenn dir dieser Mr Perfect begegnen würde, wäre es dann auch egal, ob er devot oder dominant ist?

Ich mag Menschen, die selbst auch switchen, die sich nicht einschränken. Fernab meiner beruflichen Orientierung als Domina lebe ich persönlich beide Seiten aus. Ich halte auch nichts von dieser Diskussion: Nur ein richtiger Sklave ist ein Sklave, nur jemand, der immer dominiert, ist ein super Dom. Und von wegen, ein Switcher kann sich nur nicht entscheiden, das ist doch alles Blödsinn. Warum soll ich mich denn einschränken? Ich kann doch alles haben.

Befindest du dich beruflich öfter mal in Situationen, wo du denkst, dass das gar nicht geht?

Solche Kunden gibt es natürlich auch. Gerade die, die nicht in der Lage sind, irgendeine Art von Feedback geben zu können, die dann steif auf der Liege verharren und sich bearbeiten lassen, von denen man keinen Mucks und kein gar nichts hört. Zwischendurch denke ich dann schon mal: Sag mal, gefällt dir das eigentlich? Soll ich weitermachen oder sollen wir aufhören, was ist los? Aber es kommt einfach gar nichts. Und dann gibt es natürlich auch Kunden, bei denen ich sage: Nein, das ist nicht mein Ding. Alles, was mit Einläufen zu tun hat, kann ich zum Beispiel zwar machen, aber dazu muss ich in der Laune sein, weil es nicht zu hundert Prozent mein Ding ist, wie ich mittlerweile festgestellt habe. Wenn es dem Kunden nur darum geht, lehne ich ihn normalerweise ab. Genauso ist es mit Kaviar. Ich habe in meiner Lehrzeit mal ausprobiert, wie das ist. Ich habe jemandem – entschuldigt bitte die Ausdrucksweise – ins Gesicht gekackt und festgestellt: Ich kann diesen Moment der unglaublichen Erniedrigung nachvollziehen – aber ich persönlich tue das nicht mehr. Das ist mein Tabu. Selbst wenn ich in jemanden ganz doll verliebt wäre und er würde mich anbetteln, würde ich Nein sagen.

Ist das dein einziges Tabu?

Was ich generell, ob im Studio oder privat, ablehne, ist alles, was mit Strom am Anus zu tun hat. Wenn sich jemand zum Beispiel so seine Prostata stimulieren lassen möchte. Das ist unglaublich gefährlich, das hat mir eine Krankenschwester sehr ans Herz gelegt, von der ich alles in diesem Bereich gelernt habe. Das kann sowohl auf den Schließmuskel als auch auf den Darm Auswirkungen haben und wirklich zu Schäden führen.

Außerdem gibt es immer wieder Anfragen von Männern, die sich in die Hoden treten lassen wollen. Einige möchten so schwer verletzt werden, dass sie impotent werden. Manchmal ist das durchaus ernst gemeint, und das lehne ich natürlich ab. Da geht es nicht mehr um das Ausleben der Geilheit, sondern das sind schon pathologische, psychische Defekte. Ich lehne im Prinzip alles ab, was irreversible Schäden, sei es körperlich oder auch psychisch, verursacht. Aber ich unterscheide zwischen privat und professionell. Im Privaten gehe ich schon weiter. Da ist aber die Vertrauensbasis auch eine ganz andere. Einem Kunden kann ich gar nicht so nah kommen, um beurteilen zu können, ob das wirklich seine Entscheidung ist und er das wirklich will oder ob das nur aus einem Moment der Geilheit heraus geschieht.

Möchtest du Dominanz und Unterwerfung nur in deiner Sexualität ausleben oder möchtest du das auch im alltäglichen Leben erfahren?

Ich habe mal darüber nachgedacht, dass es wirklich praktisch wäre, wenn einer meiner Putzsklaven hier bei mir im Keller wohnen würde, sodass ich ihn immer zur Verfügung hätte. Auf der anderen Seite glaube ich aber, 24/7, wie man sich das immer vorstellt – der eine ist immer Sklave und ich immer Domina –, ist so anstrengend, dass es nicht machbar ist. Das ist zwar eine tolle Fantasie und ich kenne auch Menschen, die in SM-Beziehungen leben, in denen das immer eine Rolle spielt, aber es ist eben nur ein Teil. Daneben existiert noch der normale Alltag, in dem es dieses Gefälle nicht gibt. In der Form könnte ich mir das vorstellen, ja. Aber ich bin eben auch Switcher. Immer nur die Domina raushängen zu lassen ist mir auf Dauer zu unbefriedigend. Und umgekehrt genauso. Das ist mir einfach zu wenig. Ich habe durchaus Beziehungen zu Menschen, in denen das Machtverhältnis feststeht. Momentan habe ich zwei Putzsklaven, die ihren Fetisch des Dienens bei mir ausleben, indem sie mir Gutes tun, mir die Wohnung sauber halten, Einkäufe für mich erledigen oder mir die Fußnägel lackieren. Aber das sind nur kleine, eingeschränkte Beziehungen. Doch sie sind eben sehr intim. Aber 24/7, das ist wie ein Kind haben, nur noch schwieriger. Kinder kann man wenigstens mal in die Kita bringen. Permanent die Entscheidungen für jemand anderen zu treffen ist schon sehr anstrengend, das sollten sich die 24/7-Aspiranten mal hinter die Ohren schreiben. Es ist eine tolle Fantasie und es sei auch jedem gegönnt, sich das vorzustellen, aber in der Realität ist das fast immer zum Scheitern verurteilt. Wenn mir jemand 2000 Euro in die Hand drücken würde, um das mal eine Woche auszuprobieren, dann würde ich nicht Nein sagen. Und der kriegt dann auch seine 24/7-Performance. Aber hinterher hat er dann auch die Nase gestrichen voll davon, das kann ich ihm sagen.

Wie stellen diese Menschen sich das denn vor? Möchten sie bezahlen und dann für immer bei dir einziehen?

Es gibt da ganz verschiedene Vorstellungen. Ich habe ganz oft auch Anfragen von sogenannten Geldsklaven. Die stellen sich dann vor, dass sie mir Zugriff auf ihr Konto gewähren und mir eine Menge Geld geben, und ich bestimme dafür ihr Leben. Einige bieten mir auch an, bei mir in einem Käfig zu leben, mir ihr ganzes Geld zu geben und ich soll über sie verfügen. Ich soll sie dann arbeiten oder anschaffen schicken, auf den Strich. Aber das ist eben einfach alles utopisch. Die würden das nie und nimmer durchhalten.

Wie hältst du es mit deinem Umfeld und mit Freunden, die nichts mit der BDSM zu tun haben?

Generell gehe ich sehr offen damit um. Ich habe im Laufe der Zeit gelernt, dass ich mich besser fühle, wenn ich sage, wie es ist, gerade seit ich Domina bin. Das Erste, was ich gemacht habe, war, meine Mutter anzurufen und zu sagen: »Mum, hör zu, das und das mache ich jetzt.« Einfach weil ich nicht wollte, dass sie das hintenrum erfährt, und weil ich ihr sagen wollte:

»Wenn du Fragen hast, dann frag mich einfach. Und wenn du dich trotzdem sorgst, kenne ich Beratungsstellen wie ›Hydra‹, an die du dich wenden kannst.« Der einzige Bereich, in dem ich das ein wenig unter der Decke zu halten versuche, ist, wenn ich in meinem Artistik- oder Feuershow-Job von jemandem Aufträge bekomme, bei dem ich mit Kindern arbeite. Durch meine festen Jobs mache ich auch immer wieder Kinderschminken und solche Dinge. Im Allgemeinen, wenn ich mich als Artist vermarkte, schreibe ich nicht in mein Angebot: Übrigens, ich bin auch Domina. Aber wenn ich jemanden kennenlerne und er mich fragt, was ich arbeite, dann mache ich generell daraus kein Hehl. Und alte Freunde von mir, die das erfahren haben, waren eigentlich überhaupt nicht überrascht, oder haben zumindest nichts gesagt.

Wie oft arbeitest du im Studio?

Das kommt immer darauf an, im Moment nicht so oft. Januar, Februar waren zum Beispiel ganz schlecht. Da hatte ich vielleicht einen Termin im Monat. Aber es gibt dann auch wieder Phasen, in denen ich zwei, drei, vier Termine die Woche habe. Das ist dann aber auch schon das Maximum. Ich bin auch nicht immer in dem Studio zugegen, das möchte ich auch gar nicht sein. Die Leute knüpfen Kontakt mit mir über meine Webseite oder über das Studio. Ich arbeite dann nur auf Termin. Dieses Gefühl, zur Arbeit zu gehen und dann dazusitzen wie bestellt und nicht abgeholt, ist völlig katastrophal, das ist das Schlimmste für mich. Genau deshalb bin ich auch freischaffend und Artistin und arbeite in keinem regulären Job mehr. Die Kunden rufen mich an und wir vereinbaren einen Termin. Eine Stunde vorher lasse ich mir den Termin noch mal telefonisch bestätigen. Und seit ich diesen Bestätigungsanruf eingeführt habe, fahre ich deutlich weniger oft umsonst ins Studio.

Könntest du dir vorstellen, in Vollzeit als Domina zu arbeiten?

Nein, auf gar keinen Fall. Dazu sind mir Artistik und Feuershow viel zu wichtig, das ist wirklich mein Fetisch. Gib mir etwas zum Anzünden und ich bin glücklich. Mit Pyrotechnik – ich drücke auf einen Knopf und etwas explodiert – kann ich mich stundenlang beschäftigen.

Du hast dich als polyamourös bezeichnet. Bedeutet das, dass du mit mehreren Menschen gleichzeitig zusammen bist?

Das ist ein sehr weites Feld. Es gibt die »klassische« Poyamorie, bei der man zu vielen Menschen Bezichungen hat, die im Idealfall auch noch untereinander vernetzt sind. So großes Glück hatte ich bis jetzt noch nicht. Ich bin sehr offen, auch sexuell. Und Eifersucht ist etwas, was mir eigentlich unbekannt ist, solange ich mit der Person offen kommunizieren kann und wir wissen, woran wir sind. Dann ist meine Einstellung: Klar, geh und mach deine Erfahrungen und habe Spaß. Und wenn du dich in jemand anderen verliebst, dann ist es schön, dass du diese Erfahrung machst. Ich freue mich dann eher für den anderen, solange ich weiß, wir können nach wie vor auf einer Ebene kommunizieren, auf der wir ehrlich miteinander umgehen. Gerade im Moment habe ich eine sehr, sehr enge und sehr, sehr schöne Quasibeziehung mit jemandem sehr offenen. Das ist keine romantische Liebesbeziehung, sondern schon eine sehr sexuelle Beziehung. Aber es ist auch sehr intim und sehr, sehr freundschaftlich. Und nebenher habe ich noch den einen oder anderen Liebhaber. Außerdem bin ich mit einer Frau verheiratet, mit der mich eine sehr tiefe Liebe verbindet. Und, wie gesagt, vielleicht passiert es ja noch, dass mir eines Tages der Mensch über den Weg läuft, der mich voll und ganz einnimmt. Damit rechne ich nicht unbedingt, aber ich möchte es auch nicht völlig ausschließen. Dazu kommt, dass sehr viele Männer ein Problem damit haben, dass ich als Domina arbeite, schließlich ist das ja schon Sexarbeit. Auch wenn ich mich als Domina sexuell nicht zur Verfügung stelle, sind das doch sehr intime Beziehungen. Für viele Jungs ist das schwer zu akzeptieren. Ich hatte letztes Jahr eine Beziehung, die ein bisschen enger war, und die hat sich nach drei Monaten wegen des Jobs aufgelöst.

Was hat ihn denn so an deinem Job gestört?

Er hatte anfangs einfach nicht realisiert, wie das tatsächlich abläuft. Seine Vorstellung war, dass es dabei eigentlich nur um Rollenspiele ginge und ich die Männer auch gar nicht anfassen würde, maximal würden die vor mir knien und mir vielleicht mal die Füße küssen, und ich würde die eben nur schlagen. Ich habe ihm dann erklärt: »Die sind schon auch nackt. Und ja, ich vögel die auch mit 'nem Strap-on.« Für meine Kunden ist das eine sehr intime Situation; und dann wird es für mich eben auch sofort intim.

Also, Sex gibt es nicht?

Nein, Sex gibt es nicht. Wenn mich die Situation wirklich berührt und mitreißt und er gerade starken Schmerz spürt, dann sage ich auch mal: »So, jetzt darfst du dich mal an mir festhalten.« Das ist aber das höchste der Gefühle, sonst bin ich klassisch unberührbar. Doch das wird zunehmend schwieriger. Es gibt mittlerweile den Trend zur »Bizarrlady«, also zur berührbaren Domina, was ich auch in Ordnung finde. Und ich sehe auch, dass der Markt sich immer mehr in diese Richtung bewegt. Aber das ist für mich noch lange kein Grund, diesen Trend mitzumachen. Entweder verkaufe ich mich denen, wie ich bin, oder ich verkaufe mich eben nicht. Schließlich gibt es noch genügend Liebhaber der klassischen Dominanz, und die wird es auch weiterhin geben. Wobei es schon manche Fetische gibt, die aussterben.

Zum Beispiel?

Die englische Erziehung. Wer kennt denn das heutzutage noch, dass in der Schule die strenge Lehrerin kommt und dann kein verständnisvolles Pädagogengesabbel von sich gibt. Sondern die strenge Gouvernante, die eben auch mal eine Kopfnuss verabreicht oder dich mit dem Rohrstock zurechtweist. Und Rohrstöcke werden ja heutzutage in der Erziehung gar nicht mehr eingesetzt. Deswegen stirbt dieser Fetisch langsam aus. Das finde ich schon sehr schade. Ich habe mich zu Beginn mit vielen Dominas unterhalten, die das schon sehr lange machen, und die haben mir das bestätigt. Es ändert sich einfach viel. Die klassischen Masochisten, die einfach nur ihre Schmerzseite ausleben möchten, werden seltener. Im Studio hat sich sehr viel in Richtung Machtgefälle und Machtspielchen verlagert und das sehe ich auch als Spiegel der Gesellschaft.

Wie alt sind deine Kunden?

Zwischen 25 und 65, würde ich mal sagen. Und je älter sie werden, desto mehr streben sie dieses klassische, konsequente Spiel an. Da ist es meist nicht so wichtig, dass sie am Ende ihren Orgasmus bekommen, sondern ihnen geht es mehr darum, sich zu unterwerfen.

Sicherst du dich vor einer Session irgendwie vertraglich ab?

Nein, keine Chance. Diskretion ist das oberste Gebot. Ich erfahre die Namen meiner Kunden nicht und sie unterschreiben mir auch keine Quittung. Und obwohl ich wirklich gefährliche Sachen gar nicht erst machen würde, muss ich sehr aufpassen. Gerade wenn jemand mit Nadeln behandelt werden will. Wenn da was passiert ... Rein rechtlich sieht die Situation so aus: Ich betreibe Körperverletzung mit Einwilligung. Und wenn es hart auf hart kommt, dann bin ich dran. Denn selbst wenn der Kunde das zuvor unbedingt haben wollte, ist und bleibt es Körperverletzung. Wenn er es sich dann anders überlegt, komme ich da nicht raus. Das ist schon eine schwierige Kiste, aber bis jetzt ist bei mir so was noch nicht vorgekommen. Ich versuche das auch durch die Auswahl meiner Kunden zu verhindern, dabei höre ich auf mein Bauchgefühl. Es gibt schließlich auch immer wieder den Fall, dass ein Kunde sich in eine Domina verliebt. Und wenn der dann zurückgewiesen wird, steigert er sich rein, nach dem Motto: Ich bin in meiner Ehre, in meinem Stolz verletzt und zahle es ihr jetzt heim. Das ist mir in dieser Form zwar noch nicht passiert, aber ich habe es schon bei einer Kollegin mitbekommen. Mir ist es deshalb auch ganz wichtig, dass meine Kunden von vornherein wissen, woran sie bei mir sind, dass ich nämlich ganz klare Grenzen ziehe. Wenn sie mir zum Beispiel nach zwei oder drei Terminen vorschlagen, mal mit ihnen in die Oper zu gehen, sage ich: »Du kannst mich gern für einen Opernbesuch buchen, aber du solltest im Kopf haben, dass das für mich Arbeit ist und Arbeit bleiben wird.« Und selbst wenn wir uns mal auf einer Fetischparty zufällig über den Weg laufen sollten, dann muss er nach wie vor wissen, dass es keinen privaten Kontakt gibt. Mit Stammkunden gibt es zwar manchmal E-Mail-Austausch oder vielleicht auch mal ein Telefonat, aber ich würde nicht sagen, dass ich jemanden dadurch zu meinen Freunden zähle, das funktioniert nicht.

Aber die Gefahr, dass sich ein Kunde in dich verliebt, ist immer da?

Ich arbeite natürlich sehr intim mit den Menschen. Und gerade dann, wenn sich jemand zuvor nicht wirklich mit sich selbst und seinen Neigungen auseinandergesetzt hat, projiziert er natürlich auch sehr viel in mich hinein. Ich biete mich als seine Projektionsfläche ja auch geradezu an, das gehört zu meinem Beruf dazu. Ich als die ihn beherrschende Frau, die sich seiner jetzt annimmt. Das beinhaltet natürlich immer diese Gefahr.

Wie sprechen dich deine Kunden an? Dürfen sie sich das selbst aussuchen oder schreibst du ihnen eine Anrede vor?

Das ist völlig unterschiedlich und hängt auch davon ab, welche Fantasien und Neigungen sie haben. Mit dem normalen Schmerzerotiker, der nur seine körperlichen Erfahrungen mit mir machen möchte, rede ich eins zu eins. Auch während der Session haben wir einen ganz normalen Umgang. Aber der devote, submissive Diener oder Sklave, der hat mich natürlich mit »Herrin«, mit »Lady«, mit »Göttin« anzusprechen. Und es gibt natürlich auch viele Rollenspiele, zum Beispiel mit Chefin und Angestelltem oder so, da ergibt sich das ganz natürlich. Für einen meiner Kunden bin ich zum Beispiel die Internatsdirektorin. Solche Rollen nehme ich gern an, aber ich setze es nicht voraus. Das Einzige, was ich wirklich voraussetze, ist ein respektvoller Umgang. Aber ich denke, das ist selbstverständlich.

Und wie ist es mit Spuren? Kommt es oft vor, dass deine Kunden von dir verlangen, sie zu schlagen, ohne dass Spuren zurückbleiben?

Ja, das gibt es ganz oft. Am liebsten ganz heftige Rohrstockbehandlung, aber bloß keine Spuren, keine blauen Flecken. *(Sie lacht)* Viele Gäste sagen mir auch explizit, dass sie verheiratet sind und ihre Frau nichts davon wissen darf. Aber es gibt auch Gäste, die verheiratet sind und mir einen Brief von ihrer Frau mitbringen, in dem steht, was ich mit ihnen anstellen soll. Weil es den Frauen zu extrem ist oder sie einfach nicht versiert genug sind. Und wenn ihr Mann dann nach Hause kommt, dann ist er wieder ganz brav und ganz erfüllt. Das ist natürlich auch toll.

Kommen die Männer denn immer mit konkreten Fantasien zu dir oder sollst du dir auch manchmal was für sie ausdenken?

Es gibt natürlich die Jungs mit Drehbuch, die sagen, das und das ist meine Fantasie. Ich habe beispielsweise einen Fetischisten, von dem ich eine nette Sammlung Teppichklopfer geschenkt bekommen habe. Der möchte einfach nur gern wie ein Teppich geklopft werden. Und dann spiele ich die böse Gouvernante, die ihn bei seinen heimlichen Wichsfantasien erwischt hat und ihm das mit einem seiner Teppichklopfer austreibt. Und es gibt Leute, die möchten ein ausgefallenes Rollenspiel haben, wissen aber nicht was genau. Da darf ich mich dann ausleben und konstruiere ein Szenario, was mir wirklich viel Spaß macht.

Was war das Absurdeste, das dir begegnet ist? Wo du gesagt hast: Das will ich nicht.

Wenn Leute mit ihren Kastrationsfantasien kommen oder wenn mir jemand sagt, er würde gern amputiert werden. Oder wenn einer von mir beschnitten werden möchte. Und auch wenn Beschneidungen vielleicht nicht so kompliziert sind, soll das bitte ein Arzt machen – Schluss, aus, basta!

Wie wichtig ist es deinen Kunden, zum sexuellen Höhepunkt zu kommen?

Das ist unterschiedlich. Für manche ist dieser positive Schluss der Session ganz essenziell und elementar. Wenn sie vorher danach fragen, mache ich mir immer eine Freude daraus, sie ein wenig im Ungewissen zu lassen. Was ich besonders gern mache: Ich beende die Session, schicke sie zum Duschen, komme dann überraschend ins Bad und greife durch den Vorhang. So verschaffe ich ihnen diese Erlösung nach der Enttäuschung, zurückgewiesen worden zu sein. Da wir mit Sexualität spielen, ist ja auch viel Geilheit dabei. Aber es gibt auch diejenigen, für die das überhaupt nicht wichtig ist. Die Schmerzfreaks. Da geht es in erster Linie um etwas anderes, nämlich darum, sich in erfahrene Hände zu begeben, um mal eine wirklich tiefe Schmerzerfahrung zu machen.

Und privat? Ist es dir da auch wichtig, wie es dem anderen geht?

Aber natürlich. Da möchte ich auch, dass er sich sexuell erfüllt fühlt. Ich habe nicht wirklich Interesse daran, jemandem wehzutun, der das nicht wirklich genießen kann. Das kickt mich nicht. Klar, wenn jemand mal richtig Schmerzen ausprobieren möchte, dann kann man das schon mit mir absprechen, und dann gehe ich auch so weit, dass ich eine Grenze überschreite und es dann auch kein Zurück mehr für ihn gibt. Aber generell ist mir Einvernehmen sehr wichtig. Alles andere ist für mich persönlich nur Brutalität.

Was ist das für eine Klientel, die dich besucht? Wer kann sich das leisten?

Teuer ist es schon. Ich bin schon Luxus. Für eine Stunde Unterhaltung, selbst für eine halbe Stunde, legt man da einen ganzen Batzen Geld hin, das muss man erst mal haben. Aber es ist trotzdem so, dass ich vom Bauarbeiter, der sich seine Session drei, vier Monate zusammenspart, bis zum hoch dotierten Anwalt, der sich das locker leisten kann, alles habe. Die meisten Kunden kommen natürlich aus dem gehobenen Mittelstand, das ist wahrscheinlich auch durch die Lebensumstände bedingt. Meine Kunden haben oft auch schon eine angesehene Stellung in der Gesellschaft und eine gefestigte Beziehung. Aus diesem Grund möchten sie eben auch nicht in der Szene oder als Swinger unterwegs sein, aus Angst, die Reputation zu verlieren.

Warum ist es als Mann so schwierig, dominante Frauen kennenzulernen? Gibt es den Job der Domina nur, weil es so wenige natürlich dominante Frauen gibt?

In der privaten BDSM-Szene hat man als Frau auf jeden Fall einen besseren Stand als Männer. Wenn ich zum Beispiel auf eine Fetischparty gehe, egal ob ich dominant unterwegs bin oder nicht, habe ich sofort einen ganzen Kreis von Bewunderern, die gern mit mir spielen möchten. Und ich sehe viele Männer, die sich diesem Kreis der Bewunderer anschließen, die versuchen, als Voyeure ihr sexuelles Erlebnis zu haben. Aber ich glaube, es liegt nicht unbedingt an SM, ich als Frau habe es eben einfach sehr viel leichter, einen Kerl aufzureißen, als andersherum. Aber wenn man als Mann offen ist, sich selbst und seine Qualitäten wirklich kennt und ein gesundes Selbstbewusstsein mitbringt, ist es sehr viel einfacher, jemanden zu finden. Wenn man sexuell allerdings etwas verklemmt ist und eigenartige Vorstellungen hat, derer man sich nicht sicher ist, und das zeigt, ist es sehr schwierig. Und gerade im SM-Bereich sind sehr, sehr viele Leute unterwegs, die sich ihrer selbst nicht unbedingt sicher sind und auch kein Selbstbewusstsein ausstrahlen.

Wie viel Zeit beansprucht dein Job als Domina?

Ich versuche es so einzurichten, dass ich nur einen Termin pro Tag habe. Denn es ist schon anstrengend. Ich muss hinfahren, ich muss mich in Schale schmeißen, ich muss alles für die Session vorbereiten, insbesondere alles hygienisch rein putzen. Für eine Stunde Session bin ich über drei Stunden beschäftigt. Zuerst mal muss ich mich richtig aufbrezeln. Privat trage ich ja sonst eher Jeans, aber das geht im Studio natürlich nicht. Und dieses Auftakeln, dieses Ladyhafte, das kann ich unglaublich gut raushängen lassen, wenn ich muss, aber ich kann das nicht länger als drei Stunden aufrechterhalten.

Ist das für dich wie eine Verkleidung, mit der du auch in eine Rolle schlüpfst?

Ja, es ist auf jeden Fall auch eine Rolle. Dominanz ist ganz klar ein Teil von mir, aber als professionelle Domina nehme ich natürlich eine Rolle ein. Es ist, als ob ich auf die Bühne gehe und da eine Vorstellung gebe. Das passiert automatisch: Ich biete mich ja auch als Projektionsfläche des Gastes an, ich verkörpere in erster Linie seine Fantasien. Ich nehme mich also automatisch zurück, denn es geht ja nicht vorrangig um meine Lustbefriedigung, sondern er kommt zu mir und möchte gern ein besonderes Erlebnis haben. Er vertraut sich mir an und ich achte auf ihn. Gerade dann, wenn Praktiken zum Einsatz kommen, die vorher Furcht und Grenze für ihn waren. In diesen Momenten muss ich sehr vorsichtig sein und überhaupt erst mal fühlen, wie dieses Gegenüber ist. Dann bin ich mit meinen Gedanken sehr viel mehr bei ihm als bei mir. Ich sehe das schon auch so: Der Mann kommt zu mir, er arbeitet hart für sein Geld. Und ich koste ja auch nicht wenig. Deshalb möchte ich, dass er ein tolles Erlebnis hat. Und er soll rausgehen und sagen: Das war toll. Natürlich gibt es auch Leute, die gern abwertend behandelt werden möchten. Die möchten Verachtung von mir spüren und sich vorstellen, ich würde mit ihnen einfach tun, was ich will. Aber grundsätzlich geht es mir schon darum, dass ich gute Arbeit leiste. Das ist genauso wie bei meiner anderen Leidenschaft, wenn ich als Artistin mit Feuer arbeite. Da möchte ich auch, dass die Leute Gefallen an der Show finden. Selbst wenn sie danach nur sagen: Habe ich schon tausendmal gesehen, aber es war trotzdem schön gemacht.

»Ich möchte sein Geschöpf sein, von ihm erschaffen werden«

Louise, 26, und Arne, 21, Studenten

Wir sind auf einem BDSM-Portal im Internet auf das Profil der beiden aufmerksam geworden. Sie leben in einer sogenannten TPE-Beziehung. »Total Power Exchange« bedeutet, dass ein permanentes Machtgefälle in der Beziehung besteht, das, über das rein Sexuelle hinausgehend, auch Bereiche wie Job oder Familie einschließt. Wir besuchen das junge Paar an einem Sonntagnachmittag in Hamburg. In einem typischen Nachkriegsbau öffnet uns Louise, perfekt geschminkt und in einem schicken, eng anliegenden roten Kleid und High Heels, die Tür. Sie hatte sich vorher fürsorglich erkundigt, ob wir irgendwelche Lebensmittelallergien haben, da sie für unser Treffen einen Käsekuchen backen wollte.

Wann habt ihr entdeckt, dass eure Sexualität mit BDSM zu tun hat?

Louise: Es ist noch gar nicht so lange her, dass mir so richtig bewusst wurde, dass man das SM nennt. Vielleicht zwei oder drei Jahre. Ich hatte schon länger Fantasien, die in diese Richtung tendierten, aber ich konnte das noch nicht so benennen. Und ich hatte auch nicht das Bedürfnis, es benennen zu müssen. Das erste Mal bewusst wurde es mir, als ich ein Buch las, in dem es um eine sadomasochistische Beziehung ging. Ein Freund hatte es mir geschenkt, weil die Geschichte in Japan spielt und ich mich sehr für dieses Land interessiere. Später sagte er mir, er sei sich nicht sicher, ob mir das Buch gefallen würde, weil es darin um SM geht. Aber ich war total begeistert. SM war für mich vorher immer ganz weit weg. Ich dachte, das ist was für ältere Menschen, die ihr Sexleben aufpeppen wollen. Ich hatte Bilder von einem Managertyp im Kopf, der Dominas besucht, und fand das irgendwie auch alles ganz spießig.

Und das war deine erste Berührung mit SM?

Louise: Wenn ich etwas weiter zurückblicke, fallen mir inzwischen auch Situationen aus meiner Kindheit ein, aus denen man schon hätte schließen können, was später vielleicht mal aus mir wird. Ich habe mit meinen Barbiepuppen immer Rollenspiele gespielt. Meine Barbies sind immer irgendwann gefesselt irgendwo gelandet und später ins Bordell verkauft worden. Solche Sachen fand ich super. Und auch mit anderen Kindern habe ich solche Rollenspiele gemacht. Wir haben unsere eigenen Szenarien entwickelt. Die anderen Mädchen spielten immer die, die mich vergewaltigen wollten. Das fand ich ganz, ganz toll. Da war ich zwölf oder dreizehn. Die Vorstellung, dass mir sexuelle Gewalt angetan wird, gefiel mir damals schon. Aber wirklich bewusst wurde es mir, wie gesagt, erst vor ein paar Jahren. Bis vor Kurzem war ich noch verheiratet und es gab auch SM-Elemente in unserer Ehe, aber wir haben es nicht so benannt. Im Nachhinein kann man sagen, dass wir geswitcht haben, aber dominant zu sein gefiel mir nie so richtig. Allerdings haben wir nicht gewusst, dass das SM ist. Beziehungsweise glaube ich, mein Exmann wusste das, hat es mir aber nicht gesagt.

Kannst du dich noch erinnern, wie das bei dir war, Arne?

Arne: Es gab in meiner Kindheit keine speziellen Vorfälle, die mich dahin gebracht haben. Ich kann mich auch nicht erinnern, Indianer am Marterpfahl gespielt zu haben oder Ähnliches. Aber ich weiß noch, dass ich im Laufe der Pubertät, als ich meine Sexualität entdeckte, bemerkte, dass ich es erregend finde, wenn Frauen gefesselt sind. Und Rollenspiele mit DS-Elementen, also mit dominant-submissiven Elementen, gefielen mir. Aber ich habe mir nie Gedanken darüber gemacht, wie das heißt. Ich wusste damals nicht, was DS oder SM ist. Ich hatte ebenfalls Klischees aus dem Fernsehen im Kopf. Von alten Menschen, die sich gegenseitig auspeitschen, oder von einer Domina, die den Bankdirektor nach der Arbeit schlägt. SM war für mich etwas ganz Abstraktes, ich konnte damit nicht viel anfangen. Aber ich fühlte mich auch nicht irgendwie anders, meine Fantasien waren für mich ganz normal.

Ist das deine erste Beziehung dieser Art?

Arne: Ja, wir sind jetzt knapp zwei Jahre zusammen und vorher hatte ich gar keine Erfahrungen im BDSM-Bereich.

Hat sich das kontinuierlich entwickelt oder habt ihr euch irgendwann bewusst entschieden, einen Schritt weiterzugehen?

Louise: Das hat sich langsam entwickelt. Begonnen hat es damit, dass ich, wenn ich Geld hatte, sofort immer alles ausgegeben habe. Für Klamotten, Make-up und ähnliche Dinge. Irgendwann kam ich nach Hause und sagte: »Oh Gott, Arne, ich habe schon wieder total viele Sachen gekauft, ich habe jetzt die zwanzigste Korsage und eigentlich brauche ich das alles doch gar nicht.« Arne sagte daraufhin: »Gut, dann machen wir jetzt einfach einen Vertrag. Wenn du in den nächsten zwei Wochen in so einen Laden auch nur reingehst, musst du einen Monat Geschirr spülen.«

Arne: Und sie hat es nicht mal einen Tag durchgehalten!

Louise: Ich habe es einfach nicht geschafft. Und in dem Moment dachte ich auch, dass ich es ihm ja gar nicht sagen müsste, weil er es sowieso nicht merken würde. Aber in der nächsten Minute wusste ich, dass ich etwas falsch gemacht habe und das auch sagen muss. Und bereits als ich in den Laden ging, fühlte ich mich ganz komisch und dachte, dass er bestimmt total enttäuscht sein wird. Und dann habe ich einen Monat lang Geschirr gespült und fand es auch gar nicht schlimm, weil ich es als gerecht empfand.

Hast du jedes Mal beim Geschirrspülen daran gedacht, dass du eine Regel übertreten hattest?

Louise: Ja, das habe ich, und es hat sich auch wirklich ein Lerneffekt eingestellt. Deswegen plädieren wir auch immer für solche Art der Strafen. Denn wir finden es blöd, mit Schlägen zu strafen, weil Schlagen für uns was ganz Erotisches ist.

Und war das Abwaschen wirklich eine Strafe für dich?

Louise: Ja, auf jeden Fall. Zum einen ruiniere ich mir meine Fingernägel, zum anderen ist es eine blöde Arbeit. *(Sie lacht)* Ich mache vieles im Haushalt gern, Staubsaugen finde ich zum Beispiel super, aber das Abwaschen von ekligen Tellern mag ich gar nicht.

Arne: Außerdem ist es eine gute Strafe, weil ich es eigentlich als meine Aufgabe sehe, den Abwasch zu machen.

Louise: Das kommt noch hinzu, dass ich weiß, dass das eigentlich nicht meine Aufgabe ist. Irgendwann habe ich angefangen, mich weiter über 24/7 und TPE im Internet zu informieren. Ich habe das Arne aber noch nicht erzählt, weil ich wusste, dass es schon etwas extremer ist als das, was wir bisher gemacht haben. Ich wollte erst mal sehen, ob das was für mich ist. Außerdem wusste ich, dass Arne sich für diese ganzen Begriffe nicht interessiert. Es war eigentlich so, dass Arne sich mehr für SM interessierte und ich mich eher für DS. Immer wenn ich was vorgeschlagen habe, fragte er, was einem dieser devote Kram denn bringen würde. Aber ich habe unsere Beziehung auf Langfristigkeit angelegt und dachte, ich muss mich einfach ein wenig gedulden und irgendwann gefällt es ihm bestimmt auch. Normalerweise bin ich immer recht ungeduldig, nicht weil ich es nicht abwarten kann, sondern weil ich dann immer gleich denke, das soll nicht sein, wir passen nicht zusammen oder Ähnliches. Aber wie man sieht, hat es ja etwas gebracht zu warten. *(Sie lächelt)*

Stört dich diese Ungeduld an dir selbst?

Louise: Ja natürlich, diesen Pessimismus finde ich ganz schrecklich.

Und du möchtest, dass Arne dich dahingehend erzieht, dass du nicht mehr so bist?

Louise: Ja, und das ist auch in unseren Regeln festgelegt. Dass ich versuche, alles etwas positiver zu sehen, oder realistischer. Ich habe eher eine unrealistische Sichtweise, da ich immer nur das Schlechte sehe. Das sind ganz klare Erziehungsziele.

Und wer legt diese Ziele fest?

Arne: Manchmal fallen mir negative Dinge an ihr auf und ich merke, ihr gefällt es selbst nicht, aber sie kann es nicht ändern. Zum Beispiel fand ich es am Anfang total blöd, dass sie so viel Geld für Klamotten und anderen Kram ausgegeben hat, den sie eigentlich nicht braucht. Deswegen habe ich irgendwann angefangen, festzulegen, wie viel Geld sie ausgeben darf. Und das hat nach und nach immer besser funktioniert. Es ist kontinuierlich weniger geworden und jetzt bleibt es konstant auf einem Level.

Das heißt, Louise bekommt eine Art Taschengeld?

Louise: Ja, sozusagen. Ich habe zwar noch mein eigenes Konto, aber er legt fest, wie viel ich monatlich ausgeben darf und für was. Und daran halte ich mich auch. Ende des Monats machen wir immer eine Abrechnung mit einer Exeltabelle.

Was passiert, wenn Louise eine unnötige Ausgabe gemacht hat?

Arne: Dann besprechen wir, wie man das besser machen könnte und wie man das wieder einsparen könnte. Es könnte auch vorkommen, dass es mal wieder eine Haushaltsstrafe gibt.

Habt ihr ein festes, schriftlich niedergelegtes Regelwerk?

Louise: Das hängt in der Küche, dann kann ich beim Kochen stets draufschauen und es immer weiter verinnerlichen. Das ist eine DIN-A4-Seite mit zwölf Regeln und wir haben auch noch einen allgemeinen Vertrag. Die Regeln können sich auch mal ändern oder welche wegfallen, wenn man merkt, dass die unsinnig waren und sich nicht bewährt haben, oder man muss sie nicht mehr schriftlich festhalten, weil ich sie schon gelernt habe. Und es kommen auch neue dazu.

Und du bestimmst diese Regeln, Arne?

Arne: Ja, wenn ich sehe, dass mich etwas stört und wir eine Regel dafür brauchen. Dann formuliere ich das und frage, ob es ihr möglich ist, es umzusetzen. Und dann merke ich, ob es realistisch ist oder nicht. Dann steht die Regel auf dem Zettel in der Küche und ich kann in den nächsten Wochen beobachten, ob es funktioniert und irgendwann wieder gestrichen werden kann.

Was sind das für Regeln, könnt ihr uns ein Beispiel nennen?

Louise: Es sind manchmal ganz praktische Regeln. Zum Beispiel soll ich jeden Tag eine Banane essen. Und das nicht, weil die Banane ein Phallussymbol wäre, sondern weil ich ganz oft vergesse zu essen und zu trinken – und ich soll auf Vitamine achten und mich gesund ernähren. Allerdings vertrage ich ganz viele Obstsorten nicht. Bananen vertrage ich schon, aber ich hasse sie, sie schmecken total eklig. Trotzdem muss ich jeden Tag eine essen. Aber das macht er ja nicht, um mich zu quälen, sondern weil er besorgt ist um mich.

Arne: Auf dem Zettel steht auch, dass sie genug essen und trinken muss, dass sie in der Uni immer eine kleine Flasche Wasser und etwas zu essen dabeihaben muss.

Louise: Das ist aber wirklich nur ein Teil. Das soll nicht so klingen, als würde ich ohne Arne verhungern. Ich habe auch vorher jahrelang allein gelebt und bin trotzdem nicht verhungert oder verdurstet. Bei diesen Dingen merke ich aber seine Fürsorge. Ich finde das Gefühl schön, dass sich jemand um mich sorgt.

Arne: Die Regeln sind nicht willkürlich, sondern haben wirklich Sinn und sind oftmals ganz pragmatisch.

Gibt es bei euch denn trotzdem auch Willkür?

Arne: Ja, aber ich denke, ich bin nur sehr selten willkürlich. Nur mal in einer Session, wenn es mich treibt. Aber es ist nicht so, dass ich Louise im Alltag tyrannisieren möchte und willkürlich irgendwas bestimme. Das fände ich unsinnig.

Würdest du denn Willkür akzeptieren, Louise?

Louise: Es kommt drauf an. Manchmal finde ich das ganz schön, wenn er einfach irgendwas tut, weil ich in dem Moment seine Macht spüre. Was mir nicht gefallen würde, wären willkürliche Regeln, die keinen Sinn ergeben. Wenn ich zum Beispiel jeden Tag um zwölf Uhr im Kreis hüpfen und in die Hände klatschen sollte. Es gibt Leute, die solche willkürlichen Regeln ohne Sinn machen, nur damit der dominante Part seine Macht beweisen kann. Das wäre absolut nichts für mich. Ich würde mich immer nach dem Sinn fragen oder wie das meine Persönlichkeit formen soll.

Ist das Formen der Persönlichkeit dein Ziel?

Louise: Ja, auf alle Fälle. Nicht weil ich denke, dass ich sonst so ein schlechter Mensch bin, sondern weil ich es schön finde, dass ich dann sozusagen erschaffen werde. Dass ich sein Geschöpf bin, ist ein toller Gedanke für mich.

Und was gibt dir das Formen, Arne? Siehst du es auch so, dass du sie zu deinem Geschöpf machst?

Arne: Ja, ich sehe es ähnlich. Ich finde es schön, wenn ich merke, es verändert sich was an dem Menschen, wenn der Mensch mehr und mehr so wird, wie ich es möchte. Es ist ja nicht so, dass ich komplett alles umkremple, sondern ich versuche, Verbesserungen zu erreichen.

Hast du ein Gefühl von Macht dabei?

Arne: Es ist schon auch ein Gefühl von Macht, das mir gefällt. Aber mir geht es nur um die Macht über diesen einen Menschen. Ich möchte ja nicht die Macht über ganz viele Menschen haben. Es geht um die Macht über das Liebste, das man hat. Und ich möchte diese Macht auch nicht ausnutzen, ich möchte ein guter Herrscher, ein guter Herr sein. *(Er lächelt)* Ich möchte ihre Machtlosigkeit nicht ausnutzen, ich möchte mehr Antrieb geben und nicht destruktiv sein.

Louise, kannst du genauer erklären, was dir so daran gefällt, seine Macht zu spüren?

Louise: Das ist schwierig, das ist etwas abstrakt und schwer in Worte zu fassen. Ich finde es schön zu spüren, dass ich ausgeliefert bin, mich aber trotzdem in umsorgenden Händen befinde. Ich fühle mich in Sicherheit und so kann ich ganz tief zu mir selbst finden, und das hat auch etwas Meditatives. Dass man etwas von sich abgibt und trotzdem zu sich selbst findet. Das ist sehr abstrakt, daher kann ich das schwer in Worte fassen.

Fällt es dir leichter zu beschreiben, was du in den Momenten empfindest, wenn er dir körperlichen Schmerz zufügt?

Louise: Es kommt immer darauf an. Es gibt Situationen, in denen ich ganz extreme Schmerzen aushalte und denke, dass ich das eigentlich jetzt nicht schön finde, aber ich mache das für ihn und dadurch wachse ich auch in mir. Und das kann ich auch dank ihm. Und dann gibt es Situationen, in denen ich denke, dass ich ohne ihn da gar nicht hingekommen wäre, weil ich es so lustvoll finde. Da sehe ich ihn auch als so eine Art Wunscherfüller, was ich aber auch nicht so schlimm finde. Ich finde es auch schön, jemanden zu haben, der einen Dinge erfahren lässt, die man sonst nicht machen würde oder könnte. Manchmal empfinde ich den Schmerz selbst als lustvoll und manchmal befriedigt es mich, einfach für ihn den Schmerz zu empfinden.

Arne: Es kommt aber auch vor, dass sie den Schmerz an sich toll findet und förmlich danach bettelt. Und sie ist auch schon nur durch Schläge zum Orgasmus gekommen.

Louise: Das passiert auch. Aber das geht natürlich nicht, wenn ganz viele Menschen um uns herumstehen und zuschauen, sondern nur wenn wir ganz für uns allein sind. Wir haben uns in letzter Zeit auch mal öfter eine BDSM-Wohnung gemietet, dann hatten wir den ganzen Tag nur für uns. Es muss eine romantische Stimmung herrschen, damit ich mich vollkommen fallen lassen kann. Ich mag es nicht, wenn jemand zu mir sagt: Jetzt bestrafe ich dich. Dann denke ich: Warum denn? Ich finde es doch toll, wenn man mich schlägt. Und in dieser ganz bestimmten Atmosphäre, wenn ich mich richtig treiben lassen kann, kann es schon vorkommen, dass ich allein durch das Zufügen von Schmerz zum Höhepunkt komme.

Du empfindest Schmerz also immer als etwas Positives?

Louise: Nur wenn er von Arne kommt, sonst nicht. Ich fange schon bei jeder Kleinigkeit an zu weinen. Aber so was wie Alltagsmasochisten gibt es wohl auch nicht.

Möchtest du von ihm an deine Schmerzgrenze oder darüber hinaus geführt werden?

Louise: Wenn die Atmosphäre stimmt, finde ich das ganz toll. Ich hatte auch schon mal erlebt, dass der Schmerz so stark war, dass ich ohnmächtig wurde, und ich fand das total schön, dann in seine Arme zu gleiten und dort zu liegen. Das hat auch noch sehr lange nachgewirkt, das war ein sehr schönes Erlebnis für mich. Aber das will ich natürlich auch nur mit Arne, weil ich weiß, dass er meinen Körper und meine Reaktionen genau kennt. Oft muss er nur in mein Gesicht gucken und weiß, dass das jetzt zu viel war.

Arne: Manchmal muss ich das auch bremsen. Wenn ich an ihrem Gesichtsausdruck oder ihrer Reaktion merke, dass sie noch mehr will, es aber eigentlich nicht mehr geht, dann habe ich die

Verantwortung zu tragen und höre auch auf und nehme sie lieber in den Arm oder lege sie aufs Bett, um mit ihr zu kuscheln.

Du musst das Ganze etwas bremsen, weil Louise sonst maßlos über ihre Grenzen hinausgehen würde?

Louise: Manchmal kommt das vor. Im Nachhinein denke ich auch immer, dass es total blöd von mir war. Ich ärgere mich dann ein wenig über mich selbst, wenn ich eine Woche lang nicht sitzen kann und unschöne Hämatome meinen Hintern zieren. Aber manchmal gibt es eben Momente, wo ich immer mehr will und auch eine Art Wettbewerbsgedanken habe. Ich denke dann, ein wenig mehr geht immer noch. Als ob ich mich selbst besiegen wollte.

Glaubst du, dass dein Masochismus größer ist als Arnes Sadismus?

Louise: Das glaube ich nicht. *(Beide lachen)* Ich finde, das passt einfach sehr gut zusammen. Wir haben uns mittlerweile aufeinander eingependelt. Am Anfang hat man noch mehr Sachen ausprobiert und jetzt merkt man, dass man auf einer Ebene ist, was das anbelangt.

Was empfindest du, wenn du Louise schlägst? Ist das der absolute Kick für dich?

Arne: Der absolute Kick für mich ist wahrscheinlich, ganz romantisch bei Kerzenlicht zu kuscheln und schöne Musik zu hören. Denn der absolute Kick klingt so danach, als sei alles andere in der Sexualität eingeschlafen und man brauche jetzt das Schlagen, um überhaupt noch einen hochzukriegen. So ist es ja nicht. Wir haben auch Spaß, ohne dass wir uns fesseln oder schlagen müssen.

Ihr könnt euch also eure Sexualität auch noch ohne BDSM vorstellen?

Arne: Zeitweise kann ich das schon. Es muss nicht sein, dass wir das täglich oder jede Woche machen, es würde auch reichen, wenn man das ab und zu mal macht. Aber ganz ohne ginge es auch nicht. Dann würde etwas fehlen.

Begonnen hat eure TPE-Beziehung mit dem Gebot, einen Monat lang abzuwaschen. Dann hat Louise sich etwas mehr über DS-Beziehungen informiert. Habt ihr dann gleich einen Vertrag aufgesetzt?

Louise: Nein, so schnell ging das nicht. Ich habe mich informiert, was andere Paare so machen, und dachte, dass wir ein paar Elemente für uns ausprobieren oder übernehmen können. Und dann entwickelte sich das mit der Zeit. Aber den Vertrag haben wir erst ein paar Monate später gemacht, als wir dachten, das wäre ein ganz schönes Ritual.

Gab es einen Moment, in dem du gesagt hast: Ich möchte, dass du vollkommen über mich bestimmst?

Louise: Ja, diesen Moment gab es. Das war im April 2009. Ich sage immer, zu dem Zeitpunkt bin ich von der Sub zur Sklavin geworden. Ich fand den Begriff »Sklavin« vorher immer ziemlich krass, denn er hat für mich schon etwas Ultimatives. Ich habe eine gewisse Zeit mit mir gehadert, ob ich das wirklich möchte, weil man damit ja auch die Augenhöhe aufgibt. Aber ich bin zu dem Schluss gekommen, dass das einfach schon immer in mir steckt und ich das jetzt versuchen muss. Bevor Arne an dem Tag von der Uni nach Hause kam, hatte ich mich an die Heizung gekettet, um ihn so zu empfangen. Das war eigentlich auch eine blöde Geschichte, ich saß da relativ bewegungsunfähig und machte mir immer wieder Gedanken darüber, was passieren würde, wenn das Haus brennt und ich mich nicht mehr befreien könnte. Es dauerte ziemlich lange, bis Arne nach Hause kam. Als Erstes hat er mir den Knebel aus dem Mund genommen und mir erzählt, dass es im Haus nebenan wirklich gebrannt hat. Das war eine echte Horrorvorstellung für mich.

Ich hatte mir damals noch selbst ein Halsband als Zeichen meiner Unterwerfung gekauft, weil Arne ja mit diesem DS-Kram, wie er es immer nannte, nie viel anfangen konnte. Dieses Halsband hatte ich neben mich gelegt, dazu einen Brief, in dem ich ihm erklärte, dass ich mich von nun an ihm ganzheitlich als Sklavin hingeben wolle. Dann hat er mir das Halsband umgelegt – das kann man als den Einstieg bezeichnen. Das Halsband habe ich als Symbol für meine vollkommene Versklavung verwendet. Und einen Monat später hat er mir zu meinem Geburtstag ein Halsband aus Metall anfertigen lassen, das permanent verschlossen ist und das ich immer trage, außer zum Duschen.

Das Halsband kann nur Arne öffnen?

Arne: Wir haben beide einen Schlüssel. Denn ich bin ja nicht immer da, wenn Louise duscht. Es wäre kontraproduktiv, wenn sie gar nicht mehr handlungsfähig ist, wenn ich nicht da bin. Das ist nicht mein Wille.

Louise: Das ist ein ganz wichtiger Punkt. Es war mir selbst auch immer wichtig, dass ich auch ohne ihn immer noch handlungsfähig bin. Das habe ich auch im Austausch mit anderen Sklavinnen gemerkt. Ich habe manchmal von Frauen gelesen, die in einer TPE-Beziehung leben und allein überhaupt nicht mit Geld umgehen und nichts selbst entscheiden könnten. Sie würden dann wirklich nicht wissen, was sie essen sollen. Das wäre mir wirklich zu viel. Was würde ich denn machen, wenn er mal weg wäre? Würde ich verhungern oder wäre ich mit 25 ein Pflegefall? Deswegen ist es mir wichtig, dass ich handlungsfähig bleibe. Er soll das letzte Wort haben und entscheiden, aber ich möchte nicht die kleine Doofe sein, die zu allem Ja sagt, die Verantwortung total abgibt, das Gehirn am besten gleich mit.

Besprecht und entscheidet ihr alltägliche Dinge noch gemeinsam, zum Beispiel wohin ihr in den Urlaub fahrt? Und hat Louise auch das Recht, mal Nein zu sagen?

Louise: Es ist eher so, dass ich einen Antrag stelle. Ich kann darum bitten, Nein sagen zu dürfen. Ich kann sagen, dass mir eine bestimmte Sache aus bestimmten Gründen lieber wäre als eine andere, und ihn bitten, seine Entscheidung noch mal zu überdenken.

Arne: Es macht für mich ja auch keinen Sinn, irgendwohin in den Urlaub zu fahren, wo es ihr überhaupt nicht gefällt. Ich möchte mir ja nicht eine Woche anhören müssen, wie blöd sie es dort findet.

Und in welchen Situationen merkst du dann, dass ihr nicht mehr auf Augenhöhe seid?

Louise: Schon in ganz vielen kleinen Situationen des Lebens. Allein dadurch, dass ich bei vielen Entscheidungen immer darum bitte, dass er sie absegnet. Wir haben auch viele Alltagsgesten. Zum Beispiel frage ich, bevor ich den Fernseher anschalte, ob das okay für ihn ist. Auch meine Formulierungen sind etwas anders. Ich spreche etwas demütiger. Ich sage nicht: Ich will, sondern ich frage, ob ich darf.

Und wie ist das, wenn du mal schlechte Laune hast, weil im Job oder an der Uni etwas nicht so gut gelaufen ist? Fällt es dir dann auch noch so leicht, brav und devot zu sein?

Louise: Mein Job und mein Studium nehmen mich wirklich sehr in Anspruch und strengen mich an. Und es gibt Tage, an denen ich nach Hause komme und sage, wie ätzend es mal wieder war, und mich ein wenig ausheule. Dann finde ich es auch wieder toll, ihm gegenüber so demütig zu sein, weil das etwas Heilsames für mich hat. Da kann ich dann wieder sein, wie ich bin, und muss mich nicht mit diesen Alltagsproblemen beschäftigen. Ich habe nicht das Bedürfnis, meine schlechte Laune an ihm auszulassen und zu sagen, dass er mich in Ruhe lassen soll. Das würde ich nie machen. Ich kann ganz offen mit ihm kommunizieren und dann überlegen wir gemeinsam, ob es wirklich einen Grund gab, sich zu ärgern, oder ob ich die Situation nur falsch wahrgenommen habe.

Arne: Ich finde es auch ganz wichtig, dass sie immer frühzeitig zu mir kommt und mir mitteilt, wenn sie irgendein Problem hat. Wenn ich früh genug Bescheid weiß, kann ich mich darauf einrichten und mir überlegen, wie ich sie entlasten kann. Dann kann ich möglicherweise mehr Dinge im Haushalt übernehmen, damit sie sich mehr auf die Uni konzentrieren kann. Denn es ist für mich ja auch wichtig, dass sie ihren beruflichen Werdegang problemlos schafft und dass nicht alles darunter leidet, nur weil ich meinen Willen durchsetzen will.

Louise: Wir haben auch gemeinsam entschieden, dass ich ein Semester länger studieren werde, weil ich mich manchmal in meinem anspruchsvollen Studium etwas überfordert fühle, da ich nebenher noch einen zeitaufwendigen Job habe. Überhaupt sprechen wir viel über meine berufliche Zukunft. In meinem Elternhaus bin ich darauf getrimmt worden, erfolgreich zu sein, auf jeden Fall ins Ausland zu gehen und eine große Karriere zu machen. Aber das ist nicht das Bild, das Arne von mir hat, und ich habe gemerkt, dass ich mich auch nicht in dieser Position sehe. Ich möchte das Studium gut machen und auch einen guten Job haben, aber nicht einen, der einem extrem viel Aufwand abverlangt, oder eine Führungsposition. Ich möchte einen Job, der zulässt, dass ich mich mit meinen eigenen Inhalten beschäftige, und der mir noch genug Zeit für Arne lässt.

Du interpretierst und lebst deine Rolle als Sklavin sehr offensiv. Denkst du, dass du von deiner Umwelt in einer Führungsposition vielleicht nicht akzeptiert werden würdest?

Louise: Ich arbeite quasi schon in einer Führungsposition. Ich bin Kreisgeschäftsführerin bei einer Partei, und da trage ich auch immer mein Halsband und einige meiner Kollegen wissen auch, dass ich submissiv bin. Ich habe nicht das Gefühl, dass ich mich deswegen ganz besonders anstrengen muss, um zu zeigen, was ich kann. Aber mir ist schon wichtig, dass ich einen Beruf ausübe, der mir genug Zeit für mein Leben lässt. Das ist mir wesentlich wichtiger als meine Karriere und ich bin auch ganz dankbar, dass Arne mich dahin gebracht hat. Denn eigentlich hat das auch immer schon in mir gesteckt, aber durch meine Eltern habe ich das immer aus den Augen verloren. Und durch Arne ist mir das wieder klar geworden. Ich will zwar nicht nur einen 400-Euro-Job machen, wo ich doch studiert habe. Ich möchte einem ordentlichen Beruf nachgehen, aber ich strebe nicht nach immer mehr.

Arne: Mir ist auch wichtig, dass wir beide ein Einkommen haben. Ich will nicht das Geld verdienen und sie sitzt als Hausfrau hier und wartet auf mich.

Ihr möchtet ja auch gern Kinder haben. Meint ihr, ihr könnt eure Beziehung dann auch noch so leben wie bisher oder könnte das problematisch werden?

Louise: Darüber haben wir schon nachgedacht. Aber ich glaube, dass man seine Neigung auch nicht so wichtig nehmen darf.

Jedes Elternpaar steht ja vor dem Problem, seine Sexualität nicht total frei ausleben zu können, wenn Kinder da sind. Aber natürlich möchte ich auch nicht in Gegenwart meiner Kinder vor meinem Herrn auf Knien rumrutschen. Das Bild möchte ich meinen Kindern nicht vermitteln. Ich will meine Kinder zu mündigen Menschen erziehen und deswegen möchte ich auch ein gutes Vorbild sein. Ich möchte ihnen vermitteln, dass man selbstbewusst sein und tun soll, was man möchte. Aber gleichzeitig möchte ich ihnen, wenn sie so weit sind, mitgeben, dass man seine Persönlichkeit nicht verleugnet, und dass wir so sind, wie wir sind. Dass das eben unser Weg ist und dass sie später auch machen sollen, was sie wollen.

Wie reagieren die Menschen normalerweise auf dein Halsband?

Louise: Das eine Frage, die SMer komischerweise auch ganz oft stellen. Wenn ich zu BDSM-Stammtischen oder ähnlichen Veranstaltungen gehe, kommen häufig Leute auf mich zu und fragen, ob ich das immer trage, und finden das total extrem. Dabei habe ich das Gefühl, dass andere Menschen gar nicht wissen, was das ist. Ich wurde zum Beispiel schon von Verkäuferinnen angesprochen, wo ich denn das tolle Schmuckstück her hätte. Oft sagen mir Leute, dass sie es schön finden, sie wissen aber nicht, was es bedeutet. Oder sie fragen, ob ich aus der Gothic-Szene komme. Aber sonst spricht mich keiner darauf an.

Ihr stoßt nie auf Ablehnung?

Louise: Ablehnung begegnet uns eigentlich nur in der SM-Szene. Ich würde nicht sagen, dass uns alle blöd finden, ganz und gar nicht. Wir bekommen oft Nachrichten von Leuten, denen unsere Internetprofile sehr gefallen und die gern mehr über uns wissen möchten. Aber ich vermeide es, unter SMern, die selbst nicht TPE leben, darüber zu reden, weil die Leute es bisher immer nur ganz schrecklich finden. Sie denken, Arne ist total krank und hat eine Kontrollneurose, oder dass ich richtig blöd bin und gar nichts geregelt bekomme. Ich habe mir auch schon anhören müssen, dass ich mit meiner Art Beziehung nur ein Kindheitstrauma bewältigen wolle. Oder sie finden es bescheuert und lächerlich. Und wenn sie es nicht lächerlich finden, dann sagen sie, dass es nicht ihr Ding sei und sie es zu extrem finden. Oder sie sagen auch, dass man das ja gar nicht durchziehen könne, das ginge höchstens mal ein Wochenende.

Arne: Viele SMer sind ziemlich intolerant. Das fällt uns immer wieder auf. Ich habe auch das Gefühl, dass Leute aus unserem Freundeskreis, die nichts mit SM zu tun haben, uns eher tolerieren als SMer. Wenn man eine Diskussion über TPE in einem öffentlichen Forum liest, wird einem angst und bange, was da so für Beleidigungen fallen, nur weil die Menschen Vorurteile haben.

Louise: Aber uns ist ein Austausch mit Gleichgesinnten wichtig. Denn manchmal hat man in so einer Beziehung auch mal Probleme, die andere vielleicht in der Form auch schon hatten, und dann kann man darüber gemeinsam diskutieren. Und allgemein ist es auch schön, mit Leuten zu reden, die ein ähnliches Lebenskonzept haben.

Was passiert, wenn Louise eine der Regeln bricht?

Arne: Dann überlege ich mir, wie ich das bestrafen könnte und wie ich es schaffe, dass sie die Regel beim nächsten Mal wieder einhält. Wie ich das mache, ist individuell.

Louise, kommt es auch vor, dass du eine Regel absichtlich brichst?

Louise: Nein, das mache ich nicht, denn das fände ich Arne gegenüber sehr respektlos. Ich wüsste nicht, warum ich mit Absicht eine Regel brechen sollte. Ich weiß, es gibt Subs, die gern bestraft werden möchten. Aber ich möchte ja gar nicht bestraft werden. Wenn ich Lust auf Schläge habe, kann ich einfach darum bitten. Und andere Strafmaßnahmen würden mir nicht gefallen. Ich möchte ja nichts machen, was ich nicht mag. So masochistisch bin ich nun auch nicht, dass ich was machen will, das ich eigentlich total unangenehm finde.

Du möchtest also nicht gezwungen werden?

Louise: Doch, zu einigen Sachen schon. Ich mag es, zum Sex gezwungen zu werden, obwohl das natürlich schwer möglich ist. So richtig gezwungen werden könnte ich nur von jemandem, den ich nicht mag, und das will ich natürlich nicht. Und wenn Arne das macht, finde ich es ja doch gut. Das ist immer die Frage: Wie kann man eine Vergewaltigung spielen?

Arne: Ihr könnt euch das Regelwerk auch gern mal anschauen, wenn ihr wollt.

(Wir folgen den beiden in die Küche, in der das besagte Regelwerk, fein säuberlich gedruckt auf ein DIN-A4-Blatt, unübersehbar an der Wand prangt. Interessiert lesen wir.)

Du möchtest also jeden Morgen Frühstück haben, Arne?

Louise: Er steht schon gegen sechs Uhr auf und ganz oft ist es ja so, dass ich bis zehn Uhr schlafen könnte, aber ich stehe trotzdem immer mit auf und mache ihm sein Frühstück. Das war anfangs auch eine große Überwindung für mich. Eigentlich immer noch, denn wer steht schon gern früh auf? Aber ich finde es selbst schön, dass ich mich immer überwinde für ihn.

Arne: Es ist ja auch schöner, wenn man nicht allein frühstücken muss. Danach kann sie ja auch wieder ins Bett gehen. Und wenn ich merke, Louise ist krank oder hat momentan viel um die Ohren, dann sag ich auch mal, dass sie mir kein Frühstück zubereiten muss. Dann mache ich das selbst.

Louise muss das Essen am Boden kniend zu sich nehmen?

Louise: Ja, genau. Aber das Essen steht auf dem recht niedrigen Couchtisch. Das ist einfach etwas Symbolisches und man kann es auch machen, wenn Gäste da sind. Sie denken dann, dass ich es mache, weil es bequemer ist. Es ist uns schon wichtig, dass wir niemanden mit unserer Art zu leben stören, aber wir wollen uns auch nicht verstellen müssen.

Hat schon mal jemand befremdlich auf den Zettel mit euren Regeln in der Küche reagiert?

Louise: Wenn meine Mutter kommt, nehme ich ihn ab. Denn die würde sonst ausflippen. Obwohl ihr eigentlich ein paar Sachen gut gefallen müssten. Aber wenn sie irgendwann mal wieder sauer auf mich wäre, würde sie mir das vorwerfen, und das will ich nicht. Sie hat versucht, mich zu einer selbstbewussten, starken Frau zu erziehen, und das würde ihrem Bild nicht entsprechen. Aber ich bin es ja trotzdem.

Wenn du unabsichtlich eine Regel übertrittst, kommunizierst du das dann immer oder behältst du das auch mal für dich?

Louise: Nein, ich würde das nie verheimlichen. Manchmal behalte ich es ein paar Stunden für mich, aber dann bricht es doch aus mir raus, weil ich ein schlechtes Gewissen habe. Meistens sage ich es auch sofort.

Arne: Meistens merke ich das gleich an ihrem Verhalten, weil ich sie wirklich gut kenne. Aber sie sagt es mir meistens sofort und das finde ich toll.

Louise: Vertrauen und Ehrlichkeit sind sehr wichtig, damit es funktioniert. Sonst wäre es auch Selbstbetrug und dann kann man es auch sein lassen.

Ist es für dich nicht anstrengend, immer präsent und aufmerksam zu sein, um über Louise zu wachen?

Arne: Ja, ich muss aufmerksam sein, aber sie beichtet mir sowieso eigentlich immer alles von sich aus. Ich bin ja kein Kontrollfreak, der ständig alles überwacht. Ich weiß, dass sie mir vertraut und ehrlich zu mir ist, und deswegen verlasse ich mich darauf. Aber stichprobenartig lese ich auch ab und zu ihre Nachrichten, ich habe ja alle ihre Passwörter. Das passiert aber nicht aus Misstrauen, sondern weil man manchmal eine Dummheit begeht, und wenn ein anderes Auge das sieht, dann kann man das vielleicht noch verhindern, bevor etwas wirklich Blödes passiert. Bei Anfragen für Fotoshootings über das BDSM-Portal schreite ich zum Beispiel lieber vorher ein, wenn das Typen sind, die mir nicht geheuer sind. Als Außenstehender sieht man das manchmal leichter. Ihr ist auch wichtig, dass ich das mache. Manchmal kann ich sie auch zügeln, wenn sie mit Freunden zu undiplomatisch ist und sie zu sehr angeht. Wenn ich merke, dass sich das ungünstig entwickelt und das ein wochenlanger Streit wird, dann rate ich ihr, das lieber etwas sachlicher zu klären, weil sie bei anderen Leuten immer ganz schnell auf hundertachtzig ist.

Was war denn für dich bisher die schlimmste Strafe, Louise?

Louise: Die schlimmste Strafe für mich war, als Arne so enttäuscht war, dass er gesagt hat, er achte jetzt auf keine Regel mehr. Das war wirklich furchtbar. Das hat mir gezeigt, dass ich nicht mehr würdig bin, dass er auf so was achtet. Das war so schlimm, weil er mir dadurch die Aufmerksamkeit entzogen hat.

Arne: Uns ist beiden diese Aufmerksamkeit wichtig. Ihr ist es wichtig, dass ich ihr Aufmerksamkeit entgegenbringe, und umgekehrt genauso. Und dazu haben wir uns ja auch symbolisch in unserem Vertrag verpflichtet. Aufmerksamkeit, Wertschätzung, Vertrauen und Fürsorge sind das Fundament unserer Beziehung.

Kniest du auch auf dem Fußboden, wenn ihr Besuch habt?

Louise: Es kommt darauf an. Wenn es Leute sind, die wissen, wie wir leben, dann mache ich das schon ganz gern. Aber was ich gar nicht möchte, ist, dass andere zu viel mitbekommen und sich dadurch möglicherweise gestört fühlen. Umgekehrt mag ich das ja auch nicht, wenn Leute mich in Sachen einbinden, die mich nichts angehen und die ich gar nicht sehen will.

Ist es denn in irgendeiner Form demütigend für dich, auf dem Boden zu sitzen und dein Essen einzunehmen? Oder aus welchem Grund tust du das?

Louise: Nein, es ist überhaupt nicht demütigend für mich. Es erinnert mich an meine Stellung in der Beziehung und dort möchte ich auch sein. Das ist das, was ich für mich gefunden und auch erarbeitet habe. Ich habe es geschafft, dass er mich als seine Sklavin angenommen hat. Und auf dem Boden zu knien ist so was wie eine Auszeichnung für mich.

Arne: Das ist auch ein schönes Ritual. Das sehe ich mir auch jeden Tag immer wieder gern an. Und ich zwinge sie nicht dazu, sondern sie schenkt mir das. Sonst würde das alles auch gar nicht funktionieren. Das basiert schließlich alles auf Freiwilligkeit.

Louise: Und ich bin auch nicht ein so devoter Mensch, der sich jedem unterordnet, sondern ich möchte mich nur Arne unterwerfen. Und zwar aus Liebe. Es gibt Leute in der BDSM-Szene, die sagen, es ist nur echt, wenn man dazu gezwungen wird. Aber meiner Meinung nach ist das alles nur realisierbar, weil ich ihm das erlaube und weil ich das so möchte.

Arne: Ich habe auch kein Interesse daran, dass Louise sich anderen dominanten Männern gegenüber devot verhält. Es ist für mich eine Auszeichnung, ein Geschenk, dass sie sich nur bei mir so verhält. Das ist etwas ganz Exklusives.

Koppelt ihr eure Sexualität von eurem DS-Alltag vollkommen ab oder fließt das eine in das andere?

Louise: Im Grunde ist das immer miteinander verbunden, weil Arne ja auch bestimmt, wann sexuelle Handlungen stattfinden. Wenn ich Lust habe, kann ich das natürlich auch irgendwie anstoßen, aber wenn er Nein sagt, dann wird auch nichts passieren. Er würde es nicht mir zuliebe machen. Andersherum würde ich ihm zuliebe immer zur Verfügung stehen, auch wenn ich keine Lust habe. Das ist ja auch DS in der Sexualität, wenn er immer die Oberhand hat.

Bereitet es dir trotzdem Lust, wenn du merkst, dass Louise eigentlich nicht in der Stimmung für Sex ist?

Arne: Mir bereitet es gerade Lust, wenn ich merke, ich kann das umkrempeln. Sie hat eigentlich in dem Moment keine Lust, aber ich schaffe es, dass sie trotzdem geil wird. Dass ich sie sozusagen durch bestimmte Worte, Blicke und Handgriffe verführe.

Schafft Arne es immer, dich zu verführen?

Louise: Ja, das ist wirklich so. Aber natürlich gibt es auch Momente, in denen ich merke, ich habe ganz extreme Kopfschmerzen und es bringt alles nichts, egal was er macht.

Arne: Aber dann mache ich das auch nicht. Ich habe schon ein feines Gespür dafür, ob sie sich unwohl fühlt, oder ob sie momentan einfach nur ein bisschen faul ist.

Darfst du denn auch Regeln für Arne aufstellen?

Louise: Nein, wirkliche Regeln gibt es nicht. Ich sage zu ihm auch nicht, dass er bestimmte Sachen auf keinen Fall mit mir machen soll. Ich glaube, das müsste ich auch nicht extra kommunizieren, denn er weiß ja genau, wie weit er gehen kann.

Habt ihr Tabus?

Louise: Ich würde mich nicht an andere Menschen verleihen lassen wollen, und er will das ja auch nicht. Aber wenn es Arne gefallen würde, würde ich es natürlich auch für ihn machen. Es gäbe eine Hemmschwelle, aber ich würde es ihm schenken.

Würdest du es zulassen, wenn er eine deiner Grenzen überschreiten wollte?

Louise: Ja, aber bisher war es nie schlimm oder ich hatte nie das Gefühl, an meinen Grenzen zu sein. Hinterher habe ich immer gemerkt, dass es eigentlich ganz in Ordnung für mich war.

Du kannst dir keinen Befehl vorstellen, dem du dich verweigern würdest?

Louise: Irgendwelche absurden Sachen würde ich nicht machen, die aber auch keiner verlangen würde, wie zum Beispiel sich den Arm abhacken zu lassen oder andere Dinge, die dauerhafte Schäden verursachen. Oder irgendwelche Kotspiele mit fremden Menschen.

Hättest du immer die Kraft, Nein zu sagen?

Louise: Ja, ich denke schon. Manchmal teile ich Arne ja auch mit, dass ich auf eine Veranstaltung gehen oder jemanden einladen möchte, und er sagt, dass er das nicht möchte. Aber wenn mir das wichtig ist, sage ich ihm das und bitte ihn, es sich noch mal zu überlegen. Das ist zwar nicht wirklich ein Nein von mir, denn ich würde akzeptieren, wenn er darauf besteht. Aber ich habe die Kraft und den Mut, ihm zu sagen, warum mir eine Sache wichtig ist. Das würde sonst Ärger schüren, wenn er mir immer etwas verbieten würde, was mir eigentlich wichtig ist, und ich es ihm nicht sagen würde. Irgendwann würde ich mich über ihn ärgern.

Arne: Da wären wir dann auch wieder beim Thema Willkür. Ich sage nicht einfach Nein, nur weil ich es kann. Das bringt mir nichts.

Aber wenn er sagt, du darfst dich nicht mit einer Freundin treffen, weil er lieber etwas mit dir unternehmen möchte, dann akzeptierst du das?

Louise: Natürlich, das ist auch schon vorgekommen. Manchmal habe ich Glück und die Freundinnen wissen, was wir für eine Beziehung führen. Eine Freundin von mir lebt auch in einer TPE-Beziehung und die versteht, wenn ich absagen muss, weil Arne das so möchte. Bei anderen muss ich mir dann Ausreden einfallen lassen.

Gibt es bestimmte sprachliche Formeln, mit denen ihr euch anredet?

Louise: Ich würde sagen, es ist eine ganz normale Sprache. Er nennt mich immer sein Kätzchen und ich ihn meinen Herrn. Das hat sich so eingebürgert. Manchmal spreche ich ihn im Pluralis Majestatis an. Das hat Arne aber nicht festgelegt und wir machen das auch nicht dauerhaft.

Arne: Es ist uns sehr wichtig, dass wir andere Menschen nicht in unsere Sache mit reinziehen. Ich möchte nicht in der Öffentlichkeit, wenn Leute dabei sind, die nichts mit SM zu tun haben, Herr genannt werden. Das sorgt nur für Verwirrung und andere fühlen sich vielleicht peinlich berührt. Aber wenn wir allein sind, gefällt es mir. Das ist auch eine Form der Respektsbekundung.

Louise: Ich möchte auch nicht in gewissen Kreisen, in denen ich mich bewege, eine Debatte über Feminismus führen müssen. Ich möchte, dass wir einfach als ein Paar wahrgenommen werden, das sich liebt und gut miteinander umgeht. Ich möchte nicht, dass irgendwelche Leute denken, Arne nutzt mich aus. Das wäre fatal für mich.

Würdest du dich als emanzipierte Frau bezeichnen?

Louise: Ja, das auf jeden Fall. Auch wenn das auf den ersten Blick vielleicht widersprüchlich wirkt. Aber allein schon, weil ich das auslebe, was ich möchte. Das ist mein Wunsch und meine selbstbestimmte Sexualität. Und das ist für mich ein Zeichen von Emanzipation, eine frei bestimmte Sexualität zu leben und Beziehungen zu führen, wie man es möchte. Deswegen ist das für mich kein Widerspruch.

Arne: Und gleichzeitig würde ich auch nicht sagen, dass ich ein antifeministischer Mann bin. Ich finde es schon wichtig, was im feministischen Kampf für die Emanzipation erreicht wurde.

Louise: Eine schöne Sache, die wir etabliert haben und die mir sehr wichtig ist, ist mein Tagebuch. Da schreibe ich jeden Tag die Sachen rein, die mich geärgert haben, und dann habe ich noch eine Sektion, wo ich meine Verfehlungen eintrage und laufende Aufgaben, die ich erledigt habe. Und Arne antwortet dann auf der gegenüberliegenden Seite darauf. Das ist wie ein sprechendes Tagebuch, das mir antwortet. Das motiviert mich sehr.

»Mich treibt die Gier nach Neuem«

Corinna, 27, Studentin und Callgirl

Corinna war es ganz wichtig, uns erst persönlich kennenzulernen, bevor sie sich auf ein Interview einlässt. Sie schlug ein erstes Treffen im Barcomi's vor, einem Café in Berlin-Mitte, das einen ausgezeichneten Käsekuchen serviert. Ein paar Wochen später ist es so weit, Corinna ist mit zwei Flaschen hervorragendem italienischen Rotwein in der Tasche bei uns eingetroffen. Das sollte aber nicht unser letztes Treffen sein, einen Monat später bittet sie uns, das bisher Gesagte noch ergänzen zu dürfen. Wir freuen uns, denn wir haben das zweite Treffen noch in bester Erinnerung.

Kannst du dich daran erinnern, wann du deine ersten SM-Fantasien hattest?

Im Alter von fünf oder sechs Jahren war ich mit zwei pubertierenden Jungs aus der Nachbarschaft im Gebüsch. Die beiden haben mich dazu gezwungen, mich auszuziehen und ihnen meine Muschi zu zeigen. Irgendetwas haben sie mir auch zwischen die Beine gesteckt. Und mir hat es gefallen. Insbesondere die Art, wie sie dabei über mich gesprochen haben. Rückblickend weiß ich, dass sie es geil fanden, ebenso wie ich es geil fand. Als kleines Mädchen wusste ich das natürlich noch nicht, aber ich wusste, es fühlt sich warm und angenehm zwischen den Beinen an. Und an dieses Gefühl musste ich immer wieder denken. Das passt auch dazu, dass ich mit zwölf, dreizehn Jahren Gewaltfantasien hatte, in denen mich mehrere Jungen bezwingen, überwältigen, anbinden und benutzen. Als ich 13 Jahre alt war, kam es auch tatsächlich zu einer Situation, die meinen Fantasien ähnlich war. Ich habe mit zwei Jungen zusammen die Schule geschwänzt, wir sind zu den beiden in den Keller ihres Hauses gegangen und haben Dosenbier getrunken. Ich saß zwischen den Jungs und einer der beiden sagte auf einmal: »Blas mir einen!« Dass er mir diese Anweisung gegeben hat, fand ich geil, und dann habe ich das auch gemacht. Der andere hat dann auch noch seinen Schwanz rausgeholt, ich glaube, jedes normale 13-jährige Mädchen wäre schreiend davongelaufen, aber ich habe beiden Jungs einen geblasen. Mir war auch bewusst, dass es irgendwie etwas Verbotenes war, aber ich fand es cool. Vor allem wenn ich hinterher daran dachte. Mir gefiel es, nach Hause zu gehen und ein wenig Angst zu verspüren beim Gedanken daran, dass mein Vater mich bestrafen würde, wenn er das erfahren würde. Und das war noch mal zusätzlich aufregend für mich. Mein Vater war sehr streng mit mir, aber auch immer gerecht. Er hatte klare Regeln, denen ich folgen musste und vor denen ich immer großen Respekt hatte.

Meinst du, du hast dich so entwickelt, weil du als Sechsjährige diese Erfahrung mit den beiden älteren Jungs gemacht hast, oder steckte das schon immer in dir?

Das ist eine sehr schwierige Frage. Im Grunde glaube ich, dass man eine Veranlagung dazu hat oder eine Anfälligkeit, ähnlich wie für das Rauchen oder Drogenkonsum. Und vielleicht ist es so, dass auf den einen diese Schlüsselreize wirken und dann diese Anfälligkeit durchkommt, und beim anderen ergibt sich das vielleicht einfach nie. Ich habe meine devoten Fantasien auch lange mit mir rumgetragen, ohne dass sie befriedigt wurden. Mit meinem ersten Freund war ich vier Jahre zusammen, aber der war eigentlich viel zu vorsichtig für mich. Ich habe immer mal wieder versucht, ihn mit Sexspielzeug und Handschellen in diese Richtung zu lenken, aber unsere Sexualität war nicht so, wie ich es mir gewünscht hätte. Der Anstoß dazu ging auch immer von mir aus, und das ist ja auch nicht das, was ich will. Ich möchte ja schließlich einfach genommen und benutzt werden, experimentieren und nicht ständig jemanden dazu motivieren müssen.

Machst du dir Gedanken darüber, ob es einen Grund für deine Neigung gibt, oder ist es dir gleichgültig?

Es ist mir überhaupt nicht gleichgültig, ich bin sogar total entsetzt, wenn es anderen Leuten egal ist, woher ihre Neigung stammt. Ich finde das sehr unreflektiert. Ich glaube zu wissen, woher meine Neigung kommt. Wenn ich überhaupt irgendein Problem habe, dann ist es das Problem mit der Verantwortung. Ich musste schon in sehr frühen Jahren Verantwortung übernehmen. Ich habe nie das warme Gefühl von Geborgenheit und Sicherheit gehabt damals. Ich glaube, dass ich unglaublich stark bin und sehr viel Verantwortung tragen kann, aber trotzdem ist die tiefe Sehnsucht da, an nichts mehr denken zu müssen und alles loslassen zu können.

Möchtest du BDSM in einer festen Beziehung ausleben?

Ja, auf jeden Fall. Aus meiner Sicht ist das wahrscheinlich auch die einzig vernünftige Art und Weise, das ernsthaft zu praktizieren. Ich habe durch meinen Job zwar die Fähigkeit, mich vielleicht schneller auf Menschen einlassen zu können als andere, aber BDSM ist für mich so eine Art Heiligtum. Das möchte ich nicht mit jedem teilen. Ich habe das zwar auch schon mal beruflich gemacht, aber das ist echt gruselig, denn die Männer, die das von mir wollten, hatten meiner Meinung nach überhaupt keine Ahnung von SM, sondern nur diesen Wunsch verspürt, das mal auszuprobieren, wahrscheinlich weil sie das mal in irgendeinem Porno gesehen haben. Nur manchmal spürt man, dass der Mann diese Grundtendenz hat, und es ergibt sich spielerisch. Dann kann ich mich auch mal darauf einlassen. Das gibt es auch, aber das kann man ja nicht unbedingt vorher steuern, das ist immer eine Gefühlssache. Ich sage nicht, dass ich das auf keinen Fall im Job machen will, aber ich will mich und meine Leidenschaft für SM auf keinen Fall so verschwenden. Und bestimmte Praktiken würde ich im Job ganz bestimmt nicht machen. Ein Kunde von mir hat mir auch schon mehrmals einige Hundert Euro extra geboten, weil er unbedingt mal mit einem Rohrstock Spuren auf meinem Po hinterlassen möchte. Aber das darf nur jemand, mit dem mich wirklich ein Band verbindet.

Hast du BDSM denn bereits in einer festen Beziehung gelebt?

Das habe ich bisher leider nicht lange und nicht in der Intensität, in der ich es mir wünschen würde.

Wie würdest du es dir denn wünschen?

Von dieser klassischen 24/7-Nummer halte ich gar nichts. Es erklärt sich, glaube ich, von selbst, dass ich dafür nicht gemacht bin. Ich bin kaum dafür gemacht, bei einem Arbeitgeber einen Vertrag zu unterschreiben und feste Zeiten einzuhalten. So weit kenne ich mich. Aber ich kann mir das durchaus phasenweise vorstellen. Ich denke, mit dem richtigen Partner, mit dem alles passt, passiert es dann automatisch, dass man auch im Alltag manchmal diese Haltung hat. Das müsste im gegenseitigen Einvernehmen passieren und dann würde ich wahrscheinlich schon weit gehen, aber ich erwarte dafür auch, etwas auf der emotionalen Ebene zurückzubekommen. Es geht mir schon um ein Machtgefälle, aber es wäre schwer, mich zu Sachen zu zwingen, die ich wirklich gar nicht will. Außerdem gehe ich im Fall einer gut funktionierenden Beziehung davon aus, dass einem die gleichen Dinge gefallen. Ich würde mich nicht bis zur Selbstaufgabe von einem Mann malträtieren, penetrieren und beherrschen lassen, ohne dass ich irgendwas zurückbekomme. Jemand, der einfach nur sagt, ich sei nur seine kleine devote Schlampe und deswegen dürfe er auch zehn andere Frauen vor meinen Augen vögeln, käme für mich nicht infrage. Ich möchte mich nicht, nur um einen Mann zu bekommen, selbst verleugnen müssen. Der Mann sollte einfach stark genug sein, mich führen zu können, sich nehmen, was er will, und mich an meine eigenen Grenzen bringen und vielleicht auch darüber hinaus. Ich möchte einen starken, reflektierten Partner, der mich an die Hand nimmt.

Waren deine Beziehungen, in denen BDSM eine elementare Rolle spielte, von Anfang an darauf angelegt, oder hat sich das erst später ergeben?

Es hat sich eigentlich immer erst ergeben. Denn selbst bei der Beziehung, die dem am nächsten kommt, was ich SM-technisch möchte, ist es ja trotzdem nicht so gewesen, dass man vom ersten Abend an das volle Programm gefahren hat. Ich kann mich auch nicht einfach mit irgendwem treffen und vorher sagen, dass ich mich so gern bestrafen lassen will und dafür einen ganz autoritären Typen suche, der das mit mir macht. Ich möchte das niemandem erklären müssen. Ich möchte, dass sich das ergibt, man das sieht, in mir liest und sich das entwickelt. Dann macht es Spaß und erfüllt mich, aber wenn ich das jemandem erst erklären muss, weiß ich schon genau, wie das endet – nämlich mit unglaublich schlechtem Sex. Man muss sich dafür schon ein wenig kennen, ansonsten ist das, als ob jemand einen SM-Porno abspielen würde, für den ich auch noch vorher selbst das Drehbuch geschrieben habe. Dabei möchte ich doch, dass sich meine Wünsche natürlich und im gemeinsamen Erleben erfüllen.

Bist du dann auch bereit, das Drehbuch so anzuerkennen, wie es kommt, oder muss es so sein, wie du es dir im Hinterkopf vorstellst?

Nein, ich möchte gern kämpfen. Das heißt, es gab schon Situationen in meinem Leben, in denen ich sehr unsicher war, ob ich etwas Bestimmtes machen würde oder nicht. Diese Ungewissheit, bevor ich etwas tue, ist, glaube ich, meine tiefe, devote, dunkle Seite. Es ist ja auch schön, Dinge mit Menschen zu machen, über die man schon nachgedacht hat oder über die man sich schon ausgetauscht hat, denn man kann ja nicht permanent etwas Neues machen. Aber ich finde den Moment meiner eigenen Unsicherheit, wenn es so kitzelt, sehr erregend. Wenn ich ein wenig Angst davor habe, was ich gleich tun werde oder was er tun wird. Wenn er mich an meine Grenzen bringt.

Möchtest du diese Grenzen vorher abgesteckt sehen oder willst du dich einfach fallen und führen lassen?

Nein, ich möchte diese Grenzen nicht selbst festlegen, was aber auch nicht heißen soll, dass er sämtliche natürliche moralische Grenzen einreißen und mich krankenhausreif prügeln soll. Ich gehe ja trotz allem immer von zwei Personen mit gesundem Menschenverstand aus. Es soll aber auch keine einfache Spielerei sein. Für mich ist das etwas sehr Ernstes und es geht nah an die persönliche Substanz. An das, was ich bin und was mich ausmacht. Zumindest einen Teil, der mich ausmacht, und das finde ich toll. Ich möchte in solchen Momenten nicht an meinen Alltag denken. Ich möchte nicht, wenn ich über einen Tisch gebeugt bin und mich spanken lasse, an meinen nächsten Friseurtermin denken. Ich möchte überhaupt nichts mehr denken. Das ist auch in meinem Job so. Mit manchen Männern habe ich Sex und es ist total langweilig und ich denke dabei an irgendwas anderes. Auf der anderen Seite gibt es aber auch Menschen, mit denen man gleich auf einer Wellenlänge ist, und es läuft einfach von Anfang an gut. Das gilt im Allgemeinen für meinen Job, wie es im Privaten auch für SM gilt. Du kannst sehr guten Sex haben, du kannst sehr schlechten Sex haben und auch irgendwas dazwischen. Zumindest gibt es alle Facetten, wenn du den Job mit der Fähigkeit, dich einzulassen, betreibst.

Hast du es schon erlebt, dass jemand mit dir so weit gegangen ist, dass es deine persönliche Substanz berührt hat?

Ja, es gab diese Situation bereits einige Male und in diesem Moment habe ich die Grenze und ihre Verletzung auch als ganz schlimm und intensiv empfunden, vielleicht sogar so krass, dass ich geweint und geschrien habe oder auch Angst hatte. Wenn ich dann aber ein wenig Zeit verstreichen lasse und mich ein paar Wochen später daran erinnere, macht mich genau dieser Moment besonders geil. Und dann gehe ich immer wieder dahin zurück und denke mir, hättest du das noch zugelassen und hättest du jenes noch gemacht, warum hast du dich dagegen gewehrt. Diese Grenzverletzung, die ich zugelassen habe, macht mich dann geil. Das jedoch ist auch der Grund, warum ich mir wünsche, dass mein Partner stark ist und es eine Vertrauensbasis gibt, sodass ich mich sicher fühle, wenn ich mich gehen lasse.

Haben dich auch die Situationen erregt, in denen er deine Grenzen verletzt hat und die eigentlich gar nicht sexuell waren?

Ja, ich muss zugeben, auch diese Situationen. Auch wenn das für jemanden, der von außen auf mich draufschaut, bestimmt schwer verständlich ist. Es gab Situationen, in denen ich mich unwohl fühlte und die in dem Moment auch gar nicht SM-bezogen waren. Zum Beispiel wenn mir jemand in einer Alltagssituation eine Ohrfeige gegeben hat und mich das in dem Moment nicht erregt, sondern mehr erschreckt, abgeschreckt oder überfordert hat. Im Nachhinein fand ich diesen Moment der Überforderung trotzdem sehr geil. Ich glaube, das Allerschlimmste, was ich erlebt habe, das mich aber geil gemacht hat, beziehungsweise das Irritierendste, was mir jemand gesagt hat, war: Ich bin jetzt richtig wütend auf dich und wenn ich jetzt mit dir Sex hätte, würde ich dich so zurichten, dass du noch mindestens zwei Wochen darunter leidest. Und sogar in dem Moment, als er es aussprach, hat es mich schon geil gemacht und auch im Nachhinein komme ich immer wieder dahin. Dass er mich einfach brutal benutzen würde, um mir dabei zu schaden. Ich denke jedoch, dass solche Gedankenspiele auch eher in der Fantasie anregend sind und nicht real werden müssen.

Das hat schon auch etwas Selbstzerstörerisches …

Ja, das stimmt, das weiß ich auch. Ich glaube, dass ich ganz große Angst davor habe, Entscheidungen zu treffen. Das fängt bei Kleinigkeiten an und hört im Großen auf. Ich habe Angst vor Entscheidungen, die endgültig sind. Ich kann mich weder beruflich komplett für eine Richtung entscheiden, weil ich immer denke, ich kann dieses gut und jenes und das könnte ich noch machen. Selbst wenn ich eine Jeans kaufe, bin ich schrecklich unentschlossen. Ich hätte gern jemanden, der mir Entscheidungen abnimmt. Ich habe auch Angst vor festen Beziehungen. Eigentlich möchte ich eine feste Beziehung mit jemandem, aber ich möchte mich so ungern gleich für mein Leben festlegen. Aber wenn jemand anderes für mich mit entscheidet, kann ich mir ja einreden, dass ich damit nichts zu tun habe, sondern er legt es eben fest. Ich mache das alles auch, um mich selbst zu erfahren. Und ich suche auch in anderen Lebensbereichen permanent das Extreme. Ich habe einfach das Gefühl, dass das mein Leben bereichert. Ich setze mich auch stark mit mir und der SM-Thematik auseinander, gehe da sehr tief rein und ich möchte das eigentlich auch nur mit Menschen erleben, die ebenfalls tief reingehen. Leider sind die meisten Menschen gar nicht so reflektiert, wie ich es mir wünsche.

Du sprichst immer wieder von der Substanz. Du möchtest richtig existenziell an deine Substanz gehen in dem Moment?

Ja, und das ist auch ein wichtiger Schritt, das für sich zuzugeben. Ich habe das jetzt erst erkannt, aber genau so war das schon immer.

Und wie fühlt sich das für dich an?

Das ist eine schwierige Frage. Ich habe auch selbst nur eine diffuse Ahnung davon. Ich kann die Suche danach auch wirklich weit treiben, auch übertreiben, bis zu dem Punkt, an dem ich heule und schreie. Und in dem Moment ist das auch wirklich schmerzhaft und körperlich anstrengend für mich, das ist dann ein physischer wie psychischer Schmerz, der an die Substanz geht. Ich lebe auch sehr exzessiv, weil ich das genieße und brauche und Gefühle einfach wunderschön finde. Wenn ich jemanden weinen sehe, kann ich mitweinen, und wenn jemand lacht, kann ich mitlachen. Ich mag die Intensität und bin ein sehr mitfühlender Mensch. Und in dem Moment, in dem mich ein Mann in diese Extremsituation bringt, bin ich ohne Ratio und nur noch Sinn und Gefühl. SM ist nur der Katalysator dafür. Leider können die meisten Männer, die ich treffe, mir einfach nicht das geben, was ich brauche. Ich hatte Beziehungen mit Männern, die meistens absolut nicht in der Lage dazu waren; manche haben es versucht, aber ich hatte immer das Gefühl, ich habe die Kontrolle. Ich hatte ein paar wenige sexuelle Situationen mit Männern, wo es diese besonderen Momente gab und ich dachte, jetzt gebe nicht ich die Regie vor. Jetzt wird es für mich plastisch, interessant oder substanziell und jetzt wird es geil. Aber ich kann es einfach nicht festmachen, woran genau es liegt. Und wenn es so selten vorkommt, fragt man sich natürlich, ob dazu Liebe da sein muss. Und meistens war es so, dass ein tiefer gehendes Gefühl mit im Spiel war, wenn es ganz besonders war. Ich denke, dass so ein Gefühl dafür wichtig ist.

Was ist das Fundament einer Beziehung für dich?

Es muss sexuell stimmen, er muss so dominant sein oder experimentierfreudig genug, dass er zu mir passt und in mir liest, aber mir gleichzeitig meine Freiheit lässt. Dazu müssen wir uns auch noch auf einem intellektuellen Niveau verstehen, man muss zueinander passen. Was für mich aber nicht heißt, dass man gleich ist, sondern wichtig dabei ist die beiderseitige Wegbereitschaft, gerade wenn man ganz unterschiedlich mit Situationen umgeht. Beispielsweise können zwei Menschen mit Konflikten ganz unterschiedlich umgehen, aber sie müssen beide bereit sein, sie zu lösen, und akzeptieren, dass der Partner in einer bestimmten Situation anders reagieren und das für sich anders verarbeiten kann.

Sind dir in einer BDSM-Beziehung klare Regeln wichtig oder magst du auch Willkür?

Er soll mich einfach gerecht behandeln und mich nicht willkürlich züchtigen, weil ich vielleicht gerade etwas gemacht habe, was ihm nicht gefiel. Beispielsweise so etwas Banales, dass ich zu laut gelacht habe. Aber mir gefällt es, ein bisschen bestraft zu werden, wenn ich etwas falsch gemacht habe. Zum Beispiel wenn er mich auf etwas aufmerksam macht, ich aber trotzig nicht darauf höre, obwohl er recht hat. Wenn er mich dann bestraft, finde ich das geil, weil er recht hat. Man braucht dafür aber kein festes Regelwerk. Ich möchte nicht, dass jemand Regeln für mich festlegt, wie dass ich nur noch ganz bestimmte Kleidung tragen darf oder Ähnliches. Aber ich mag es, wenn jemand auf mich achtet und mich auf Dinge aufmerksam macht. Denn ich bin mit mir selbst nicht konsequent genug, um das zu tun, und manchmal erkennt man sich selbst auch gar nicht immer so exakt. Und deswegen brauche ich auch jemanden, der mich ein wenig im Blick hat, mich erkennt und auf mich achtet.

Wie war das für dich, als dir deine sexuelle Neigung bewusst wurde?

Ich hatte sehr ambivalente Gefühle. Zwar ist es aufregend und toll zu wissen, was man will, aber es ist total frustrierend, wenn man wachgeküsst wurde und dann erst mal kein Ventil für seine Gefühle und Bedürfnisse hat. Ich hätte zu dem Zeitpunkt so gern noch viel weitergemacht und es war ganz schlimm für mich, dass es nicht weiterging, weil mein Gegenüber nicht dazu bereit war. Ich bin manchmal auch ungeduldig.

Und was hast du gemacht, um deine Energie auszuleben?

Zuerst wollte ich mich mit ganz vielen Männern treffen, die an SM interessiert sind, aber dann habe ich erst mal versucht, mehr in die SM-Szene einzutauchen, weil ich auf die ganze Datinggeschichte auch nicht wirklich Lust hatte. Ich bin zu Stammtischen und auf Partys gegangen und dann hat es nicht lange gedauert, bis ich mich in jemanden verguckt hatte. Wir hatten auf Anhieb großartigen Sex und es ging auch von Anfang an weiter, als ich jemals vorher gegangen bin. Aber die Geschichte stand unter keinem guten Stern, es war alles recht kompliziert und anstrengend. Aber mit ihm ging es schon am ehesten dahin, was ich mir sexuell und insbesondere im BDSM wünsche. Doch es muss eben immer auch das Gesamtpaket stimmen, ausgefallener Sex allein reicht auf Dauer ja auch nicht. Ich könnte mich die nächste Woche jeden Tag mit einem anderen Mann treffen, die mir alle gern mal was antun würden. Die schreiben mich an und erwarten gleich absolute Unterwerfung und Hingabe von mir, obwohl wir uns gar nicht kennen. Ich soll mehr oder weniger nackt in die Wohnung kommen und mit mir machen lassen, was immer die wollen. Aber darauf habe ich einfach keine Lust. Vor allem wenn man normalerweise dafür Geld bekommt, schüttelt man über solche Kerle nur den Kopf. Männer, die nur ficken wollen und denken, die Frauen seien nur Mittel zum Zweck für die Erfüllung ihrer Fantasien, haben keine Würde. Das mag hart klingen, aber es geht ja auch immer noch um das Zwischenmenschliche und nicht nur um reine Ego-Bedürfnisse.

Würdest du dich eher als devot oder als masochistisch bezeichnen?

Beides trifft auf mich zu, aber ich bin noch dabei herauszufinden, wo meine Schmerzgrenzen liegen. Ich habe noch nicht alles gemacht, was meine Schmerzgrenze überschreiten würde, aber ich glaube, dass ich einiges davon noch machen möchte, und ich denke, dass ich sehr leidensfähig bin. Es gibt noch einige sexuelle Praktiken, die ich noch nicht ausprobiert habe und unbedingt noch erleben möchte. Aber durch meinen Job habe ich eine recht realistische Sicht auf Männer. Das heißt, sie sind leider sehr durchschaubar für mich. Und es gibt noch ein paar Sachen, die ich als Geschenk in mir trage und die ich nicht an den Nächstbesten verschwenden möchte. Ich möchte das nicht dem nächstbesten Mann, mit dem ich intimer werde, schenken und eine Woche später höre ich nichts mehr von ihm, weil es ihm nur um das Ausleben einer Fantasie, aber nicht um uns beide ging.

Was würdest du gern noch erleben?

Zum Beispiel würde ich unheimlich gern mal etwas mit Nadeln ausprobieren. Oder mich piercen lassen an der Brust. In der Fantasie reizten mich schon immer auch Situationen, wo mehrere Männer beteiligt sind, jedoch ist mein Partner immer dabei und stützt mich, passt auf mich auf. Ich weiß, das klingt jetzt sehr romantisierend.

Ist es dir wichtig, dass es immer extremer wird? Suchst du permanent nach einer Steigerung?

Nein, ich muss nicht in bestimmten Praktiken immer extremer werden, ich würde es eher die Gier nach Neuem nennen.

Was gibt dir der Schmerz, was empfindest du dabei, wenn dir jemand Schmerzen zufügt?

Es erregt mich total, ich habe Angst oder fühle Ungewissheit und das gefällt mir. Und auch wenn das vielleicht seltsam klingt, aber ich empfinde dabei Liebe. Jeder von uns hat ja so eine Art Biest in sich. Und wenn ich einen Menschen ganz will, dann möchte er ja mein Biest sehen und ich das seine, das Dunkelste von ihm, seine Dämonen. Und das ist etwas, was man nur sehen möchte, wenn man jemanden sehr mag. Deswegen funktioniert das Ganze für mich in der Intensität gar nicht ohne Liebe.

Kannst du diese Angst, von der du sprachst, näher beschreiben?

Es macht mich geil, Angst zu spüren. Nicht unbedingt eine panische Angst, sondern dieses Unvorhersehbare, das man nicht einschätzen kann. Es geht mir auch darum, dieses Gefühl aushalten zu müssen. Auch wenn er mich etwas wahnsinnig anschaut und unkontrolliert wirkt. Mir hat es auch sehr gefallen, als mir mein Partner mal auf der Rolltreppe im Kaufhaus die Hand so auf den Mund gelegt hat, dass ich keine Luft mehr bekam. Dort hat mich natürlich auch besonders gereizt, dass wir in der Öffentlichkeit waren. Und ich denke, das ist eine gesunde Form, wie das auch im Alltag funktionieren kann, ohne dass man eine 24/7-Nummer daraus macht. Ich mag die kleinen Spielchen, die aus der Situation heraus entstehen, und kurz danach geht man dann wieder ganz normal miteinander um. Ich möchte, dass er jederzeit, wann immer er will, die Kontrolle über mich übernimmt, sonst aber alles ganz normal läuft. Wir gehen also Hand in Hand durchs Leben, aber letztendlich soll er die stärkere Hand haben. Er soll sich nehmen, was er will, aber auch ein Gefühl dafür haben, ob es passend ist oder nicht. Trotzdem soll er mir auch die Tür aufhalten, auch solche Dinge sind mir wichtig. Ich möchte nicht einen Mann, der mir sagt, ich solle fünf Schritte vor oder hinter ihm gehen oder Ähnliches.

Würdest du dich auch von einer Frau dominieren lassen wollen?

Ja, aber mir ist bisher noch keine Frau begegnet, bei der ich das Gefühl hatte, das in der Intensität ausleben zu können. In meiner Fantasie kommt das zwar häufiger vor, trotzdem würde ich sagen, dass ich mehr heterosexuell als bisexuell bin. Obwohl mir das auch schon wieder zu sehr Schubladendenken ist. Ich stehe auf Menschen, nicht unbedingt auf ein bestimmtes Geschlecht. Ich war zwischendurch auch mal mit einer Frau zusammen und da habe ich auch ganz klar die devote Rolle übernommen. Interessanterweise habe ich mich danach noch mal in eine andere Frau verliebt, die aber keinerlei lesbische Erfahrungen hatte, und in dieser Beziehung bin ich dann in die dominante Rolle geschlüpft.

Gegenüber einer Frau war das für mich in Ordnung, die treibende Kraft zu sein. Aber bei Männern kann ich das kaum, da bin ich weniger mutig. Nur wenn es im Job verlangt wird, kann ich das wie ein Programm abspulen. Denn es gibt auch extrem viele Männer, die wirklich devot veranlagt sind. Auch hübsche, liebe, süße, nette Männer, aber das ist meinerseits dann wirklich nur ein Abspulen des Programms, egal wie sehr ich mich bemühe, mich da reinzufühlen. Selbst wenn ich versuche, mich über meine eigenen Gefühle und Vorstellungen in solche Situationen reinzufinden, gelingt mir das absolut nicht. Ich bin dabei nie erregt, geschweige denn befriedigt.

Kannst du dir auch noch vorstellen, dich in einen Menschen zu verlieben, der mit BDSM gar nichts zu tun hat?

Nein, das kann ich mir nicht mehr vorstellen. Ich glaube, meine künftigen Beziehungen werden immer auch von SM geprägt sein oder die Sexualität wird Elemente beinhalten. Das ist mir mittlerweile einfach zu wichtig, als dass ich komplett darauf verzichten könnte. Und ich glaube auch nicht, dass ich in einigen Jahren anders darüber denken werde, wobei die Intensität variiert, denn ich behaupte von mir, meine sexuelle Identität gefunden zu haben. Ich glaube, dabei hat mir der Job auch geholfen, und ich finde, es ist ein Privileg, als 27-jährige Frau sagen zu können, dass man seine sexuelle Identität gefunden hat. Ich habe in sehr kurzer Zeit sehr, sehr viel erlebt, was dazu beigetragen hat. Wie sollte eine Frau, die in ihrem Leben mit zwei Männern geschlafen hat, ihre sexuelle Identität jemals so gefunden haben wie ich? Besonders wenn man möchte, dass dieser Nebenjob auch angenehm für einen ist, kommt man gar nicht umhin, sich über seine eigene Sexualität und seine Wünsche klar zu werden. Und ich habe auch wirklich Orgasmen, weiß genau, wie ich dahin komme, und über die vielen Erfahrungen habe ich eine stärkere

Fähigkeit entwickelt, mich hinzugeben, die mich wirklich dazu gebracht hat, meine Sexualität in vollen Zügen zu genießen. Genau das ist wichtig, ob im SM-Bereich oder nicht: bei sich sein und die eigene Sexualität genießen – das kann einem keiner mehr nehmen.

»Ich suche eine selbstbewusste Frau, die sich mir in unserer Lust unterwirft«

Clemens, 55, IT-Berater

Der Kontakt zu Clemens ergab sich ganz kurzfristig. Bald nachdem er sich auf unsere Anzeige gemeldet hatte, stand er schon vor der Tür. Ein großer, kräftiger Mann mit offenem Blick und festem Händedruck. Ihm ist eine innere Unruhe anzumerken. Seine Augen funkeln, er sprüht vor Energie. Und kaum sitzt er mit uns am Tisch, sprudeln auch schon die Worte aus ihm hervor.

Weißt du noch, wann du das erste Mal Kontakt mit SM hattest?

Schon mein ganzes Leben lang. Ich habe mir bereits als Kind, da war ich so fünf, sechs Jahre alt, die Hände auf der Toilette zusammengebunden. Ich schlief damals oft bei meiner Oma im Bett. Das Bett ließ sich aus der Schrankwand ausklappen und es hatte ein Gummiband zum Befestigen der Bettwäsche. Ich lag eingequetscht zwischen ihr, einer großen, üppigen Frau, und den Metallstäben mit diesen Gummistrippen. Oft, während sie schon schlief, lag ich noch wach und spielte mit diesen Strippen herum und habe mich dabei selbst gefesselt. Später, als meine Großmutter schon tot war und ich das Bett »geerbt« hatte, habe ich damit weitergemacht und teilweise meine Schwester bitten müssen, mich zu befreien. Die hat mich dann natürlich ausgelacht. Ich kann mich auch noch an ein Polizei-Set mit Stern und Handschellen erinnern. Ich stand im Spielzeugladen davor und wusste: Das will ich unbedingt haben, das muss ich haben! Die Handschellen waren natürlich aus Plastik und gingen beim Spielen schon am ersten Tag kaputt. Das waren alles schon Indizien, wohin es mich gezogen hat. Aber ich erinnere mich auch an böse Erfahrungen, die ich im Rückblick mit meiner Neigung verbinde. Zum Beispiel die Untersuchung beim HNO-Arzt, das Gefühl, angeschnallt und ausgeliefert zu sein, ein Gefühl von Demütigung. Macht und Ohnmacht, das war immer das zentrale Thema für mich. Ich hatte zwar auch vor meinem Coming-out viele Freundinnen und auch eine befriedigende Sexualität gelebt, aber was mich immer genervt hatte, waren deren »Zickereien«, ihre Methoden, mich nicht ranzulassen, wenn ich Lust hatte. Als sich Ende der achtziger Jahre hier in Berlin die ersten SMer geoutet haben, Selbsthilfegruppen und Szenemagazine entstanden, die ersten Partys und die ersten Frauen in Latexklamotten auftauchten, da reizte mich das sehr.

Wie hat sich deine Sicht auf Liebe und Beziehung seit deinem Coming-out geändert?

Zuvor hatte ich immer die romantische Vorstellung: Ich finde eine Frau, die ich liebe, und habe mit ihr, ganz selbstverständlich, dann auch Sex. Das Primäre ist Liebe, lieben und geliebt werden. In meine erste Freundin, damals in der Schule, war ich höllisch verliebt, also richtig tief. Und das ist auch spannend für meine Geschichte, weil ich nämlich zu schüchtern war, mir keinen Sex mit ihr vorstellen konnte und sie deshalb verstoßen habe. Das war das andere Extrem. Ich war nur romantisch verliebt, nur Kopf. Ich habe mich für meine Gedanken ... nein, nicht geschämt, sondern ich hatte das Gefühl: Das geht nicht. Ich konnte mir nie vorstellen, mit ihr sexuell umzugehen. Wir haben uns nicht mal geküsst, es kam zu keinem Körperkontakt. Ich war unsicher, schüchtern, mir meiner nicht bewusst. Und weil ich das nicht konnte, habe ich sie kalt liegen gelassen. Darunter hat sie damals im Gegensatz zu mir sehr gelitten, ich dafür später umso mehr. Mir war klar, dass ich diesen komischen Trieb da, dieses Bedürfnis, nur mit der Vorstellung von anderen Frauen befriedigen konnte. Auf der einen Seite Frauen, mit denen du das machen kannst, auf der anderen Seite die Heiligen, die Angebeteten, die, die du liebst. Und dass so Zärtlichkeiten und Sex nicht selbstverständlich möglich waren, war der Einstieg in die Abspaltung. In der Folge habe ich viele, ich würde sagen, »normale« sexuelle Erfahrungen gemacht. Ich hatte auch Beziehungen, augenscheinlich fehlte mir nichts, alles war gut. Aber die richtige Frau für die richtige Liebe war nie da. Meine Partnerwahl war nicht so vom Aussehen oder von Gefühlen bestimmt, sondern immer auch an Idealvorstellungen gebunden, an soziale Liebesvorstellungen. Sie musste auch etwas repräsentieren, musste in mein Umfeld passen, präsentabel für die Freunde sein, damit habe ich mich stets arrangiert. Bis zu dem Punkt, wo dieses Nagen und Zerren so stark wurde, dass ich es nicht mehr ignorieren konnte. Da war eben noch etwas ganz anderes und ich musste da näher hineingucken und wollte das ausleben. Aber da war ich schon 35.

Findest du es denn wichtig, dich zu outen?

Jetzt ist es für mich schon wichtig, offen zu mir zu stehen. Mein Outing damals war aber insbesondere ein Outen mir selbst gegenüber. Ich hatte beschlossen: Jetzt machst du das. Vor allem mein aktiver Schritt, nach Kontaktanzeigen zu schauen und auch selbst welche aufzugeben. Die erste Anzeige, auf die ich geantwortet habe, hieß dann: »Große Frau sucht starken Mann, der sie in die Knie zwingt.« Mit ihr hat es gleich gefunkt und daraus hat sich eine zehn Jahre dauernde Beziehung entwickelt. Mit viel Stress und auch mit einigen Unterbrechungen. Aber weil die wechselseitige sexuelle Anziehungskraft da war, sind wir nach ein paar Wochen oder Monaten immer wieder zusammengekommen. Als sie wegen eines neuen Jobs aus Berlin wegziehen musste, hatten wir dann noch eineinhalb Jahre eine Fernbeziehung, bis sich das erledigt hatte. Danach war für mich ein paar Jahre Pause. Ähnlich wie jetzt, nach der letzten Beziehung, habe ich mich zurückgezogen. Ich fühlte mich unwohl und musste mich erst einmal sammeln, bis ich mir selbst wieder ins Gesicht sehen und mir vorstellen konnte, mich könne auch wieder eine Frau toll finden.

Und mit dieser Frau hattest du auch dein erstes reales SM-Erlebnis?

Nein, das war schon vorher, Ende der Siebziger. Bis dahin hatte ich vielleicht mal mit einer Freundin über meine Fantasien geredet und sie ein wenig gefesselt, aber richtig passiert ist nichts. Zu der Zeit lebten wir zu dritt in einer WG. Mein Mitbewohner hatte eine Frau bei uns einquartiert, mit der ich ein Verhältnis anfing, obwohl ich eine feste Freundin hatte. Eines Tages, angestoßen sicher auch durch Spannungen, die in der Luft lagen, ist es passiert. Eigentlich wollte ich nur lesen und meine Ruhe haben, aber sie kam einfach zu mir ins Bett und hörte nicht auf, mich zu triezen, gab keine Ruhe und fing an, mir einen zu blasen. Bis ich sie mir dann irgendwann geschnappt habe, ihr mit dem Bademantelgürtel die Hände zusammengeschnürt und sie ganz heftig und brutal, Arsch – Möse – Arsch – Möse, durchgevögelt habe. Sie war dann zwei Tage völlig glücklich. Und ich auch. Weil wir aber auch so miteinander sehr guten Sex hatten, haben wir das nicht weiter vertieft. Meine Fantasien waren eben immer schon da, aber das war das erste Mal, dass ich das sexuell so durchgezogen habe.

Aber da war dir noch nicht so richtig klar, was mit dir los ist?

Doch, natürlich war ich mir meiner selbst bewusst, aber es war tabu! Auch aus meinem Selbstverständnis heraus. Ich bin ein Mensch, der Frauen liebt. Und wenn ich eine Frau liebe, dann kann ich ihr doch nicht wehtun, kann sie nicht schlagen, kann nicht schlecht oder gemein zu ihr sein. Sondern ich himmele sie an. Und wenn ich sie anhimmele, dann bin ich eigentlich in einer Sub-Position. Das war immer mein Dilemma. Ich bin darauf angewiesen, dass sie mich annimmt und mir grünes Licht zum Sex gibt. Vor allem bei fremden Frauen, bei schönen Frauen, die ich noch nicht kannte, habe ich sehr gelitten. Das war eigentlich immer die Schranke: Wie kannst du das in der Wirklichkeit ausleben? Und diese erste reale Erfahrung war insofern fantastisch, weil ich gemerkt habe, dass da auch ein Bedürfnis bei meinem Gegenüber ist. Sie findet das genauso klasse. Und da kann ich eben all das machen, was ich früher unterdrückt und nur in Wichsfantasien ausgelebt habe.

Möchtest du in einer festen Partnerschaft leben, oder bevorzugst du Spielbeziehungen?

In Beziehungen war ich eigentlich überwiegend monogam. Und das ist auch mein Selbstverständnis. Für mich ist immer wichtig, den Menschen anzunehmen und weiter kennenzulernen, und da reicht mir eine monogame Beziehung eigentlich. Insofern habe ich auch relativ wenig Erfahrung mit unterschiedlichen Frauentypen. Ich hatte zwei längere SM-Beziehungen und ein paar kleinere Affären. Aber ich hab mich nicht auf der Spielwiese herumgetrieben. Ab und zu waren wir schon mal zusammen in einem Club, aber ich hab mich nicht wohlgefühlt in der Öffentlichkeit. Ich fühlte mich nie authentisch, ich hab mich immer ein wenig versteckt. Da waren immer etwas Scham und Unwohlsein dabei. Mir fehlte die Liebe zu mir selbst und es war mir immer unheimlich, im Mittelpunkt zu stehen.

Warst du dir deiner Neigung von vornherein sicher und immer dominant?

Ja, ich bin schon eindeutig dominant aufgetreten, wobei ich zu Anfang auch starke Sub-Fantasien hatte, die ich heute gar nicht mehr in mir spüre. Mich beschäftigte damals das Bild der großen, starken, unerreichbaren, strafenden Frau, die dich zu Recht verachtet und kleinmacht. Ich habe ein wenig mit diesen Gedanken rumgespielt und ein paar Sub-Fantasien auch mit meiner ersten »einschlägigen« Freundin umgesetzt. Aber das waren kurze, einmalige Episoden und für die Beziehung nicht ausschlaggebend oder tragend. Ansonsten waren die Rollen schon klar. Sie war eine starke und selbstbewusste Frau, im Alltag immer auf Augenhöhe. Sexuell war es aber eindeutig verteilt. Ich denke, ich habe mich erkannt, und ich weiß, dass ich gern ungehindert sexuell aktiv bin und nicht passiv. Ich habe nichts zu empfangen, nicht die Gnade der Herrin oder sonst was. Da bin ich klar für mich.

Du trennst Alltag und Sexualität streng voneinander?

Das war ein zentrales Thema in der Beziehung mit der ersten »SM-Freundin«, wir haben jahrelang offen darüber geredet. Bestimmt Dominanz jetzt nur das Spiel? Und danach sieht man sich wieder gleichberechtigt in die Augen, auf gleicher Höhe? Aus meinem Selbstverständnis heraus ist das natürlich auch so, obwohl immer unterschiedliche Stärken und Schwächen aufeinanderprallen. Ich möchte keine kleine Sub haben, die alles macht, was ich sage. Ich möchte in der Partnerschaft schon eine Frau haben, mit der ich auf gleicher Höhe kommunizieren kann. Die intelligent ist, sich selbst kennt und mit der ich mich austauschen kann. Deswegen kann ich nicht so ein Mäuschen ertragen. Wenn ich mich nach Partnerschaft und Beziehungen umgesehen habe, kam für mich nicht irgendjemand infrage, den ich so einfach mal bekommen kann, um ihn danach wieder wegzuwerfen. Ich suche eine selbstbewusste Frau, die sich mir dann in unserer Lust unterwirft. Und ich brauche die Einvernehmlichkeit, sie muss sich sexuell auch unterwerfen wollen. Das ist für mich die Eintrittskarte. Wenn das nicht der Fall wäre, würde ich so etwas gar nicht anfangen. Der hundertprozentige Konsens ist für mich ganz entscheidend. Ohne Vertrauen an der Stelle geht gar nichts.

Und in deiner Fantasie? Läuft da auch immer alles so korrekt ab, so einverständlich, oder gefällt es ihr da vielleicht auch mal nicht ganz so gut?

Meine Fantasie ist etwas anderes. Um mich zu Anfang in das Thema einzufühlen, habe ich begonnen, Geschichten zu schreiben. Dinge aus meiner Fantasie, Fetische, Fesseln, Knebel, Spielzeug und so etwas alles – was macht man damit? Und wie kommt das im Bauch, im Gefühl an? Viele sprechen ja etwas seelenlos und technisch von Rohrstock und Peitsche, von Knien und Geheul, und sehen nicht, dass es doch eigentlich um Lust geht, um Erregung. In meinen Augen zumindest. Und das war mir immer zentral wichtig. Für mich, aber auch für meine jeweilige Partnerin. Und da ich, wie schon erwähnt, die Frauen liebe und für sie da sein will, sind natürlich ihre Bedürfnisse ein genauso großes Thema. Ihre Befriedigung ist mir zwar nicht unbedingt wichtiger als meine, aber sie ist mir sehr wichtig. Und wenn ich beim Sex merke, dass sie nicht befriedigt ist, dann habe ich sofort Schuldgefühle. Du machst das falsch, du kriegst es nicht hin. Das ist eine ganz diffizile Geschichte, die man auch mit Reden nicht rausbekommt, wenn das Gefühl nicht stimmt.

Und woher kommt diese Divergenz zwischen Kopf und Gefühl?

Bis vor Kurzem hatte ich darüber noch keine Klarheit, aber mittlerweile glaube ich, den Kern erkannt zu haben. Entscheidend ist, dass man auch in der Spielerei deutlich sein muss. Dass man Klarheit verbal ausdrückt und die Handlung bestenfalls nur noch ein unterstützendes Werkzeug ist. Das passiert bei jeder Begegnung. Mann trifft Frau, und in den Köpfen sind Vorstellungen, Filter: Wer könnte dieses Gegenüber denn sein? Schließlich ist doch jeder auf der Suche nach der idealen Frau oder dem idealen Mann. Jeder hat seine Vorstellung, Bilder, wie dieses Gegenüber sein könnte. Worum es letztlich geht, ist Lust, auf der einen Seite. Und auf der anderen Seite geht es um die Herzensangelegenheit, um die Liebe. Jeder will lieben und geliebt werden. Jeder möchte auf der Herzensebene Vertrauen haben. Will sich aufgehoben fühlen, will sich fallen lassen. Die beiden Sachen, Liebe und Härte, unter einen Hut zu bekommen, ist eine Riesenklippe. Die klassische Reaktion bei mir war erst mal, die eine Seite abzuspalten. Ich habe für mich gesehen: Du hast romantische Vorstellungen von Liebe, aber das haut nicht hin. Du hast es nie erreicht, also schminke dir das ab. Und wenn die Liebe nicht mehr ist, bleibt dir nur noch Ego, nur noch deine Triebe und deine Fantasien. Alles was das Herz, was die Liebe abdeckt, musst du nicht mehr berücksichtigen. Und dann bist du eben cool und oberflächlich, dann kannst du benutzen, machst dein Gegenüber zum Objekt und kannst dich austoben. Dann machen dir auch die Überschreitungen nichts mehr aus. Deshalb habe ich mich auch immer zurückgezogen, wenn eine Beziehung gescheitert ist. Ich konnte dann nicht einfach weiterspielen, weil mein Herz verletzt war und Bedürfnisse hatte, ohne dass mir das so bewusst war. Und das dauert eben. Man muss ja wieder selbstbewusst werden, man muss ja stark sein. Und um wieder halbwegs funktionieren zu können, muss ich ja auch bei mir sein. Inzwischen höre ich zuerst auf mein Herz und erst dann auf meine Lust. Im Gegensatz zu meinem Coming-out, das hatte ich mit einer Frau, die ich nicht geliebt habe. Die hätte ich mir sonst nicht ausgesucht, sondern ich habe sie pragmatisch angenommen, weil sie sich eben durch die Anzeige als Sub, als Spielpartnerin angeboten hat.

Damals kam für dich zuerst der Trieb und dir war noch nicht klar, dass für dich zum Trieb auch die Liebe gehört?

Wir haben uns im Alltag schon gemocht und ich war ihr auch liebevoll zugeneigt, aber ich habe mein eigenes Leben geführt. Wir sind zwar zusammen in Urlaub gefahren und wir haben auch den Versuch unternommen zusammenzuwohnen. Aber der ging schnell in die Hose. Sie hat darunter gelitten, dass ich mich nicht hundertprozentig zu ihr bekannt habe, deshalb hat vieles nicht funktioniert. Weil sie natürlich auch voll aufgehen wollte, sie liebte mich, während ich sie immer an der Stelle auf Distanz gehalten habe, auch weil das ein Mittel meiner Dominanz war. Nach zwei Jahren ist sie richtig in eine Krise geraten, eine Art Hörigkeit. Zuerst habe ich das gar nicht bemerkt, bis sie mir erzählte, sie sei so abgestürzt, dass sie schon zum Therapeuten gehe. Heute kann ich mich da besser reinversetzen, damals habe ich mein Ego ausgelebt und mich um sie relativ wenig gekümmert. Aber das war vorhersehbar, schließlich waren wir beide unerfahren im Leben dieser Art von Beziehung. Ihre Hörigkeit war nur eine Steigerung dessen, was wir sowieso gemacht haben – immer die Hierarchie zu wahren. Dass sie ein Stück zu weit nach unten sackt, war mir nicht sofort klar. Ich war natürlich auch rücksichtsloser und brutaler als heute. Einmal bekam sie zum Beispiel nachts Schmerzen, und ich, betrunken neben ihr liegend, habe mich nicht um sie gekümmert und sie nicht ins Krankenhaus gebracht. Das hat sie mir sehr übel genommen. Zu

Recht. Das war ein Resultat dieser Abspaltung, mein Trieb ist irgendwann schneller und weiter gegangen, mein Herz konnte nicht mitgehen.

Du sagst, es geht nur um Lust und Liebe. Aber darum geht es doch bei allen Menschen. Geht es nicht auch um Macht und Ohnmacht?

Natürlich geht es auch um Macht und Ohnmacht. In der Geschlechterbegegnung spielen Macht und Ohnmacht eine zentrale Rolle. Betrachtet man normale Beziehungen aus dieser Perspektive, erkennt man dieses Muster auch. Man muss doch nur mal Literatur und Sprache genauer ansehen, die Frau hat die Hosen an und all diese Sprüche. Ich kenne auch Beziehungen, in denen eine Patt-Situation herrscht und die Hierarchie nicht geklärt ist. Das ist teilweise grauenhaft, die leben in gegenseitiger sexueller Verachtung, und da ist die Sexualität ein Riesendrama, unabhängig von SM. Es ist ein großer Fortschritt, dass es jetzt diese Szene mit ihrer Liberalität gibt, die erlaubt, dass jetzt angeguckt und ausgelebt werden kann, was da lauert. Das finde ich einfach klasse, dass ich mich jetzt ausleben kann und die Möglichkeit habe, mich selbst auch näher ansehen zu können und mich besser kennenzulernen.

Wie weit soll deine Macht über deine Partnerin gehen?

In der Momentaufnahme würde ich noch nicht mal sagen, dass ich Macht ausüben will. Man kann es Dominanz nennen, aber das hat was mit Klarheit zu tun. Wenn du klar bist, dein Bedürfnis und das deines Gegenübers kennst, dann bekommst du die Fäden zusammen. Und dann kann es fließen. Aber anfangs war für mich der Kick natürlich das Gefühl von Macht, eine Frau so zu beherrschen, dass sie tut, was du ihr sagst, und dass sie das nass macht. Das ist irre. Du hast dann das Gefühl, alles machen zu können, was in deiner Fantasie herumschwirrt – ja, natürlich ist das Machtgefühl, Omnipotenzdenken. Du redest dir ein, wie viel Macht du denn jetzt hättest und was du alles machen könntest, also Grenzüberschreitungen, Missbrauchsgeschichten und solche Sachen – das ist schon ein Kick, natürlich. Vor allem, wenn du dich immer ohnmächtig fühlst einer Frau gegenüber, die du nicht bekommen kannst, dann erst mal die andere Seite rücksichtslos und pur auszuleben. Und alles was dir einfällt, was du in deiner Machtposition jetzt machen kannst, dann auch einfach machst.

Hast du denn in dieser langjährigen Beziehung auch bewusst Grenzen verletzt?

Bewusste Grenzverletzungen gab es nicht, würde ich sagen. Ich meine auch keines ihrer Tabus gebrochen zu haben, die kannte ich gar nicht. Wir haben zwar viel geredet, aber wir haben nicht über Tabus geredet, sondern wir haben über Lust geredet. Und ihre Lust war eben, dass ein Stärkerer da war. Nicht nur körperlich, sondern auch vom Kopf her. Außerdem waren wir damals auch noch grün hinter den Ohren und haben es eben auch noch nicht besser gewusst. Du musst den anderen ja auch kennenlernen, du musst wissen, wie tickt sie und was ist überhaupt ihr Tabu, ihre Grenze. Ich würde heute sagen, dass ein Teil des Lustgewinns oder des Bedürfnisses der Sub ja gerade darin besteht, dass sie sich ihrer Grenze oder ihrem Abgrund nicht wirklich stellen kann, sondern dass die gewaltsam überschritten werden müssen. Und dann, oft gegen ihren – erklärten – Willen, kommt Lust zum Vorschein. Das ist ihre Befriedigung. Sie kann das allein nicht erreichen, weil das ihre Schamgrenze ist. Sie braucht jemanden, der sie zwingt, und wenn sie den hat, geht die Kapsel auf. Und was die Grenzüberschreitungen anbelangt, so waren das eher Unfälle, Missverständnisse, als ich sie zum Beispiel mal aus Unachtsamkeit leicht verletzt hatte und sie sich heftig abwandte. Das Mittel hat eine Sub natürlich auch immer zur Verfügung, dass sie sich wegdreht und Verachtung zeigt. Das ist Liebesentzug, und Liebesentzug ist auch in einer SM-Beziehung eine Waffe. So habe ich es zumindest erfahren. Man muss in solchen Momenten schon immer sehen, wie man sie wieder runterbekommt, damit die Beziehung weitergeht. Reden, trösten, schließlich hast du ja das Vertrauen, was sie dir vorher gegeben hat, missbraucht. Ich denke, das Entscheidende für sie war, dass ich im Kopf immer einen Schritt weiter war und so auch aufgetreten bin. Das hat etwas mit der Entwicklung der Persönlichkeit zu tun – wo befindet sich jemand, wie weit und wie souverän ist er, was strahlt er aus. Aber um noch mal den Bogen zu der Ausgangsfrage der Grenzüberschreitung zu schlagen, für mich war es zum Beispiel ein Riesentabu, eine Frau zu schlagen. Ich habe mich sehr überwinden müssen. Ich merkte, da lauert etwas in mir, und das war auch irgendwas mit Bestrafung, aber ich musste mich sehr überwinden, das auch erstmalig durchzuexerzieren.

Wie kam es dazu?

In unserem Powerplay-Rangelei-Alltag gab es ein Schlüsselerlebnis. Sie war patzig zu mir, die Situation hatte noch nichts mit Sex zu tun, es lag aber Spannung in der Luft. Das war schon die Einleitung zum Spiel, sie hatte es deutlich überzogen, mich ständig provoziert und an meiner Machtposition gerüttelt, bis es mir zu viel wurde und ich ihr todernst und mit strengem Blick eine schallende Ohrfeige verpasste. Sie lief rot an, erkannte und akzeptierte diese Maßnahme stumm und dann wars gut. Später hat sie mir gestanden, dass ihr das imponiert hätte und es richtig von mir gewesen sei. Da wusste ich auch, was ich mache. Das war keine Ohrfeige aus dem Affekt, sondern eine ganz gezielte und bewusst eingesetzte, um ihr zu zeigen: Du musst spüren. Und wenn ihr mich jetzt fragt, was ich dabei empfunden habe, als ich das erste Mal eine Frau geschlagen habe: Ich hatte das Gefühl, das erreicht zu haben, was ich wollte. Sie zuckte zusammen und wurde klein. Es war nicht mal Befriedigung, denn an mir hat es genauso genagt, dass ich ihr jetzt wehgetan habe, aber ich wusste, aus dem Spiel heraus muss ich jetzt cool bleiben und die Grenze und die Härte auch demonstrieren. Doch innerlich hatte ich anfangs ein ambivalentes Gefühl.

Gleichzeitig hättest du sie am liebsten auch wieder in den Arm genommen?

Nein, so nah waren wir uns zu der Zeit nicht. Wie wichtig es ist, Trost zu spenden, verstehe ich auch erst jetzt besser. Das ist wieder die Herzensseite, und die war damals ja kein vorrangiges Thema für mich. Damals hieß es: Zwei Personen begegnen sich auf Augenhöhe und wie komme ich dahin, eine klare Hierarchie entstehen zu lassen? Ich habe anfangs immer erst Vorstellungen gehabt, wie das ablaufen muss. Dazu habe ich mir Situationen zurechtgelegt, Geschichten aufgeschrieben, die ich dann erst ausgelebt, also mit einer richtigen Frau realisiert habe. Ich habe erst das Drehbuch im Kopf entworfen und das habe ich dann umgesetzt. Ich war Schauspieler einer neuen Rolle. Das war der sichere Rahmen für mich, ich hatte nicht die Souveränität, im Alltag, auf allen Ebenen, souverän dominant zu sein. Ein Stück weit war ich immer auch mein eigener Schauspieler. Heute würde ich sagen: Ja, jetzt bin ich authentischer. Ich weiß, worum es geht, und ich weiß, was ich nicht nötig habe, was überhaupt nicht notwendig ist, was nicht gebraucht wird und worum es überhaupt geht, nämlich dass es für mich und sie in erster Linie angenehm und sexuell spannend sein sollte.

Und worum geht es dabei für dich genau?

Es geht um die Grundbedürfnisse. Mein Grundbedürfnis ist, dass ich mich wohlfühle. Dass ich mich nicht verdrehen, nicht verbiegen muss, mich nicht über Gebühr anpassen muss, mir keine Rollen mehr vorher ausdenken muss, was sehr anstrengend ist. Sondern dass ich jetzt tatsächlich das bin, was ich bin, mich wohlfühle in meiner Haut und auch so akzeptiert werde. Und ich denke auch, dass ich das heute besser ausstrahle.

Kannst du dir noch normalen Sex vorstellen?

Das ist doch dasselbe. Wenn ich normalen Sex habe, dann geht mir doch auch einer ab. Es geht doch nur um den Grad der Intensität beim Sex. Mit der Frau, mit der ich zuletzt in einer längeren Beziehung war, hatte ich die ersten drei Monate nur normalen Sex. Wir hatten uns über einen Freund kennengelernt, der mir schon gesagt hatte, dass sie ähnlich tickt wie ich. Und da wollte ich das zum ersten Mal so zusammenbringen, die beiden Ebenen, Liebe und Hardcoresex. Und unsere Hauptdevise war, ganz langsam und vorsichtig. Wir sind uns sehr liebevoll begegnet und hatten sehr zärtlichen Sex. Und dann haben wir uns langsam gesteigert, dann wurde es härter. Ich meine, rauen Sex habe ich immer gern gehabt. Ich will nicht immer nur zärtlich sein, sondern ich will auch zupacken, von oben, von hinten, von vorne und alles. Da erwarte ich dann auch Offenheit bei meinem Gegenüber. Wenn das nicht geht, wenn sie sich ziert oder es nur unter der Bettdecke geht, dann geht es eben überhaupt nicht.

Ist dir Bestrafen wichtig?

Nein, es geht nicht um das Bestrafen an sich. Bestrafung ist eine Funktion, um an die Lust zu kommen. Und an das Tabu. Die gleichberechtigte, gleichwertige Frau, die ich liebe, das reicht ihr ja alles nicht, das ist nicht das, was eine devote Partnerin erfahren will. Der Kick, die Befriedigung, kommt erst dann, wenn ich sie überwältige, meine »Rechtsauffassung« auch durchsetze, sie ihre »Vergehen« mir gegenüber auch deutlich spüren lasse.

Muss man bei sich selbst sein, um SM ausleben zu können?

Ich würde sogar noch weiter gehen: Je mehr du bei dir bist, je klarer du bist für dich, umso größer ist deine Fähigkeit zu geben. Das bedeutet, wenn du deine eigenen Bedürfnisse befriedigst und dazu den passenden Partner hast, gibst du ihm mit dieser eigenen Befriedigung auch seine Befriedigung. Geben bedeutet unter diesem Aspekt: Ich nehme mir das, was mir entspricht. Und damit gebe ich genau das, was die submissive Partnerin von mir möchte. Indem ich mir das nehme, was ich will. Das Schlüsselwort hier ist »Nehmen«. Das konnte ich sehr lange nicht. Ich bin so sozialisiert, dass es mir nicht möglich war, für dieses Nehmen ein Selbstverständnis zu entwickeln. Dass das natürlich ist, dass man als Mann eine Frau nehmen kann. Erst mit meinem Coming-out habe ich gelernt, mir dieses Recht zu nehmen. Ich hatte oft genug frustrierende Erfahrungen wie dass du der Frau gegenüberstehst und rumdruckst und nicht weiter weißt, du bist verliebt, aber du hast einfach nicht zugepackt.

Du sprichst von Zupacken, von Nehmen, das zeugt alles von Dominanz. Wie steht es mit deinem Sadismus?

Der war immer sehr wenig ausgeprägt bei mir. Aber mit dem ersten Schlagen, mit dem Erkennen von Spuren, die ich hinterlassen habe, habe ich gemerkt, dass da doch irgendwie ein Kick ist. Ich denke, eine Tendenz zum Sadismus ist schon da. Und wenn ich ihr nachgehen würde, könnte ich das sicher noch weiter ausbauen. Es ist ja immer nach oben offen. Alle Stränge, denen ich nachgehe, sind immer nach oben offen. Sadismus ist bei mir aber nicht vorrangig ausgeprägt. Ich halte das auch nicht für geschlechtsabhängig, das ist die gleiche Bandbreite. Frauen wie Männer können einen ausgeprägten Sadismus haben, wie es auch ausgeprägten Masochismus bei beiden Geschlechtern gibt, da sehe ich keinen Unterschied.

Hast du für dich eine Erklärung, wo deine Neigung zur Dominanz herrührt?

Im Rückblick auf meine Biografie habe ich persönliche Schlüsselerlebnisse betrachtet. Aber sie erklären das für mich nicht. Ich habe ebenfalls in meinem Studium der Psychologie und Soziologie, auch über Literatur und Theorie, versucht, mir das klarzumachen. Ich habe ebenso mit einem Therapeuten versucht, dahinterzukommen. Bis mir schnell klar war, dass es da nichts zu heilen gibt. Obwohl ich zu dem Zeitpunkt darunter litt, habe ich bald begriffen, dass die üblichen Wege, Therapien und Psychiater, mir da nicht weiterhelfen.

Und wie hast du es geschafft, deine Neigung vor dir selbst zu legitimieren?

Ich sehe den Ursprung inzwischen in unserer Kulturgeschichte. Die Verwischung der Geschlechterrollen bereitet den Nährboden für das Problem. Ursprünglich war die Beziehung zwischen Mann und Frau klar geregelt. Erst nach dem Zweiten Weltkrieg gab es den gesellschaftsübergreifenden Konsens, die Frau aus ihrer tradierten Rolle zu lösen, wenn man so will, die Unterdrückung der Frau zu beseitigen. Wenn man in die Steinzeit zurückgeht und sich das Rollenverhalten anschaut, dann sieht man, dass eben der Mann aufgrund seiner Statur der Starke ist. Er ist der Jäger und geht raus, während die Frau Kinder bekommt und sich ums Feuer sorgt. Das gleiche Prinzip trägt uns bis heute, nur ist es heute eben nicht mehr automatisch so, dass die Frau dem Mann die Socken wäscht. Und das ist das Dilemma. Sexualität ist unsere Natur, damit müssen wir leben. Um diese Natur gibt es Kultur, Zivilisation, Geschichte. Das sind aber immer nur die Kostüme, die entsprechenden Formen, in denen sich das Grundprinzip ausdrückt. Und das ist der Archetyp der Pole, das Männliche und das Weibliche. Das Männliche ist das gebende, das eindringende, der Same, und das Weibliche ist das empfangende, das bewahrende, das gebärende Prinzip. Das beschreibt das Kernverhältnis. Und in diesem Prinzip liegt schon die Gewalt. Eine Penetration ist per se ein Gewaltakt oder meinetwegen auch ein dominanter Akt. Selbst in der weiblichen Homosexualität gibt es diese Penetration, exerziert dann mit dem Umschnalldildo. Dieses Beherrschen, dieser dominate Akt, darum geht es letztlich immer.

»Innerlich vor Entrüstung tobend, bin ich seiner Aufforderung widerstandslos gefolgt«

Anna, 41, Juristin

Anna hatte sich per E-Mail bei uns gemeldet, nachdem sie unsere Online-Anzeige gelesen hatte. Sie schrieb uns, dass sie sehr großes Interesse daran habe, ihre Sicht auf BDSM zu schildern, aber gleichzeitig doch große Bedenken, dass ihre Identität ans Licht kommen könne. Dabei ging es ihr gar nicht mal so sehr um sich selbst, sondern um einen langjährigen heimlichen Liebhaber, der große Angst davor hat, dass seine Neigung der Öffentlichkeit bekannt wird. In einem längeren Telefonat gelang es uns dann aber, diese Zweifel zu zerstreuen und sie zu einem Treffen mit uns zu ermuntern.

Wann ist dir zum ersten Mal bewusst geworden, dass SM ein Teil deiner Sexualität ist?

Im Alter von 13, 14 Jahren war das. Ich hörte damals von einer Frau, einer ehemaligen Schülerin unserer Schule, und es ging das Gerücht um, sie sei vergewaltigt worden. Und ich habe mich geschämt, weil ich es gar nicht so schlimm fand, ja, es hat mich sogar ein bisschen angemacht.

Konntest du damals einordnen, was dich daran erregt hat?

Damals konnte ich es nicht benennen, ich habe das sofort von mir weggeschoben. Inzwischen weiß ich, was mich daran angemacht hat – es war die Gewalt, der Übergriff. Ich habe diese Vergewaltigungssituation damals schon auch auf mich bezogen, habe mir heimlich vorgestellt, wie es wohl wäre. Zu der Zeit war ich schon schwer in der Pubertät, aber so etwas wie eine Beziehung oder einen Freund hatte ich noch nicht. Ich habe mich umso mehr dafür geschämt, weil ich gleichzeitig auch eine sehr feministische Einstellung hatte und sich diese Gefühle natürlich überhaupt nicht mit meiner politischen Einstellung vertrugen.

Hattest du in der Folge auch real SM?

Real passierte in der Richtung erst mal gar nichts. Ab und zu hatte ich die Fantasie, gefesselt zu werden, aber das habe ich nicht weiter verfolgt. Und es gab auch nie einen Freund, der das in diese Richtung gelenkt hätte. Erst während meines Studiums, so mit zwanzig, ist der Knoten geplatzt. Ich hatte ein Seminar belegt und wegen eines Referats musste ich öfter zu dem neuen Dozenten in die Sprechstunde. Jedes Mal, wenn ich zu ihm gehen musste, merkte ich, dass mir unwohl dabei war. Und eines Tages öffnete ich die Tür zu seinem Büro: In der Mitte des Raumes stand ein einzelner Stuhl, ein Stück entfernt vor seinem Schreibtisch. Als ich den Raum betrat, war mir irgendwie klar, dieser Stuhl ist für mich bestimmt und ich musste mich auf diesen Stuhl setzen. Mir war ganz unheimlich und unwohl in dieser Situation. In meinem Kopf war nur: Ich möchte dieses Referat nicht vor ihm halten. Und am Tag des Referats war er dann tatsächlich nicht da, sondern ließ sich vertreten. Heute weiß ich, dass er das mit Absicht getan hat. Weil er wohl wusste, dass ich wahrscheinlich im Boden versunken wäre. Als wir nach der letzten Stunde dieses Seminars etwas trinken gingen, hat er mir einen Zettel zugeschoben.

Da stand in kurzen, knappen Worten nur, dass ich mich um 18.00 Uhr bei ihm einfinden solle. Ich habe innerlich getobt – was bildet der sich eigentlich ein, dachte ich mir. Aber trotzdem bin ich hingegangen. Als ich dann bei ihm war, machte er die Tür auf und sagte zu mir: »Schön, dass du da bist. Ich wusste, dass du kommst.« In dem Moment wollte ich ihn eigentlich zur Rede stellen, aber ich konnte irgendwie nicht. Stattdessen goss er mir etwas zu trinken ein und sagte: »Du gefällst mir. Ich möchte dich jetzt mal ganz ansehen.« Und ich bin wie von Geisterhand gelenkt aufgestanden und habe mich vor ihm gedreht und gewendet. Dann sollte ich mich ausziehen. Und als er mich so nackt vor sich sah, waren seine ersten Worte: »Nein, so geht das gar nicht.« Ich dachte zuerst: Bin ich so hässlich? Nein, es ging um meine Behaarung. Er hat mich dann im Intimbereich komplett rasiert.

Was hast du dabei empfunden?

Das war natürlich beschämend, beschämend und demütigend. Aber gleichzeitig war genau das der Punkt, an dem ich ihm erlegen bin. Ich wusste nicht warum, aber es hat mich total angezogen. Ich hätte aber damals nicht gesagt, dass ich in ihn verliebt bin. Das kam dann erst so nach und nach.

Wie hat er gespürt, dass du diese Veranlagung hast?

Ich habe keine Ahnung. Aber er sagte immer nur, das sei sonnenklar, er rieche das zehn Meilen gegen den Wind. Und er war gerade mal zehn Jahre älter als ich.

Wie lange wart ihr dann zusammen?

Wir hatten über dreieinhalb Jahre eine klassische Dom-Sub-Beziehung, so würde ich das zumindest bezeichnen. Ich war in ihn verliebt und ich hätte, glaube ich, wirklich alles getan, was er gesagt hat. Hätten wir zusammengelebt, wäre es auf eine 24/7-Beziehung hinausgelaufen. Er hat mich absichtlich auch immer ein wenig auf Abstand gehalten, aus dem Wissen heraus, dass ich mich in die absolute Abhängigkeit zu ihm begeben hätte, wie ich inzwischen weiß.

Bis zu der Begegnung mit ihm hattest du überhaupt keine realen SM-Erfahrungen?

Nein, er hat das dann in mir erkannt und mich sozusagen aus dem Schlaf erweckt.

Wie habt ihr eure SM-Beziehung gelebt?

Alles in allem haben wir schon sehr gleichberechtigt gelebt. Ich hatte noch meine eigene Wohnung und wir haben uns getroffen, wenn wir beide Zeit hatten. Aber an den Abenden und Wochenenden, die wir gemeinsam verbracht haben, hat er alles gesteuert, was wir gemacht haben. Ich konnte zwar noch Dinge für mich selbst entscheiden, aber wenn ihm das nicht gefallen hat, dann reichte sein Wort. Er hatte in allem das letzte Wort. Aber er war Argumenten sehr zugänglich, er war ein liberaler Dom. *(Anna schmunzelt)* Und er hätte nie Einfluss auf meine Studien- oder Berufswahl genommen.

Woran ist eure Beziehung dann gescheitert?

Er hat aus beruflichen Gründen die Stadt verlassen und meinte, aus der Distanz würde diese Beziehung zu nichts führen, und wollte sie beenden. Dann er hat mich weitergegeben.

Er hat deinen zukünftigen Herrn für dich ausgesucht?

Ja, das hat er, und der war steinalt. Er hatte insgesamt drei Subs, mich, eine mittleren Alters und eine, die so alt war wie er. Und der wollte wirklich eine 24/7-Beziehung. Er besaß ein Haus, in dem sie gelebt haben, und ich sollte mit einziehen. Zu Anfang habe ich das überhaupt nicht kapiert. Ich dachte, ich schau mir das nur mal ein Wochenende an. Aber er sagte, ich könnte doch drei Monate zur Probe wohnen. Er meinte wohl auch, ich hörte dann auch auf zu studieren. Und das war mir dann doch zu viel.

Hat er dich einfach so gehen lassen?

Es gab einen Abend, an dem sich das alles aufgeklärt hat. Für ihn war völlig klar, dass ich nach den drei Monaten Probewohnen meine Wohnung in Berlin aufgebe, um zu ihm zu ziehen. Und auf meinen Einwurf, dass ich doch in Berlin studieren würde, meinte er nur, ich bräuchte das doch alles nicht mehr. Alle meine Argumente bezüglich der Selbstständigkeit meines Lebens hat er einfach so weggewischt. Das war mir zu viel, also bin ich gegangen.

Durften seine anderen Frauen auch nicht arbeiten?

Ja, die sollten nur für ihn da sein. Im Gegenzug hat er es auch wirklich als seine Aufgabe gesehen, für sie zu sorgen. Zumal für die ältere. Ich hatte das Gefühl, dass er nicht wirklich begeistert von ihr war, aber er hat sich verpflichtet, weiterhin für sie zu sorgen.

Wie kam es, dass dein Partner gerade diesen Mann für dich ausgewählt hat?

Ich kannte ihn schon und wusste auch von dieser Konstellation. Aber mir war nicht klar, dass die Frauen nicht arbeiten dürfen und ihm rund um die Uhr zu Diensten sein müssen. Ich fand ihn nett und ich dachte, ich könnte das einfach mal probieren.

Was ist nach dieser Geschichte mit dem älteren Mann passiert?

Ich habe einen gleichaltrigen Vanilla-Mann geheiratet, mit dem ich ganz glücklich war. Alle Dinge, die mich so an SM erinnert haben, Peitschen, Fesseln und so weiter, habe ich verschenkt. Ich wollte nichts mehr mit SM zu tun haben.

Warum, was hat dich so radikal umdenken lassen?

Nach dieser Geschichte hatte ich erkannt, in was für einer Brühe ich da steckte, die wollten mich ja völlig entrechten. Und damit wollte ich nichts zu tun haben. Gleichzeitig dachte ich: Sexuell willst du das doch. Ich konnte zwischen SM in der Sexualität und DS im Leben nicht richtig trennen. Und deshalb habe ich alles von mir weggeschoben. Und nach drei, vier Jahren Singleleben habe ich dann meinen Mann kennengelernt.

Wusste er von deiner Neigung?

Ja, von meiner Neigung zu SM wusste er. Er wusste, dass ich gern mal hilflos bin und mich fesseln lasse. Er ist schon auch so ein bisschen dominant. Aber von meinem Vorleben wusste er nichts. Ich konnte es auch gar nicht so in Worte fassen.

Aber in eurer Sexualität konntet ihr das nicht richtig umsetzen?

Ich habe mir mal Spielzeug zum Geburtstag von ihm gewünscht, als es langweilig wurde. Bekommen habe ich natürlich nichts. Er sagte nur: Spinnst du, wo soll ich das denn herkriegen? Zu Weihnachten wollte ich ihm dann eigentlich einen Dildo schenken, habe ihn aber aus irgendwelchen Gründen nicht bekommen. Ich habe ihm dann etwas anderes geschenkt, aber ich habe ihm von meiner eigentlichen Geschenkidee erzählt. Und das hat unserer Beziehung einen ziemlichen Knacks verpasst. Mir war das vorher nicht so klar gewesen, dass das wahrscheinlich doch ziemlich ungeschickt von mir war, jedenfalls hat ihn das total gekränkt, nach dem Motto: Mein Schwanz genügt dir nicht. Er war völlig außer sich.

Wie lange wart ihr zu dem Zeitpunkt schon verheiratet?

Circa fünf Jahre, aber das Hauen hat mir in der Zeit nicht gefehlt. Das war gar nicht der Punkt, ich hatte das völlig verdrängt. Es war nur langweilig, ich wollte einfach nur Abwechslung und Offenheit. Ich dachte immer, wenn man sich liebt und eigentlich keine Hemmungen voreinander hat, warum soll man dann nicht einfach etwas ausprobieren. Ist ja völlig egal, ob es funktioniert oder nicht.

Wie ging es dann weiter?

Irgendwann meinte eine Freundin, sie müsse mit mir reden. Sie hat mir eröffnet, sie habe entdeckt, dass sie masochistisch sei, und sie würde sich auch mit Männern treffen. Und da war meine Neugierde geweckt. Ich fragte sie, wo sie die denn herbekäme. Und sie erzählte mir von Fetischräumen im Internet. Ich habe mich da angemeldet und das war, glaube ich, die Initialzündung für mich.

Hast du Spielpartner für dich gesucht, die du neben deiner Ehe haben konntest?

Ja, und in die habe ich mich zum Teil auch verliebt. Da gab es zum Beispiel einen Professor. Wir haben uns nur sporadisch gesehen, weil er aus einer ganz anderen Stadt kam, aber in den war ich richtig verliebt. Und mein Mann hat die Augen verschlossen. Er hat mich nicht mehr gefragt, warum ich erst nachts um drei nach Hause komme. Er wollte das nicht wissen. Wenn ich manchmal sogar einen blauen Hintern hatte, dachte ich: Lieber Gott, lass ihn nicht mal hinter mir stehen. Aber wenn man nicht mehr so viel Sex miteinander hat, dann kommt es auch nicht dazu.

Aber ihr hattet noch Sex miteinander?

Ja, aber nur sehr selten. Zwar auch noch lustvoll, insofern dass er sehr geschickt darin war, mir einen Orgasmus zu bereiten. Aber viel mehr war es nicht. Er hatte auch ein Problem mit sich und seiner eigenen Sexualität. Und es gefiel ihm wohl auch nicht, dass ich das offen angesprochen und als Problem gesehen habe.

Wie lange hast du dich während deiner Ehe mit anderen Männern getroffen?

Ungefähr zwei Jahre lang. Das waren aber nicht One-Night-Stands, sondern eher sporadische Zweitbeziehungen. Und mit diesem einen Mann, in den ich wirklich sehr verliebt war, beschränkte sich das in erster Linie auf E-Mail- und Telefonkontakt, da er weit weg wohnte.

Hat er dir dann aus der Distanz gesagt, was du zu tun hast?

Nein, das beschränkte sich eigentlich wirklich immer nur auf die Situation am Telefon. Aber wenn wir uns mal getroffen haben, dann hat er natürlich minutiös geplant, was ich zu tun habe. Ihm war dann auch wichtig, was ich anhabe und wie ich mich zu bewegen habe.

Und warum ging es zu Ende?

So richtig zu Ende ging es eigentlich nie, die Abstände zwischen den Treffen wurden nur immer größer. Er hatte Familie, eine Frau und ein krankes Kind, und immer um Weihnachten herum habe ich gemerkt, dass der Kontakt weniger wurde. Meistens hat er dann das folgende Treffen abgesagt mit der Begründung, er habe doch ein schlechtes Gewissen und er wolle die Sache beenden. Aber spätestens im März hat er sich dann wieder gemeldet.

Immer Weihnachten? Wie lange dauerte denn euer Verhältnis?

Das geht seit 2002 so und letztes Jahr zu Weihnachten hatten wir das letzte Mal Kontakt. Da passierte aber nichts zwischen uns.

Möchtest du SM denn in einer festen Beziehung leben?

Nach Beendigung meiner Ehe hatte ich eine solide 24/7-Beziehung mit einem erheblich älteren Mann. Nach meinem Auszug bin ich ziemlich bald zu diesem neuen Mann gezogen, mit dem ich immer noch zusammenwohne. Zu dem Zeitpunkt war ich schon getrennt, und die Scheidung wurde dann auch bald vollzogen. Wir haben versucht, eine 24/7-Beziehung zu führen, aber das funktioniert nicht. Ich bin überzeugt davon, dass das auch nicht funktionieren kann, wie er sich das vorstellt. Er dagegen meint, ich sei nicht devot genug.

Wie stellt er sich das denn vor?

24/7, so haben wir das definiert, heißt wirklich, dass er immer das letzte Wort hat, auch in beruflichen Dingen. Natürlich nicht in allen Einzelheiten, aber wenn er bestimmen würde, ich solle den Job aufgeben, dann müsste ich das tun. Der Witz dabei ist natürlich, dass ich mir jemanden gesucht habe, bei dem ich das auch wirklich will, weil ich gehofft habe, dass er die richtigen Entscheidungen für mich trifft.

Du hast dir also den Mann gesucht, von dem du dachtest, er sei so empathisch, dass er weiß, was du möchtest?

Ja, und das sollte er für mich bestimmen.

Aber er hat dann doch Dinge bestimmt, die du nicht wolltest?

Wir haben eine ganz offene, also von seiner Seite aus offene *(Anna betont das »offene« sehr gequält)* Beziehung. Es gingen bei uns Frauen ein und aus und wir hatten auch zu Paaren Kontakt. Ich hatte allerdings niemals allein zu Männern Kontakt, das war ausgeschlossen, aber das hat mir auch nichts ausgemacht. Es war nicht so, dass ich gesagt hätte, meinem Herrn soll es gut gehen und deshalb ertrage ich, dass er andere Frauen neben mir hat. Das war mir eigentlich relativ egal, weil ich wusste, dass ich seine Frau bin, seine Hauptbeziehung. Alles andere ist dann eben körperlich. Und er ist auch ganz transparent, da gab es nichts zu deuteln, dass sich heimlich irgendetwas anderes angebahnt hätte. So nach zwei Jahren etwa gab es schon den Wunsch nach einer weiteren festen Frau. Ich habe sie für ihn gefunden. Sie ist heute noch da und ich bin gegangen.

Du solltest für ihn eine zweite Frau suchen und finden? Das war dein Auftrag?

Nein, er hat schon auch gesucht, aber ich bin schneller fündig geworden. Wir haben uns getroffen und irgendwie, würde ich jetzt sagen, haben wir uns ineinander verliebt. Heute würde sie das wahrscheinlich nicht mehr so sehen. Wir hatten dann zu dritt wundervolle Monate, aber irgendwann erfuhr ich, dass für sie nicht alles so wundervoll war.

Hatte sie ein Problem damit, ihn zu teilen?

Ja, das denke ich schon. Sie hat in einer Mail geschrieben, wie blöd sie das findet, wie ich lebe – wie in einer Vater-Tochter-Beziehung. Sie hat immer von sich gesagt, sie sei nicht devot, sie sei keine Sub, hat sich aber meiner Meinung nach völlig anders verhalten. Ich hatte sie immer zärtlich »Sübchen« genannt und sie hat mich dann auch so bezeichnet und mir so zurückgeschrieben. Solche Dinge hat sie mir dann vorgeworfen: Ich hätte sie in ein Schema pressen wollen.

Sie war jünger als du?

Nein, sie war älter, ungefähr acht Jahre. Und der Mann war 18 Jahre älter als ich. Als es zwischen ihr und mir krachte, war ich zuerst völlig perplex. Ich dachte, von wem spricht sie hier eigentlich? Und das war wirklich sehr unter der Gürtellinie, persönlich ziemlich verletzend. Ich wollte damit dann nichts mehr zu tun haben, sollten sie doch machen, was sie wollen. Inzwischen werfe ich ihm vor, dass er sich mir gegenüber nicht loyal verhalten hat. Er hätte das erst mal klären müssen, was er aber nicht gemacht hat. Und irgendwann hat er dann auch noch gesagt, sie habe ja schließlich mich gekränkt, nicht ihn, was ich als sehr verletzend empfunden habe.

Hat dich in dem Moment auch verletzt, dass er die fürsorgliche Rolle nicht erfüllt hat, die eigentlich Teil eurer 24/7-Beziehung sein sollte?

Ja, das auch, und dass seine Lust für ihn so im Vordergrund stand und so viel wichtiger war – was aber für einen Dom in so einer Konstellation völlig normal ist. Hinzu kommt, dass er immer schon gesagt hat, dass er mit dieser Frau den besten Sex seines Lebens habe. Das war natürlich auch kränkend. Über den Sex mit mir meinte er, es sei auch schön, wenn man nur Forelle isst. Lachs kann man eben nicht jeden Tag haben. Und das ist schon ziemlich fies. Irgendwie habe ich mich immer getröstet damit, dass ich mit ihm zusammen mein Leben verbringe und er mit mir alt werden möchte. Aber eigentlich habe ich diese Kränkung nie wegstecken können. Es ging dann Jahre weiter und ich dachte immer, ich müsse an mir arbeiten, ich müsse damit klarkommen. Aber eigentlich war es für uns beide eine Tortur.

Leben die beiden denn eine normale Beziehung miteinander?

Nein, und er sagt auch, mit ihr könne er nie eine normale Beziehung führen. Er will auch nicht zu ihr ziehen oder sie zu sich ins Haus holen. Sie treffen sich nach wie vor ein, zwei, drei Mal die Woche und haben ihren Sex miteinander. Sie ist masochistisch, beziehungsweise phasenweise mal ganz kurz devot, aber kann sich einem Mann wie ihm in sexueller Hinsicht eben unterordnen. Bis er dann wieder geht. Irgendwann habe ich beschlossen, dass ich so nicht weitermachen kann, und beendete diese Beziehung.

Aber ihr wohnt noch zusammen?

Ja, im selben Haus, aber in getrennten Wohnungen – und es funktioniert wunderbar. Wir sehen uns, wir reden miteinander, kuscheln auch miteinander und haben uns lieb. Und ich sage auch, dass ich ihn noch liebe. Aber es gibt eben keine körperliche Liebe mehr. Wir haben keinen Sex.

Und er hat auch nicht mehr das letzte Wort?

Nein *(sehr nachdrücklich)*. Er erzählt mir von seinen Bekanntschaften, ich ihm von meinen, und das ist schön. Und ich habe herausgefunden, dass ich für 24/7, so wie er sich das vorstellte, nicht gemacht bin.

War es nur die Sache mit der anderen Frau, die dir gezeigt hat, dass das für dich nicht funktioniert?

Ich weiß nicht, was sonst hätte kommen können. Ich glaube, es hätte sonst mehr oder weniger weiter funktioniert. Aber ich sehe mich eben nicht als jemanden, der nur dafür da ist, dass es dem anderen gut geht.

Du warst nach seiner Definition also nur dazu da, seine Bedürfnisse zu befriedigen. Und deine eigenen Wünsche hatten immer hintanzustehen?

Ich durfte natürlich schon eigene Wünsche und Bedürfnisse haben, aber das Wichtigste war eben, ihm zu Diensten zu sein und für sein Wohl zu sorgen. Und da er so ein liberaler Dom war, sorgte er schon dafür, dass auch meine Bedürfnisse zum Teil befriedigt wurden. Meine Lust war ihm auch wichtig. Aber im besten Falle müsste ich sie daraus schöpfen, dass er Lust erlebt.

Wie kannst du dir heute eine Beziehung vorstellen?

Das Einzige, was ich mir im Moment noch vorstellen kann, ist eine Beziehung auf Augenhöhe. Und dann gern auch mit viel SM, wenn man gemeinsam sagt: So, jetzt geht es los.

Also dann nur im Schlafzimmer?

Nein, nicht unbedingt, es kann ja auch sein, dass man mal sagt, wenn ich die Wohnung betrete, geht es los. Oder nachdem ich gekocht habe oder so. Alles ist möglich, nur eben definiert von beiden. Ich muss also ausdrücklich meine Zustimmung dazu geben, dass eine dominant-devote Situation entsteht.

Haben andere Menschen damals gemerkt, welche Art Beziehung ihr lebt, wenn sie mit euch zusammen waren?

Zwei-, dreimal kam es schon zu komischen Blicken. Die konkreten Situationen habe ich jetzt nicht mehr so vor Augen, aber da hat man mich dann schon mal beiseite genommen und mich gefragt: »Sag mal, wie geht denn der mit dir um?« Wenn er mir über den Mund gefahren ist, dann hat man das schon manchmal gemerkt. Wir haben beide versucht, das nicht raushängen zu lassen, man möchte schließlich am normalen gesellschaftlichen Leben teilnehmen. Man kann ja mit anderen aus dem SM-Umfeld auch solche Situationen herbeiführen, wenn man sich mal so ausleben möchte, und dann finde ich das okay.

Du hattest dich anfangs in diese andere Frau verliebt, bist du bisexuell?

Ich weiß nicht genau, wie man das definieren soll. Mich erregt das Zusammensein mit einer Frau nur dann, wenn ein dominanter Mann dabei ist, der neben mir steht und zusieht, als Katalysator. Bei anderen war es mehr der Befehl, der mich erregt hat, nicht dass ich selbst wirklich wollte. Ich kann es gar nicht so richtig beschreiben. Es sollte einfach alles Liebe sein, man kann sich doch auch so verlieben, in einen Menschen, ohne sexuelles Verlangen. Sie war auch die einzige Frau, mit der ich gern so rumgemacht habe. Ich war mal ein Wochenende allein mit ihr und wir haben versucht, miteinander zu schlafen, mussten dann aber feststellen, dass uns das gar nicht gefällt.

Wie lebst du dich jetzt aus?

Ich probiere Männer aus. Ich glaube, ich kann mich im Moment auch gar nicht verlieben, was vielleicht auch damit zusammenhängt, dass ich immer noch bei ihm wohne. Ich war selten solo und seit ungefähr einem Jahr genieße ich das. Ich kann machen, was ich will, ich kann nach Hause kommen, wann ich will, und ich kann mich treffen, mit wem ich will. Und ich fühle mich damit zur Zeit auch wirklich wohl, obwohl ich auch spüre, dass ich Sehnsüchte habe.

Welche Sehnsüchte?

Ich habe zum Beispiel eine Affäre mit einem Mann, den ich immer wieder treffe. Mit ihm passt es wunderbar, wir treffen uns so etwa einmal die Woche für zwei, drei Stunden. Sobald ich die Wohnung betrete, geht es los, und es hat auch ein eindeutiges Ende. Und dann gehe ich eigentlich auch sofort. Und irgendwie dachte ich neulich, es wäre gar nicht so schlecht, jetzt noch zu bleiben. Ich hätte in dem Moment gern das Bett geteilt. Ich bin nicht verliebt, aber ich mag ihn gern, es ist ziemlich intensiv und dicht mit ihm. Danach habe ich mich eben gesehnt.

Könntest du dir vorstellen, wieder eine ganz normale Beziehung zu führen, wie damals mit deinem Mann?

Nein, SM muss für mich dabei sein und einen Kompromiss würde ich auch nicht mehr eingehen. Das ist einfach Quatsch. Ich weiß, dass ich mich in einen Vanilla-Menschen verlieben könnte, aber ich wüsste auch, dass es irgendwann nach hinten losgeht.

Ich glaube nicht, dass man aus jedem das herauskitzeln kann, was man gern hätte.

Erzählst du immer gleich von deiner sexuellen Veranlagung, wenn du einen Mann kennenlernst, der dir gefällt?

Ich habe auch normalen Sex, aber das sage ich dann schon relativ schnell. Und bis jetzt bin ich noch nie auf absolute Ablehnung gestoßen. Die meisten finden es eigentlich erst mal eher interessant oder sagen, sie hätten sowieso immer schon Lust gehabt, das mal zu probieren. Oder sie meinen, ich könne sie ja dahin führen. Dazu habe ich allerdings gar keine Lust, schließlich will ich, dass der Mann mich führt.

Hast du schon mal probiert, auf der anderen Seite zu stehen, dominant zu sein?

Ja, natürlich habe ich das probiert, das war eine ganz witzige Erfahrung. Und richtig angemacht hat mich, als einer wirklich gesagt hat: »Ich gehöre dir, du kannst mit mir machen, was du willst, ich vertraue dir.« Dieses Schlüsselwort »Vertrauen«, das hat mich total angemacht. Aber ich glaube, das war eine Projektion: Ich habe mir vorgestellt, wie es wäre, wenn ich das wäre. Außerdem finde ich es unheimlich anstrengend, man muss sich immer in den anderen reindenken. Wahrscheinlich denken wirklich dominante Menschen gar nicht darüber nach, sondern machen einfach das, was sie wollen. Und so bin ich einfach nicht. Es kommt nicht einfach so aus mir heraus, sondern ich muss mir vorher gut überlegen, was ich mit ihm anstellen möchte.

Hast du manchmal Angst davor, dich selbst zu verlieren und nicht mehr autonom entscheiden zu können?

Nein, jetzt wo ich mich aus dieser 24/7-Beziehung gelöst habe, nicht mehr. Aber wenn ich noch auf diesem Trip wäre, dann vielleicht schon. Ich dachte wirklich, das ist, was ich immer wollte: Du schenkst dich jemandem, du gibst dich auf, bist dessen Eigentum. Und wenn ich dabei an den Falschen geraten wäre, der das in eine komische Richtung ausgenutzt hätte, wäre diese 24/7-Beziehung vielleicht auch anders ausgegangen.

War es nicht schwierig, von der Dienerin im Privaten täglich wieder in die Rolle der selbstbewussten Frau zu wechseln?

Nein, das war überhaupt kein Problem. Ich glaube, ich bin auch im Alltag ziemlich dominant, im Job treffe ich viele Entscheidungen. Aber das habe ich nie als Konflikt gesehen – devot zu Hause und dominant im Job. Es ist sogar ein bisschen andersherum: Wenn ich den ganzen Tag Entscheidungen treffen muss, bin ich froh, wenn ich nach Hause komme und dort nicht entscheiden muss. Und wenn ich nach einem Arbeitstag zu so einem devoten Kerl gehe und denke, jetzt muss ich hier wieder agieren und Entscheidungen treffen, würde mich das nerven.

Triffst du dich denn auch mit devoten Männern?

Das sind immer Switcher gewesen. Da darf man das immer gar nicht so laut sagen, dass man kein Problem damit hätte, auch mal draufzuhauen. Dann kehrt sich das nämlich sofort um, die sagen dann sofort, prima, dann können wir diese Seite ja auch mal ausprobieren. Und plötzlich ist alles nur noch darauf ausgerichtet. Aber das entspricht mir eben nicht so. Es gibt einzelne Punkte, da finde ich es klasse, aber meistens macht es mich nicht richtig an.

Und was macht dich richtig an?

Ich habe gar nicht so dezidierte Fantasien, ich träume nicht von irgendwelchen besonderen Situationen. Ich denke öfter daran, dass ich genommen werde, ohne dass ich mich wehren kann. Mein Schlagwort ist »Hingabe«, und sich selbst in dem Moment auch aufgeben. Ich würde in dem Moment wahnsinnig viel machen, wenn es nicht gerade heißt, spring aus dem Fenster. Natürlich muss das gepaart sein mit dem Vertrauen, das man der Person schenkt. Obwohl es mich manchmal auch ein bisschen erschreckt, wie schnell ich Vertrauen zu jemandem fasse. Ganz abgesehen davon, in eine fremde Wohnung zu gehen, wie schnell man sich in so eine hilflose Situation begibt.

Würdest du dich als devot oder als masochistisch bezeichnen?

Ich denke, in erster Linie bin ich devot, aber ich nehme auch gern mal Schmerzen hin. Und ich tue das nicht für den anderen, sondern ich tue das für mich. Und zwar in dem Moment, in dem mich Schmerz geil macht. Da kommt viel zusammen: Ich bin in der Situation schon geil und vertrage deswegen Schmerz besser, und dann gefällt es dem anderen noch, was mich noch mehr antreibt. In der Situation kann ich sehr masochistisch werden, was ich sonst gar nicht so von mir denke. Aber man kann mich nicht allein durch Schläge erregen.

Ist es in dieser Situation wichtig, dass der andere auf deine Bedürfnisse achtet? Oder soll er mit dir einfach machen, was ihm gefällt?

Optimal ist natürlich, wenn er macht, was er machen möchte, und das genau zu meinen Bedürfnissen passt. Ideal ist es, wenn wir beide genau dasselbe wollen. Und wenn er dann noch ein kleines bisschen weiter geht, meine Grenze ein kleines bisschen verschiebt. Ich habe aber keine Lust dazu, ihn anzuleiten und ihm zu sagen, welche Peitsche oder welchen Rohrstock er nehmen soll. Ich möchte geführt werden. Früher habe ich Spielpartner entsprechend ihrer Vorlieben gewählt und so viele Menschen ausgeschlossen. Jetzt mache ich das eigentlich überhaupt nicht mehr, jetzt denke ich oft, vielleicht läuft dir jemand über den Weg, der ein totales Faible für irgendetwas hat und das mit einer derartigen Hingabe und Lust tut, dass mir das auch gefällt. Da bin ich inzwischen wesentlich offener. Man kann sagen, ein wesentlicher Teil meiner Lust erwächst daraus zu erleben, wie jemand anders seine Lust an mir befriedigt.

Überschreitest du gern Grenzen?

Ich würde das etwas anders sagen: Ich überwinde mich gern selbst und ich bin dann immer ganz stolz darauf. Ich sehe dann gern die blauen Flecken und Striemen auf meinem Körper, als Zeichen dafür, dass ich es geschafft habe, mich selbst zu überwinden.

Sollen das auch andere sehen? Oder möchtest du deine Neigung eher für dich behalten?

In der Öffentlichkeit möchte ich das nicht unbedingt zeigen. Im SM-Club ist das schon in Ordnung, das ist zwar nicht mein Kick, aber ich habe nichts dagegen. Und es wäre auch nicht dramatisch, wenn ich dort einen Kollegen treffen würde, weil der ja im selben Boot sitzt. Ich würde SM inzwischen auch durchaus als salonfähig bezeichnen.

Hast du noch Tabus?

Ja, Kaviar ist für mich absolut undenkbar. Für alles andere bin ich erst mal offen, und das sage ich so auch immer, wenn ich jemanden neu kennenlerne. Dafür muss ich natürlich auch das

Gefühl haben, dass ich ihm vertrauen kann. Dann hoffe ich, dass er langsam anfängt, und ich kann gucken, wie es sich entwickelt. Entweder gibt es ein zweites Treffen oder nicht. Oder es gibt einen Abbruch.

Bist du schon mal in eine Situation geraten, in der du Angst hattest und gehen wolltest?

Nein, dass ich Angst hatte, war nie der Grund dafür, eine Session abzubrechen. Aber mir ist es mal passiert, dass jemand mein KV-Tabu brechen wollte. Das war nach der vierten oder fünften Session. Es kam dann nicht dazu, weil ich so viel geredet hatte, dass er einfach genervt war und aufgegeben hat. Er hat mir das im Nachhinein so erklärt, dass er, als ich Vertrauen zu ihm gefasst hatte, etwas machen wollte, was über den abgesprochenen Rahmen hinausgeht. Er wollte ein Tabu von mir brechen, welches, war ihm eigentlich egal. Er wollte einfach nur weitergehen. Er hat sich gefreut darüber, dass ich ihm mein Vertrauen schenke, und wollte darüber hinaus. Das war seine Lust.

Wo triffst du dich mit Männern, die du neu kennenlernst?

Beim ersten Mal immer auf neutralem Boden, dann mal bei ihm oder mal bei mir. Aber ich lasse mich immer covern. Das heißt, eine Freundin von mir weiß immer Bescheid. Und wenn ich mich bis zu einem bestimmten Zeitpunkt nicht gemeldet habe, ruft sie die Polizei.

Nimmst du jemanden mit, wenn du in SM-Clubs gehst, oder gehst du dahin, um jemanden kennenzulernen?

Eigentlich gehe ich immer in Begleitung, selten mal mit einer Freundin, ansonsten mit einem Mann. Es gibt zum Beispiel einen, der sucht immer nur eine Partybegleiterin. Mit dem könnte ich dort auch spielen, aber im Vordergrund steht, dass man als Paar auftaucht und einen Gesprächspartner hat. Als Frau hat man den natürlich immer sehr schnell, aber so ist es entspannter.

Und du gehst dahin, um auch zu spielen?

Also nur gucken finde ich auch langweilig, aber es ist keine große Vorliebe von mir, in der Öffentlichkeit zu spielen. Ich bin zwar schon ein bisschen exhibitionistisch, aber dahin gehen, nur um gesehen zu werden, das brauche ich nicht unbedingt.

Bist du in einem Club schon mal in eine unangenehme Situation gekommen?

Ja, ich war mal in einem kleinen Club mit einem Mann verabredet, mit dem ich mich schon relativ lange via Internet unterhalten hatte. Ich war richtig aufgedresst, mit Halsband und allem, denn ich hatte ein sehr gutes Gefühl bei ihm. Aber wir haben dann schnell festgestellt, dass es überhaupt nicht geht, und nach zwanzig Minuten habe ich zu ihm gesagt, dass er jetzt besser geht. In dem Moment wurde ich zu so einer Art Freiwild bei allen, die das mitverfolgt hatten, und dann ging die Aasgeierei los. Als ich gehen wollte, hat sich mir einer in den Weg gestellt und gesagt, er ließe mich jetzt so nicht gehen, er und seine Sub hätten mich genau beobachtet. Der Barmann ist mir dann zu Hilfe gekommen und hat mich zu meinem Auto begleitet.

Gibt es irgendein Ausschlusskriterium für dich, bevor du dich mit einem Mann triffst?

Absolutes K.o.-Kriterium für mich ist, wenn ein Mann schon vor dem ersten Treffen denkt, dass ich automatisch seine Sub bin, nur weil ich gesagt habe, ich sei devot. Man verabredet sich mit ihm und bekommt dann schon die Weisung, was man anzuziehen hat. Anschließend wird man zwanzig Minuten hängen gelassen, und das nicht, weil er im Stau stand. Das finde ich so was von unerotisch. Und auch ziemlich blöd finde ich Koffer-Doms, so nenne ich sie. Damit meine ich Männer, die verheiratet sind, sich ungeheuer aufspielen, aber zwischendurch immer mit Mutti telefonieren müssen, damit ja nichts auffliegt. Wenn ein Mann sagt, dass er eine Beziehung hat, und das ganz souverän handhabt, ist das in Ordnung. Aber ich kann das gar nicht leiden, wenn sie in ihrer Gier nach Sex so devot wirken.

Kannst du dir vorstellen, dich von einem wesentlich jüngeren Mann dominieren zu lassen?

Ja, das ist auf alle Fälle demütigend. Ich kenne einen Mann, der ist zwar nur drei Jahre jünger als ich, aber er wirkt sehr jungenhaft, und wenn der mir sagt, was ich zu tun habe, dann finde ich das besonders demütigend.

Und das gefällt dir, dass du das so demütigend findest?

Ja und nein. Eigentlich denke ich bei ihm immer, du blöde Göre. Das ist so einer, der immer ein bisschen albern ist und der gern von allen bewundert wird. Aber trotzdem ist er sehr dominant, der bestellt sich die Frauen wirklich so, wie er Lust hat. Und irgendwie finde ich das schon wieder gut, so konsequent wie er ist. Das ist nicht gespielt, der ist so, der fühlt so. Und das ist mir wichtig. Der Mann muss authentisch sein. Und am liebsten ist es mir, wenn er auch im Alltag aufzeigt, dass er Entscheidungen treffen kann.

»Ich möchte erleben, wie es ist, wenn mich eine Frau an meine Schmerzgrenze bringt«

Leo, 44, Geologe

Als Leo sich für unser Buchprojekt meldete, waren wir uns nicht sicher, ob er zu dem vereinbarten Termin kommen würde. Wir spürten im Voraus seine Sorge und die Scheu davor, dass seine Anonymität nicht gewahrt bleiben würde. Er kam mit einer Flasche Sekt, die wir kaltstellen sollten, da er im Anschluss noch eine Verabredung mit seiner devoten Affäre hatte. Mitten im Interview sagte sie ab – unser Glück! Im Gespräch taute Leo dann zusehends auf und gewährte uns einen tiefen Einblick in sein Innenleben.

Wann ist dir zum ersten Mal aufgefallen, dass du sexuell ganz spezielle Vorlieben hast?

Mir fällt schwer, das Jahr zu bestimmen, aber ich kann mich noch gut an die Situation erinnern. Meine Cousine, eine lesbische Frau, war zu Besuch in Deutschland. Sie hat mir ziemlich viel von SM erzählt und da habe ich plötzlich gemerkt, dass ich das ja auch spannend finde. Ich schätze, ich war ungefähr 24 Jahre alt. Das machte mich neugierig und ich wollte das gern irgendwann mal kennenlernen.

Wie lange dauerte es, bis du zum ersten Mal ein reales SM-Erlebnis hattest?

Es hat ungefähr fünf Jahre gedauert, bis ich mich getraut habe, zu einer Prostituierten zu gehen. In den Beziehungen, die ich bis dahin hatte, war das überhaupt kein Thema, da bestand keine Möglichkeit. Ich war fünf Jahre mit einer wesentlich jüngeren Frau zusammen und die war auf gar keinen Fall schon so weit. Das ging gar nicht, das wusste ich einfach.

Du hast also deine ersten Erfahrungen mit einer Prostituierten gemacht?

Es hatte sich bei mir einiges an Druck aufgebaut, vor allem aber eine sehr große Neugierde. Ich hatte die Fantasien und wusste, dass ich das unbedingt kennenlernen möchte. Das war vielleicht mit der Pubertät vergleichbar, wenn man anfängt, Sexualität zu erleben. Mich beherrschte nicht unbedingt ein Leidensdruck, aber doch ein sehr großer Wunsch, Neugier und Sehnsucht.

Und dann bist du das erste Mal zu einer professionellen Domina gegangen?

Nein, das war ein sogenanntes Laufhaus. Das ist wie ein großes Bordell mit ganz vielen Zimmern, in denen Frauen ihre Dienste anbieten. Und da gibt es eben auch Frauen, die diese Schiene auf einer softeren Ebene bedienen, die aber keine professionellen Dominas sind.

Wie hast du dieses erste Erlebnis empfunden?

Das war sehr spannend. Es hat mir sehr gefallen und ich bin auch auf meine Kosten gekommen. Ich war dann im Laufe der

Jahre mehrfach in diesem Laufhaus. Man könnte sagen: Wenn die Sehnsucht zu groß wurde, dann bin ich da hingegangen.

Und während dieser Zeit hattest du stets auch eine Partnerin?

Nein, ich hatte nicht immer eine Beziehung. Aber während dieser Zeit habe ich noch keine privaten SM-Erlebnisse gehabt. Ich bin dann wegen einer Frau nach Berlin gezogen, aber sie hatte leider überhaupt kein Interesse an SM. Sie hat ein paarmal für mich Stiefel angezogen, aber dann gefiel ihr das nicht und sie hat nichts mehr in diese Richtung gemacht. Das war für mich doch sehr unbefriedigend. Als diese Beziehung zu Ende ging, war für mich klar, dass ich SM intensiver und wirklich näher kennenlernen wollte.

Hatte das Ende der Beziehung damit zu tun, dass du unter einer unerfüllten Sexualität gelitten hast?

Das schon, aber es hatte nichts damit zu tun, dass ich auf SM neugierig war. Unsere Beziehung hat generell nicht mehr funktioniert und dadurch ist im Bett auch nicht mehr viel gelaufen. Ich denke, es wäre auch auseinandergegangen, wenn ich diese Wünsche, Triebe, Fantasien nicht gehabt hätte. Im letzten halben Jahr hatten wir vielleicht gerade noch so zwei, drei Mal miteinander geschlafen und das kann es einfach nicht sein, das tat fast schon körperlich weh, so habe ich es zumindest empfunden. Nachdem diese Beziehung dann wirklich vorbei war, habe ich mir vorgenommen, eine Freundin zu finden, mit der ich meinen Wunsch nach BDSM ausleben kann, und habe begonnen, mich in der Szene umzusehen. Das heißt, bis ich vierzig Jahre alt war, habe ich SM immer nur sporadisch ausgelebt.

Und damit hast du nach dieser langen Beziehung einen Schlussstrich gezogen?

Nach dieser langen Beziehung habe ich mir gesagt, dass ich SM auf jeden Fall in mein Leben integrieren möchte, wie auch immer. Ich habe begonnen, in der Szene auszugehen. Ein erster Schritt war, dass ich mich mal in eine ganz bekannte Szenekneipe, Henris Bar, getraut habe. Da habe ich auch eine Frau kennengelernt, die an dem Abend allerdings leider so betrunken war, dass sie am nächsten Tag nicht mehr wusste, was wir die Nacht zuvor so getrieben hatten. Aber ich konnte mich erinnern – ich bin ja in erster Linie devot, masochistisch und sie hat mir ziemlich heftig den Rücken zerkratzt, was ich sehr genossen habe. Und ich fand es toll, später abends die Spuren dieser Tortur auf meinem Rücken zu sehen.

Dir gefällt es, diese Spuren an dir zu sehen?

Ja, ich habe es genossen und ich genieße das weiterhin. Es ist einfach eine gute Erinnerung an das, was gerade gewesen ist. Und wenn ich es genossen habe, ist es ja auch eine schöne Erinnerung.

Ist für dich SM eine vorwiegend körperliche Angelegenheit?

Nein, auf gar keinen Fall. Da spielen ganz stark die Psyche und der Kopf mit. Ich versuche es mal mit meinen Worten auszudrücken: Eigentlich passieren ja nur Dinge, die ich will. Natürlich passieren auch manchmal Dinge, von denen ich zuerst nicht weiß, wie das ist, aber es ist etwas, was ich möchte. Und wenn es passiert, dann ist das etwas, womit ich einverstanden bin. Ich habe mich also vorher schon damit beschäftigt, mich dazu entschlossen, dass ich das tun möchte.

Ich habe mich auch langsam entwickelt. Ich bin nicht von jetzt auf gleich reingestürzt und zu jeder Party gegangen. Ich konnte auch gar nicht schneller, ich bin eben so, wie ich bin. Ich habe zu Anfang meine moralischen Grenzen ziemlich stark gespürt, die Angst davor, entdeckt zu werden, dass Eltern und Freunde etwas davon mitbekommen. Das hat alles eine ziemlich große Rolle gespielt. Dazu kam noch, dass ich es schwierig fand, allein loszuziehen und Erfahrungen zu machen. Es ist auch gar nicht einfach, überhaupt jemanden zu finden, mit dem man die ersten Schritte gehen kann.

Und diese ersten Schritte hast du gleich in der realen Welt getan oder hast du dich erst einmal im Internet umgesehen?

Im Internet habe ich mich schon länger umgeschaut, da habe ich mir Bilder und Filme von dominanten Frauen angesehen. Zuerst nur, um meine Neugierde und meine Lust zu befriedigen, und dann aber auch, um Kontakte zu bekommen. Und dann bin ich in Berlin zum ersten Mal zu einer professionellen Domina gegangen, die ich natürlich auch übers Internet gefunden habe, nachdem ich mich sehr ausgiebig umgesehen hatte, zu wem ich gehen möchte.

Du hast dich sehr langsam und vorsichtig angenähert, aber immer mit dem festen Ziel, mehr zu erfahren?

Ja, mit dem Wissen, ich will es machen, ich will das kennenlernen, aber auch mit dem Wissen, ich kann nicht anders, ich kann nicht aus mir heraus. Ich konnte es nur langsam machen. Ich war neugierig auf mehr, hätte gern schneller mehr erlebt, aber dazu war ich zunächst einfach nicht in der Lage, auch weil ich mich mit mir selbst auseinandersetzen musste. Wie gesagt, es sind in mir einfach Ängste da, entdeckt zu werden.

Nach welchen Kriterien hast du diese professionelle Domina ausgesucht?

Erstens ist sie in meinen Augen überragend schön, ihr Aussehen, ihr Outfit, das hat mich einfach angesprochen. Und dann fand ich aber auch sehr stark, was sie auf ihrer Internetseite geschrieben hat. Sie gehörte zu den Menschen, die im Prinzip auch studiert sein könnten, die selbst Niveau besitzen, aber das auch von ihren Kunden erwarten. Es hat mir auch gefallen, dass sie klassische Dominanz ausübt, das ist das, was ich auch erleben wollte.

Was verstehst du unter klassischer Dominanz?

Für den Moment oder die Zeit, die ich bei der Domina bin, gibt es zunächst einmal eine ganz klare Rollenverteilung. Sie ist dominant, gibt mir Befehle, macht Dinge mit mir, während ich die devote Rolle einnehmen muss. Klassisch meint, dass dieses dominant-devote Rollenverhältnis ganz im Vordergrund steht und sehr stark ausgeübt wird – zum Beispiel dadurch, dass ich auf ihren Wunsch hin ihre Stiefel lecke, dass sie mich mit der Peitsche beherrscht, kurzum, dass sie vollkommen das Sagen hat und die Kontrolle übernimmt. Nicht klassisch sind für mich demgegenüber eher speziellere Sachen, sei es zum Beispiel die Lust an Gummi oder Latex, einfach Dinge, die einen ganz speziellen Fetisch bedienen.

Bist du auch schon mal in eine Situation geraten, in der eine deiner Grenzen massiv verletzt wurde, wo jemand zu weit gegangen ist?

Ich habe eine solche Situation erlebt. Ich war bei einer Domina und sie hat mich fixiert, meine Hände und Füße an einem Kreuz festgemacht. Und plötzlich drehte sie das Ding, und ich stand auf dem Kopf. Ich hatte zuvor nicht gemerkt, was das für eine Vorrichtung ist, und das hat mir Angst gemacht.

Eine Angst, die dich erregt hat?

Nein, das war reine Panik, eine panische Angst. Ich hatte Angst um meinen Kreislauf, das war mir in dem Moment viel zu viel.

Zum einen, weil es überraschend war, und zum anderen hatte ich große Angst, dass mein Kreislauf versagt oder mir das Herz stehen bleibt – letztlich ging es um Todesängste in dem Moment, um existenzielle Angst. Zum Glück hat sie das bald gemerkt und nicht zu lange gemacht, nichtsdestotrotz hatte sie mich später noch mal so mit dieser Geschichte gepackt, hat mich in eine harte Zwangsjacke gesteckt, an den Füßen ein bisschen hochgezogen und dann mit dieser Angst gespielt.

Und wie war das für dich, als sie so mit deiner Angst gespielt hat?

Das hat mir nicht gefallen. Ich habe festgestellt: Wenn es um existenzielle Angst geht, ist es für mich vorbei. Das will ich nicht, das suche ich nicht, das brauche ich nicht. Vielleicht mal eine Spur von Angst, aber das war einfach zu viel, das war Panik. Ich bin zwar bereit, dass man ein bisschen mit der Angst spielt, aber Angst ist nicht gleich Angst. Und so eine extreme Angst will ich nicht.

Und was möchtest du, was ist dein Hauptmotiv, was treibt dich an?

Das sind verschiedene Aspekte. Zwei Dinge sind bei mir am stärksten ausgeprägt, was aber auch in meinen Augen die beiden typischen Merkmale von Devotion sind. Das eine ist wirklich dieses Fremdbestimmtwerden, dieses Submissive, dieses Ausgeliefertsein. Und das andere ist, zu erfahren, wie es ist, wenn mir gewisse Arten von Schmerzen zugefügt werden. Nehmen wir zum Beispiel die Peitsche. Wie sich das anfühlt, wenn damit an meine Grenzen gegangen wird, und was dann mit mir passiert. Das ist ein ziemlich starker Reiz für mich, der aber auch in Verbindung mit der Situation des Ausgeliefertseins stehen muss. Ich kann Schmerzen nur in dieser Verbindung gut finden, isolierter

Schmerz ist für mich völlig uninteressant. Der ist für mich nur in einer erotischen Situation in Verbindung mit einer dominanten Frau von Interesse.

Was interessiert dich so sehr daran, an die Grenzen zu kommen, an die Grenzen des Schmerzes?

Ich verbinde damit starke Gefühle und intensives Leben, und dieses Gefühl möchte ich gern über solche Spiele erleben. Und es ist auch Neugierde auf das, was dann mit mir passiert, was da vor sich geht. Aber es ist schon auch eine Suche nach Gefühlen, nach Intensität, ein Verschmelzen von Erotik und verschiedenen Gefühlen. Ich begebe mich auf der Gefühlsebene auf Glatteis und bin sehr gespannt, was dann geschieht.

Gehört für dich auch Sex dazu?

Ja, das gehört für mich unbedingt dazu. Ich weiß, dass andere Sex und SM sehr stark trennen und dass es im professionellen, klassischen SM-Bereich auch angeblich stark getrennt wird. So sehe ich das aber gar nicht; ich meine, man zieht sich aus, man trägt ein erotisches Outfit, das hat alles etwas mit Sexualität zu tun. Man wird angefasst, man wird berührt, es wird mit seinem Trieb gespielt. Und die paar Male, die ich bei einer professionellen Domina war, war es letztlich auch so, dass ich zum Schluss auf die eine oder andere Art einen Höhepunkt hatte.

Du bist zum Orgasmus gebracht worden?

Ja, beziehungsweise wurde mir erlaubt, mich selbst dahin zu bringen. Das ist ja schließlich auch eine wirkungsvolle Art, eine Session zu Ende zu bringen. Und nach dem Orgasmus ist mein Verlangen auch abgeebbt, danach ist für mich erst mal das Bedürfnis nach Unterwerfung oder auch nach Schmerz vorbei.

Kannst du dir denn auch noch Sexualität ohne SM vorstellen?

Ja, und die habe ich auch, sogar mehr als mit SM. Meine Freundin praktiziert zwar manchmal SM mit mir, aber sie ist nicht wirklich aus ihrem Herzen heraus interessiert. Wodurch es leider auch nicht so viel dazu kommt, wie ich es eigentlich gern hätte. Aber normale Sexualität ist nach wie vor für mich eine schöne Sache, und das wird sie auch bleiben.

Das heißt, SM ist für dich eine sexuelle Komponente, die du nicht im Alltag leben möchtest, oder?

Ja und nein. Es ist eine Fantasie von mir, eine Wunschvorstellung, doch ich wüsste nicht, wie das in der Realität wäre. Aber die Vorstellung, dass ich mich auch im Alltag dominieren lasse, ist für mich schon auch erregend. Und ich sehe auch die Möglichkeit, dass ich irgendwann einmal Ja dazu sage. Ich habe aber noch nie eine Beziehung in dieser Konstellation in der Realität gelebt.

Hattest du denn inzwischen schon mal eine Beziehung, in der SM eine wesentliche Rolle gespielt hat?

In meiner derzeitigen Partnerschaft machen wir SM, aber mit der Einschränkung, dass sie kein wirklich tiefes Interesse daran hat. Sie hatte vorher mit solchen Sachen noch nichts zu tun, sie war neugierig und wusste auch nicht genau, inwieweit das ihr Ding ist oder nicht. Und so manches Softere finde sie auch schön, aber sobald es härter wird, ist nicht mehr wirkliches Interesse da. Sie geht auch nicht gern in Clubs aus, was ich zum Beispiel sehr gern machen würde. Neue Leute kennenlernen und vielleicht auch integrieren, daran ist sie nicht interessiert. Sie spielt aber mit Klammern, Peitschen und anderen Sachen schon gern, wobei wir uns da auch abwechseln. Ich habe eben auch noch die andere Seite, die dominante, in mir, die gelegentlich auch mal ans Licht kommt.

Du switchst mit deiner Freundin hin und her?

Eigentlich stehe ich mehr darauf, mit einer Person nur eine Sache zu machen, ein festes Rollenverhältnis zu haben, nicht dieses Hin und Her. Aber in diesem Fall switche ich. Und vor meiner jetzigen Freundin hatte ich eine Beziehung, in der das sehr ähnlich gewesen ist.

Befriedigt es dich denn überhaupt, wenn deine Freundin nur mit dir spielt, um dir einen Gefallen zu tun? Schließlich möchtest du doch, dass der dominante Part mit dir tut, was er will?

Ich sag es mal so: Das, was sie mit mir macht, ist schön und befriedigt mich auch, aber darüber hinaus gibt es etwas, was unbefriedigt bleibt. Und das suche ich im Moment außerhalb unserer Beziehung. Ich bin sozusagen körperlich befriedigt, aber emotional und geistig, auf der Kopfebene, da fehlt mir etwas. Ich hätte natürlich lieber eine Beziehung, in der SM voll integriert wäre, das ist ein Wunsch von mir. Aber das geht eben nicht, und ich möchte auch nicht das, was ich habe, für diesen Wunsch einfach so wegwerfen. Ich hab auch andere Wünsche, ich wäre auch gern reich. Deswegen raube ich ja trotzdem nicht die nächste Bank aus.

Aber du suchst nach wie vor außerhalb eurer Beziehung nach dem, was sie dir nicht geben kann? Wie steht sie dazu?

Zu Anfang hat sie das so akzeptiert. Mittlerweile aber merke ich, dass ich anfange, Dinge heimlich zu tun. Das gefällt mir nicht besonders, aber es ist einfach so. Weil unsere Beziehung enger wird, ist es für sie schmerzhafter und schwieriger, mir diese Freiheit zu gewähren. Ich weiß auch, dass ich in nächster Zeit einmal das offene Gespräch suchen muss.

Was suchst du bei diesen heimlichen Begegnungen, schließlich gibt sie dir doch auch SM?

Ich suche Menschen, Frauen, die selbst ein echtes inneres Interesse daran haben. Die das auch leben wollen. Ich suche zwar nur jemanden für ein Spiel, aber Spielen heißt für mich auch, dass intensive Gefühle dazugehören. Das birgt die Gefahr, dass diese Gefühle so weit gehen, dass die jetzige Beziehung infrage gestellt werden könnte. Ich nehme das im Moment in Kauf. *(Leos Handy klingelt, er unterbricht das Gespräch und telefoniert kurz)* ... Das war eine Frau, mit der ich mich zur Zeit öfter treffe, wobei ich den dominanten Part einnehme. Das ist etwas, was ich gerade neu für mich entdecke. Vor meiner jetzigen Beziehung habe ich eine Frau kennengelernt, mit der ich öfter zusammen in Clubs gegangen bin, und wir sind beide eher auf der devoten Schiene. Sie sagte mal zu mir, sie könne nicht dominant sein – und ich meinte, ich schon. So kamen wir dazu, das auch mal auszuprobieren, und ich habe auch die andere Seite kennengelernt.

Und wie hast du das gemacht? Wie ist das, wenn man auf einmal auf der anderen Seite agiert?

Ich habe, ziemlich aus dem Bauch heraus, völlig spontan, Sachen gemacht. Ich hatte kein Drehbuch im Kopf, ich habe eigentlich für mich nie ein Drehbuch, außer am Beginn einer Session vielleicht. Ich hatte so eine Mischung aus Schmerz und Lust gefunden, ich habe es als sehr spannend empfunden, ihr starke Lust zu bereiten, sie nah an ihren Höhepunkt zu bringen und sie zappeln zu lassen. Das ist zwar nicht richtige Dominanz, aber man übt in dem Moment schon eine gewisse Macht aus, und das habe ich genossen.

Kannst du dich noch erinnern, was du empfunden hast, als du zum ersten Mal wirklich eine Frau geschlagen hast?

Ich fand das richtig, richtig spannend, geil und toll. Das war nicht nur sexuelle Erregung, sondern das hat auch mit Macht zu tun. Ich habe mich auch überhaupt nicht erschrocken, ich hatte mir diese Situation auch vorher schon vorstellen können, ich hatte schon konkrete Fantasien in dieser Richtung. Und ich habe ja in der Situation auch gesehen, dass sie das wollte.

Sie hat gesagt: Schlag mich?

Nein, das hat sie nicht gesagt. Ich habe es ausprobiert, einfach ausprobiert, aber ich wusste, dass sie stark devot und masochistisch ist. Es waren erst mal zwei, drei Schläge, vorsichtig, auch um ihre Reaktion zu sehen. Dann wurde es heftiger und ich habe immer noch gesehen, dass sie das toll fand. Das Schlagen an sich war erregend, aber die Macht hat mir auch gefallen. Sie an den Haaren zu packen, auf den Boden zu ziehen und dann mit der Hand ins Gesicht zu schlagen, das hat mir im Nachhinein besser gefallen, als ich es vorher gedacht hätte.

Wenn du dominant agierst, was macht dir mehr Spaß – jemandem Schmerzen zuzufügen oder jemanden zu dominieren, auf der Kopfebene?

Ursprünglich dachte ich, dass mir dieses psychisch Dominierende mehr liegt. Aber ich habe inzwischen festgestellt, dass es mich auch befriedigt, dem anderen Schmerzen zuzufügen. Ich kann es gar nicht sagen, ich finde es eigentlich im Moment gleichwertig, beides interessiert mich oder macht mich gleich stark an.

Fühlst du dich wohl auf der dominanten Seite? Genauso wohl wie auf der devoten?

Ich würde das nicht vergleichen wollen. Ich bin tief im Inneren devot und das sitzt viel tiefer. Das Dominante macht mir eher Spaß, macht mir Freude. Ich sehe dabei gern das Gesicht der Frau, wenn dann plötzlich so eine tiefe Ernsthaftigkeit in die Sache reinkommt. Und ich merke, wie sie mit allen Fasern, mit allen Sinnen, bei der Sache ist und die nächste Berührung oder das, was als Nächstes passiert, erwartet. Das macht mich irgendwie an, das finde ich spannend.

Weil du in dem Moment Macht fühlst?

(Leo atmet tief durch und antwortet mit kurzer Verzögerung) Ich bin ein Mensch, der gern gibt. Und ich glaube, es ist nicht unbedingt die Macht. Ein bisschen vielleicht, aber nicht nur. Ich gehe irgendwie mit. Ich genieße mit und es macht mir auch sehr große Freude, wenn ich sehe, was ich mit dem anderen machen kann, in ihm auslösen kann. Macht ist ein Teil dieser Gefühle, aber es ist nicht der größte, zumindest nicht bisher. Ich erfülle in dem Moment ihre Sehnsüchte, und wenn ich das sehe und erlebe, wirft das auch meine Gefühle an.

Ist diese Frau für dich nur eine Spielpartnerin, mit der du Sex hast, oder hast du auch tiefere Gefühle für sie?

Es gibt so viele Gefühle und da muss man aufpassen, dass man nicht in einen großen Gefühlsbrei gerät. Also, ich bin nicht verliebt in diese Frau. Und ich suche auch nicht diese Verliebtheit, dieses Besitzenwollen oder dieses starke Gefühl des Verliebtseins. Sondern ich suche intensive Befriedigung verschiedenster Art, wobei das durchaus das Gefühl der Liebe sein kann, aber nicht dieses Besitzen-, Greifenwollen, nicht diese enge Beziehung haben. Ich bin ein Mensch, der mehrere Menschen lieben kann, ich brauche nicht unbedingt nur einen Menschen, es können auch mehrere sein. Wobei ich es durchaus auch schön finde, wenn es eben nur ein Mensch ist und es ist alles gut. Das habe ich ja sechs, sieben Jahre lang mit meiner Freundin gehabt. Aber im Moment suche ich das eher nicht so, sondern ich bin neugierig darauf, neue Erfahrungen zu sammeln.

Wie lange bist du mit deiner jetzigen Freundin zusammen?

Zwei Jahre ungefähr. Aber wir wohnen nicht zusammen. Und ich hatte in dieser Zeit auch schon kurzfristige Geschichten, wo ich Mühe hatte, die Spuren auf meinem Körper zu verwischen, mehr als einmal. Ich hatte zum Beispiel mal von einer Frau richtige Bisse, sie stand sehr auf Beißen, und das hat ganz starke Flecken hinterlassen. Inzwischen versuche ich, den Wochentag günstig zu wählen oder immer ein T-Shirt anzubehalten, solange noch etwas zu sehen ist.

Hast du mit deiner Freundin auch schon mal die Rollen getauscht?

Ja, sie hatte einmal zwei heftige Striemen auf dem Po, und am selben Abend habe ich sie noch in einen bekannten Szeneclub entführt, da hatte sie unglaubliche Angst, den Abend vergisst sie nie. Und sie fand das ganz schlimm, dass sie Spuren hatte, damit kam sie überhaupt nicht klar. Sie hat ganz große Angst davor, dass man das sieht, wenn sie zum Beispiel mal mit Freundinnen in die Sauna gehen will.

Zelebrierst du deine Sexualität gern vor anderen Leuten?

Bisher habe ich das nicht oft gemacht. Ich hatte aber vor zwei Monaten ein Treffen mit einer Frau, mit der ich in einen Club gegangen bin. Dort haben wir ein bisschen gespielt, ich wollte allerdings immer in einen Bereich, in dem nicht so viele Menschen waren, weil mir das schon ein wenig unangenehm war, so in der Öffentlichkeit. Das war in erster Linie der Wunsch, mir keine Blöße zu geben, da ich im dominanten Bereich auch noch unerfahren bin, während sie eine ganz erfahrene devote Frau ist.

Wo würdest du denn im Moment deine Grenzen sehen, wie weit würdest du gehen?

Bei mir setzt es an dem Punkt aus, wo es kräftig anfängt zu bluten, das ist für mich bisher die Grenze. Alle Sachen, die unter die Haut gehen und die bleibende Spuren hinterlassen, sind für mich absolut tabu.

Du schließt also Natursekt und Kaviar nicht explizit aus?

Das übt auf mich schon einen gewissen Reiz aus. Ich war einmal bei einer Prostituierten, die plötzlich meinte: Komm, ich piss dir jetzt in den Mund – und dabei hatten wir gar keine SM-Sache am Laufen. Und ehe ich michs versah, ging es auch schon los. Ich fand das nicht völlig abstoßend, ich war sogar eher neugierig. Also Urin zumindest finde ich nicht erniedrigend. Das gesellschaftlich Verbotene und die Neugierde, die damit verbunden ist, sind für mich dabei ein starker Reiz. Das war schon immer so bei mir: Was verboten ist, hat mich gereizt. Einfach nicht so zu sein wie meine, ich sage mal spießigen, Eltern, die mit solchen Dingen in ihrem Leben bestimmt nichts zu tun gehabt haben.

Vermutlich hatten die in ihrem Leben nicht einmal einen Seitensprung. Meine Eltern sind eben einfach grundsolide Menschen.

Wie gehst du damit um, dass dir eine dominante Frau in der Regel körperlich nicht überlegen ist?

Das muss sie gar nicht sein. Und sobald ich dann gefesselt bin, ist sie mir überlegen. Gerade das ist etwas, was ich dann sehr reizvoll finde. Ausgeliefert sein ist für mich ein sehr starker Reiz, körperlich unterlegen sein bedeutet mir dagegen wenig. Ich kenne auch eine Frau, die Karate macht, und der, das weiß ich, bin ich wirklich körperlich unterlegen – zu meiner großen Überraschung. Plötzlich saß sie auf mir und ich bin nicht gegen sie angekommen.

Passierte das in einer erotischen Situation?

Nein, gar nicht. Und ich kann auch nicht wirklich sagen, ob mich das angemacht hat. Ich glaube, so ein ganz klein bisschen schon, aber ich habe es gar nicht richtig gemerkt. Das war lange bevor ich mich mit SM überhaupt beschäftigt habe. Wenn mir das heute passieren würde, würde ich sagen: geil!

Du meinst also, du bist, was deine Sexualität anbelangt, in Bewegung?

Ja, das bin ich definitiv. Vor zwanzig Jahren zum Beispiel haben mich Stiefel nicht erregt. Heute guck ich jeder Frau in Stiefeln auf der Straße hinterher, und auch explizit ihren Stiefeln, weil ich Stiefel einfach geil finde. Ich kann gar nicht anders.

Warum denn ausgerechnet Stiefel, woher kommt denn dieser Fetisch?

Ich erkläre es mir so, dass ich irgendwann begonnen habe, Dominanz geil zu finden, und als Symbol dafür stehen für mich eben Stiefel damit in unmittelbarem Zusammenhang. Ich bin jetzt 44 Jahre alt, und Frauen, die damals, in meiner Jugend, hohe Stiefel und schwarze Sachen trugen, waren immer dominant. Dominas hatten damals immer Stiefel. Heute ist das zwar nicht mehr unbedingt so, aber früher war das viel stärker. Ich habe es aber auch sehr gern, wenn Frauen devot sind und Stiefel anhaben. Ich mag auch gern stiefelhohe Pumps, aber echte Stiefel mag ich noch wesentlich mehr, das ist für mich einfach erotisch besetzt, das ist eine Art Schlüsselreiz, ein sexuelles Signal. Und seit ein paar Jahren tragen viele Frauen wieder welche, und das finde ich wunderschön. Füße dagegen machen mich überhaupt nicht an.

Und die Stiefel möchtest du dann auch lecken?

Ja, die muss ich dann auch lecken oder irgendwie anders bespielen, das kann die verschiedensten Ausprägungen haben. Zum Beispiel kann sie sich auf einen Stuhl setzen und ich liege darunter und sie fährt mit ihren Stiefeln meinen Körper entlang, was ich gleichzeitig auch als Symbol der Unterwerfung verstehe, begleitet von den entsprechenden Befehlen. Ein Stiefel, der irgendwo in der Ecke rumsteht, ist für mich völlig uninteressant. Es gehört der Mensch dazu, der darin steckt und mit mir interagiert.

Aber es ist doch eigentlich eine sinnfreie Handlung, an einem Stiefel zu lecken, oder?

Natürlich ist es das. Es ist einfach nur eine Geste der Unterwerfung. Und wenn sie mir dann noch befiehlt, auch noch die Sohle des Stiefels zu lecken, dann ist das noch eine Stufe demütigender und sinnfreier, und trotzdem tue ich es, wenn es mir befohlen wird. Denn neben dem An-die-Grenze-gebracht-Werden sind

Demut und Unterwürfigkeit ein ganz starkes Motiv bei mir. Beides will ich, mal die freiwillige Unterwerfung, mal die gezwungene. Beides übt einen sehr großen Reiz auf mich aus.

Was erregt dich mehr, wenn du ihr Schuhe lecken darfst oder wenn du dazu gezwungen wirst?

Es erregt mich mehr, Dinge tun zu müssen. Ich möchte zu Dingen gezwungen werden, die ich eigentlich nicht wirklich machen will, die für mich mit einem Tabu belegt sind. Ich will nicht dürfen, sondern ich will müssen. In meiner Fantasie passiert das viel. Ich weiß aber stark zu unterscheiden, was Fantasie ist und was nicht. Doch ich würde gern häufiger an diese Grenzen herankommen, um zu gucken, was dann mit mir passiert. Ich habe zwar Angst davor, Angst zu haben, weiß aber auch, dass ich mich in diese Richtung bewege, wenn ich das tue. Weil ich einfach grundsätzlich neugierig darauf bin, zu sehen, was mit mir passiert. Ich war zum Beispiel mal in einem Laufhaus, in dem ich dann später eine Frau kennengelernt habe, die tatsächlich auch mal als Domina gearbeitet hat. Und sie fragte mich, ob sie mir eine Lederkappe überziehen, mich am Schwanz packen und mich so nackt durch das ganze Haus zum EC-Automaten zerren solle. Ich habe mich in dem Moment nicht getraut. Im Nachhinein habe ich mir gesagt, das wäre eigentlich genau der Punkt gewesen, der mich interessiert hätte.

Möchtest du dazu gezwungen werden, Dinge zu tun, die du sonst nicht tust, die dich demütigen?

(Leo hält einen Moment inne) Wenn ich darüber nachdenke, dann fällt mir auf, dass ich noch nie wirklich in grobem Sinne gedemütigt worden bin. Das ist aber ein Teil meiner Fantasien; ich kann mir vorstellen, dass das passiert, und ich würde es auch

akzeptieren, weil ich es spannend fände, dass das passiert. Aber ich bin noch nie wirklich richtig gedemütigt worden, sondern immer nur in einem Rahmen, den ich vorher mit dem Partner abgesteckt habe. Über diesen Rahmen ist noch nie jemand hinausgegangen.

Woran liegt das?

Ich glaube, es dauert bei mir ziemlich lange, bis man zu dem Punkt kommt, dass mich etwas demütigt. Diese Situation mit der Prostituierten, die mich durch das Laufhaus zerren wollte, da wäre das so gewesen. Aber sie wollte dafür ja auch noch einen Aufschlag haben, und das ist der Moment, wo für mich der Ofen aus ist. Im Nachhinein habe ich mir gedacht, dass das sicher spannend gewesen wäre.

Und was wäre passiert, wenn sie gar nicht gefragt hätte, sondern es einfach getan hätte?

Ich denke, dann hätte ich es gemacht. Dann hätte ich tatsächlich Ja gesagt. Da hätte ich gar keine Entscheidung fällen müssen, die hätte sie für mich gefällt, und eigentlich will ich das ja, dass andere Entscheidungen treffen und ich dann folgen muss.

Hast du im Zusammenhang mit Fremdbestimmung auch Vergewaltigungsfantasien?

Jein, mit dem Wort »Vergewaltigung« verbinde ich zuerst die Vergewaltigung von Frauen. Andersherum, von einer Frau anal genommen zu werden, das ist gegen meinen Willen bisher nicht passiert.

Aber eine Fantasie von dir ist es schon?

Ich nähere mich der SM-Sache langsam. Früher bin ich immer gern ins kalte Wasser gesprungen, dieser Sache habe ich mich aber langsam genähert. So gesehen habe ich auch Vergewaltigungsfantasien, in denen Frauen Macht über mich ausüben, auch Dinge machen, von denen sie wissen, dass ich sie nicht will. Aber in diese Situation habe ich mich bisher nicht wirklich begeben. Ich kenne allerdings, über das Internet, eine Frau von außerhalb, mit der ich mich auch schon öfter unterhalten habe, und wenn ich mich mit ihr treffen würde, wäre es klar, dass es so wäre. Weil sie dann das durchzieht, was sie will, ohne Rücksicht. Da gibt es kein Zurück mehr. Das weiß ich, und das ist eine ganz klare Ansage von ihr. Und ich war auch durchaus schon bereit, mich mit ihr zu treffen, bisher hat es aber noch nicht geklappt. Im Moment ist es auch gerade nicht so mein Thema, das sind immer so Schübe, so Phasen, in denen ich dann eher zu so etwas bereit bin.

Du sagtest vorher, du hättest nur ganz wenige Tabus. Wie wäre es, wenn sie noch einen Mann holen würde, der dich dann vergewaltigen soll?

Das ist eine Fantasie, die ich ganz, ganz langsam auch in meinem Kopf hereinzulassen beginne. Sexualität mit Männern ist für mich sehr lange Zeit unmöglich gewesen. Erst seit etwa einem Jahr beschäftige ich mich in Gedanken überhaupt damit. Sie hatte auch öfter von solchen Dingen geschrieben, wir haben uns da mental rangetastet. Und mittlerweile denke ich, das wäre für mich vielleicht auch nur noch so eine halbe Vergewaltigung. Aber mit Bestimmtheit weiß ich es nicht.

Weil du dir inzwischen Sexualität in irgendeiner Form mit Männern vorstellen kannst oder möchtest du dazu gezwungen werden?

Es geht um die Demütigung, dass mich jemand einfach nimmt, obwohl ich das eigentlich nicht will, weil ich ja auch gar nicht auf Männer stehe. Diese Vorstellung, dieses absolute Tabu, Männer in meine sexuellen Fantasien zu lassen, weicht sich inzwischen auf. Mir ist einmal etwas sehr Merkwürdiges passiert. Ich war – es war schon sehr spät – in einer kleinen Kneipe und ich war schon ordentlich betrunken. Da habe ich mit einer recht hübschen Frau rumgeknutscht, die mir dann irgendwann erzählt hat: »Du weißt aber schon, dass ich ein Mann bin?!« Und ich habe mir gesagt: Scheiß drauf, und habe weitergemacht. Ich bin mit ihm/ihr sogar nach Hause gegangen, aber ich war viel zu betrunken für irgendetwas. Und er hatte auch ein Problem, er wollte irgendwie aus irgendeinem Grund auch nicht. Aber an dem Abend war mir alles scheißegal.

Bist du mit dir selbst und mit deiner Neigung klar, oder möchtest du anders sein?

Nein überhaupt nicht, ich möchte überhaupt nicht anders sein. Ich finde es sehr spannend, mich selbst zu suchen, meine Tiefe, meine Lust, meine Empfindungsfähigkeit. Aber ich möchte mich dadurch auch nicht abheben und etwas Besonderes darstellen.

Reicht dir die Deckungsgleichheit der Neigungen, um SM mit jemandem ausleben zu können, oder gehört für dich mehr dazu?

Für mich gehört schon mehr dazu, wenn es nicht bei einem einmaligen Erlebnis bleiben soll. Ich habe mich zum Beispiel auf eine Geschichte mit einer dominanten Frau aus dem Internet eingelassen, von der ich nicht mal wusste, wie sie aussieht. Wir hatten uns hin und her geschrieben und dann haben wir uns getroffen und sind zu ihr gegangen. Ich habe eine Augenmaske angezogen bekommen und dann haben wir gespielt. Das war spannend und erregend. Ich habe aber dann im Nachhinein, als wir uns in einem Club hier getroffen haben, gemerkt, dass das nicht geht. Das Zwischenmenschliche stimmte überhaupt nicht und dann habe ich das beendet.

Musst du immer Neues erleben? Oder denkst du, dass du irgendwann mal an dem Punkt bist, an dem alles gut ist?

Mir würde es völlig reichen, ein gewisses Level zu haben, über das ich nicht mehr hinausgehen muss. Das hängt auch mit den Grenzen zusammen, an die ich mir vorstellen kann heranzugehen, aber nicht weiter darüber hinaus. Und diese sind doch sehr stark abgesteckt. Mit den Erfahrungen, die ich mache, verschieben sich natürlich auch meine Grenzen, aber ich kann mir nicht vorstellen, dass ich weit über diese Grenzen, die ich im Moment im Kopf habe, hinausgehen könnte, zumindest nicht willentlich. Ich kann mir schon vorstellen, dass mal die eine oder andere Überschreitung passiert, aber auf Dauer würde das nach hinten losgehen. Doch im Moment ist es schon so, dass ich meine Grenzen noch nicht wirklich kenne und erfahren habe.

Aber du möchtest deine Grenzen kennenlernen?

Ja, das ist ein starker Wunsch. Aber ich bin nicht heiß darauf, das im professionellen Rahmen zu erfahren. Das geht zwar und ich habe das auch schon gemacht, aber das ist nicht das, was ich suche. Ich möchte das im Privaten erleben, im Echten.

Ganz viel in deinem Handeln wird von deiner Neugier bestimmt. Hast du nicht Angst, dass, wenn du deine Grenzen wirklich erfahren hast, diese Neugier weg ist?

Nein, davor habe ich überhaupt keine Angst. Das ist etwas, worüber ich mir noch nie Gedanken gemacht habe. Denn jedes Mal, wenn ich eine Grenze erreiche und mich an dieser Grenze bewege, dann passiert etwas mit mir, ich erfahre etwas über mich. Und es ist ja auch so, dass ich nach wie vor ganz normale Sexualität superschön und spannend finde, das ist nicht verloren gegangen – und das kann ich mir auch nicht vorstellen.

Hast du dir schon die Frage gestellt, woher deine SM-Neigung stammt, was sie ausgelöst haben könnte?

Ich habe mich schon in sehr jungen Jahren mit meiner Erziehung, mit Fragen nach meiner Persönlichkeit und dem, wie ich bin, beschäftigt, schon mit neunzehn oder zwanzig, als SM für mich noch gar keine Rolle spielte. Ich habe Psychodrama und psychotherapeutische Gruppengespräche gemacht, ich habe viel über mich und meine Persönlichkeit erfahren. Als SM dann für mich interessant wurde, waren diese Fragen für mich eigentlich schon beantwortet. Zum Beispiel die Frage: Was hat es mit mir gemacht, dass ich von meiner Mutter in meiner Kindheit ins Gesicht geschlagen wurde? Oder dass ich mit dem Kochlöffel verprügelt wurde und von meinem Vater Prügel auf den nackten Arsch bekommen habe? Damit hatte ich mich schon längst auseinandergesetzt. Heute denke ich: Es kann sein, dass es damit zusammenhängt, es muss aber nicht.

Diese Erfahrungen hast du gemacht? Du bist in deiner Kindheit von deinen Eltern geschlagen worden?

Ja, und klar habe ich mich gefragt, ob es da einen Zusammenhang gibt. Sicherlich gibt es da einen Zusammenhang, aber es ist bestimmt nicht der einzige Grund für meine Neigung. Da steckt noch mehr dahinter ...

DIE AUTOREN

Tim Bussen ist 41 Jahre alt und in Bayern aufgewachsen. Der Journalist lebt seit seinem Studium mit einer kurzen Unterbrechung fast 20 Jahre in Berlin. Die aus Hannover stammende Wahlberlinerin Stephanie Maria, geboren 1977, arbeitet als selbstständige Fotografin.

Stephanie Maria | Tim Bussen
LIEBE AN DER SCHMERZGRENZE
Die Leichtigkeit des Leidens –
16 Gespräche über den Reiz des Sadomasochismus

ISBN 978-3-89602-584-5

KATALOG
Wir senden Ihnen gern kostenlos unseren Katalog.
Schwarzkopf & Schwarzkopf Verlag GmbH
Kastanienallee 32, 10435 Berlin
Telefon: 030 – 44 33 63 00
Fax: 030 – 44 33 63 044

INTERNET | E-MAIL
www.schwarzkopf-schwarzkopf.de
info@schwarzkopf-schwarzkopf.de